儿童照护
公共服务体系建设研究

以韩国为例

李明凤◎著

新华出版社

图书在版编目（CIP）数据

儿童照护公共服务体系建设研究：以韩国为例／李明凤著．--北京：新华出版社，2024.7. -- ISBN 978-7-5166-7474-1

Ⅰ. R174

中国国家版本馆 CIP 数据核字第 2024R7U231 号

儿童照护公共服务体系建设研究：以韩国为例

著者：李明凤

出版发行：新华出版社有限责任公司

（北京市石景山区京原路 8 号　邮编：100040）

印刷：天津和萱印刷有限公司

成品尺寸：170mm×240mm　1/16　　印张：22　字数：383 千字

版次：2024 年 7 月第 1 版　　　　　印次：2024 年 7 月第 1 次印刷

书号：ISBN 978-7-5166-7474-1　　　定价：118.00 元

微店

视频号小店

抖店

京东旗舰店

请加我的企业微信

扫码添加专属客服

微信公众号

喜马拉雅

小红书

淘宝旗舰店

| 目　录 |

第一章　中国0—3岁婴幼儿普惠制托育服务体系

传统上，0—3岁婴幼儿由父母或其他家庭成员在家庭中照护，但随着中国人口发展进程以及家庭养育观念的变化，婴幼儿进入社会化的托育服务机构，由专业化的托育服务人员进行照护。面对0—3岁婴幼儿照护的旺盛需求，我国出台一系列政策，加快推动托育服务体系建设，尤其是普惠托育服务体系建设。

第一节　中国0—3岁婴幼儿普惠托育服务政策法规体系

为促进0—3岁婴幼儿照护服务发展，构建0—3岁婴幼儿托育服务体系，我国自2019年开始相继制定出台了多项政策。对此，本书将从促进托育服务发展相关政策、托育服务机构相关政策、托育服务财政支持等扶持政策、托育服务从业人员相关政策等方面进行梳理分析。

一、促进托育服务发展相关政策

（一）《关于促进3岁以下婴幼儿照护服务发展的指导意见》（国办发〔2019〕15号，2019，国务院办公厅）

为促进婴幼儿照护服务发展，国务院办公厅2019年5月9日发布了《关于促进3岁以下婴幼儿照护服务发展的指导意见》，提出坚持以人民为中心的发展思想，以需求和问题为导向，推进供给侧结构性改革，建立完善促进婴幼儿照护服务发展的政策法规体系、标准规范体系和服务供给体系，充分调动社会力量的积极性，多种形式开展婴幼儿照护服务，最终达到逐步满足人民群众对婴幼儿照护服务的需求，促进婴幼儿健康成长、广大家庭和谐幸福、经济社会持续发展。到2020年，初步建立婴幼儿照护服务政策法规体系和标准规范体系，建成一批具有示范效应的婴幼儿照护服务机构，提

1

高婴幼儿照护服务质量，初步满足人民群众的婴幼儿照护服务需求。到
2025 年，婴幼儿照护服务的政策法规体系和标准规范体系基本健全，基本
形成多元化、多样化、覆盖城乡的婴幼儿照护服务体系，婴幼儿照护服务质
量显著提高，进一步满足人民群众的婴幼儿照护服务需求。

（二）《中华人民共和国国民经济和社会发展第十四五规划和 2035 年远景目标纲要（2021）》

2021 年 3 月 11 日，十三届全国人大四次会议表决通过了《关于国民经
济和社会发展第十四个五年规划和 2035 年远景目标纲要》的决议，明确
"十四五"时期是我国全面建成小康社会、实现第一个百年奋斗目标之后，
乘势而上开启全面建设社会主义现代化国家新征程、向第二个百年奋斗目标
进军的第一个五年，我国计划到 2025 年达到每千人口拥有 3 岁以下婴幼儿
托位数 4.5 个。

0—3 岁婴幼儿托育服务属于非基本公共服务，是我国公共服务的短板和
弱项，《中华人民共和国国民经济和社会发展第十四个五年规划和 2035 年远景
目标纲要》提出健全国家公共服务制度体系，加快补齐基本公共服务短板，
着力增强非基本公共服务弱项，努力提升公共服务质量和水平，让发展成果
更多更公平惠及全体人民，不断增强人民群众获得感、幸福感、安全感。

在建设 0—3 岁婴幼儿普惠托育服务体系方面，《中华人民共和国国民
经济和社会发展第十四个五年规划和 2035 年远景目标纲要》提出区分基本
与非基本，突出政府在基本公共服务供给保障中的主体地位，推动非基本公
共服务提供主体多元化、提供方式多样化。在育幼等供需矛盾突出的服务领
域，支持社会力量扩大普惠性规范性服务供给，保障提供普惠性规范性服务
的各类机构平等享受优惠政策。鼓励社会力量通过公建民营、政府购买服
务、政府和社会资本合作等方式参与公共服务供给。完善公共服务政策保障
体系，明确中央和地方在公共服务领域事权和支出责任，将更多公共服务项
目纳入政府购买服务指导性目录，加大政府购买力度，完善财政、融资和土
地等优惠政策。在资格准入、职称评定、土地供给、财政支持、政府采购、
监督管理等方面公平对待民办与公办机构。如上，我国积极构建 0—3 岁婴
幼儿普惠性托育服务体系。

（三）《中国儿童发展纲要（2021—2030）》（国发〔2021〕16 号，2021，国务院）

儿童是亿万家庭的重要成员，是共建共享美好生活、全面建设社会主义
现代化国家的重要力量。国务院 2021 年 9 月 8 日印发《中国儿童发展纲要

（2021—2030）》，主要聚焦短板弱项，面向发展需求，强调加强公共服务体系和制度机制建设。在儿童与福利方面，提升儿童福利水平，基本建成与经济社会发展水平相适应的适度普惠型儿童福利制度体系；加快普惠托育服务体系建设，托育机构和托位数量持续增加。在策略措施方面，《中国儿童发展纲要（2021—2030）》提出要发展惠普托育服务体系，具体明确了将婴幼儿照护服务纳入经济社会发展规划、大力发展多种形式的普惠托育服务、加大专业人才培养培训力度、制定完善托育服务的标准规范等四大措施。

（四）《"十四五"公共服务规划》（发改社会〔2021〕1946 号，2021，发展改革委、中央宣传部等 21 部门）

我国 0—3 岁婴幼儿托育服务属于非基本公共服务。2021 年 12 月 28 日国家发展改革委、中宣部、教育部等 21 部门联合印发了《"十四五"公共服务规划》，《"十四五"公共服务规划》对基本公共服务和非基本公共服务进行了划分，明确了政府在基本公共服务和非基本公共服务供给上的不同权责。基本公共服务是为保障社会全体成员基本权利、基础性的福利水平，向全体成员提供的公共服务，其供给主体以政府为主，强调服务均等化。非基本公共服务是为保障社会整体福利水平所必需的、同时又可以引入市场机制提供或运营的，尚需政府采取多种措施给以支持的公共服务，其供给需要充分发挥市场和社会组织等各种社会力量的广泛参与，强调服务的普惠性。《"十四五"公共服务规划》提出"十四五"时期，推动公共服务发展，健全完善公共服务体系，持续推进基本公共服务均等化，着力扩大普惠性非基本公共服务供给，普惠型非基本公共服务实现提质扩容。《"十四五"公共服务规划》提出发展普惠托育服务，到 2025 年每千人口拥有 3 岁以下婴幼儿托位数（个）达到 4.5 个。

（五）《关于促进养老托育服务健康发展的意见》（国办发〔2020〕52 号，2020，国务院办公厅）

为促进养老托育服务健康发展，国务院 2020 年 12 月 14 日发布了《关于促进养老托育服务健康发展的意见》，提出了四大方面二十三条措施，健全幼有所育的政策体系，扩大多方参与、多种方式的服务供给，打造创新融合、包容开放的发展环境，完善依法从严、便利高效的监管服务。

（六）《关于优化生育政策促进人口长期均衡发展的决定》（2021，国务院）

2021 年 7 月 20 日国务院发布《关于优化生育政策促进人口长期均衡发展的决定》，提出到 2025 年，积极生育支持政策体系基本建立，服务管理制度基本完备，优生优育服务水平明显提高，普惠托育服务体系加快建设，生育、养育、教育成本显著降低，生育水平适当提高，出生人口性别比趋于正常，人口结构逐步优化，人口素质进一步提升。

到 2035 年，促进人口长期均衡发展的政策法规体系更加完善，服务管理机制运转高效，生育水平更加适度，人口结构进一步改善。优生优育、幼有所育服务水平与人民群众对美好生活的需要相适应，家庭发展能力明显提高，人的全面发展取得更为明显的实质性进展。

（七）《关于推进儿童友好城市建设的指导意见》（发改社会〔2021〕1380 号，2021，发展改革委等）

儿童友好是指为儿童成长发展提供适宜的条件、环境和服务，切实保障儿童的生存权、发展权、受保护权和参与权。建设儿童友好城市，寄托着人民对美好生活的向往，事关广大儿童成长发展和美好未来。为推进儿童友好城市建设，让儿童成长得更好，发展改革委等 23 部门 2021 年 9 月 30 日联合印发了《关于推进儿童友好城市建设的指导意见》，提出要推进公共服务友好，充分满足儿童成长发展需要。具体到 0—3 岁婴幼儿方面，《关于推进儿童友好城市建设的指导意见》提出要支持发展普惠托育服务。第一、鼓励支持企事业单位和社会组织、社区等提供普惠托育和婴幼儿照护服务。第二、探索实施父母育儿假制度，加强家庭科学育儿指导服务。

二、托育服务机构相关政策法规

（一）《托育机构设置标准（试行）和托育机构管理规范（试行）》（国卫人口发〔2019〕58 号，2019，卫生健康委）

2019 年 10 月 8 日卫健委发布《关于印发托育机构设置标准（试行）》和《托育机构管理规范（试行）》的通知，以加强托育机构专业化、规范化建设。《托育机构设置标准（试行）》包括设置要求、场地设施、人员规模三大方面标准。尤其在人员规模方面，托育机构应当根据场地条件，合理确定收托婴幼儿规模，并配置综合管理、保育照护、卫生保健、安全保卫等工作人员。

《托育机构管理规范（试行）》目的为加强托育机构管理，坚持儿童优先的原则，尊重婴幼儿成长特点和规律，最大限度地保护婴幼儿，确保婴幼儿的安全和健康。管理规范涉及备案管理、收托管理、保育管理、健康管理、安全管理、人员管理、监督管理共七大方面。

（二）《托育机构质量评估标准》（国卫通〔2023〕13 号，2023，国家卫生健康委）

为促进托育机构服务质量评估，2023 年 10 月 21 日国家卫健委发布了推荐性卫生行业标准《托育机构质量评估标准》，从托育机构的办托条件、托育队伍、保育照护、卫生保健、养育支持、安全保障、机构管理七个方面进行了规定。

（三）《城市社区嵌入式服务设施建设工程实施方案》（国办函〔2023〕121 号，2023，国家发展改革委）

2023 年 11 月 26 日国务院办公厅转发了国家发展改革委制定的《城市社区嵌入式服务设施建设工程实施方案》，实施城市社区嵌入式服务设施建设工程，城市社区嵌入式服务设施，是指以社区（小区）为单位，通过新建或改造的方式，在社区（小区）公共空间嵌入功能性设施和适配性服务，为社区居民提供托育、儿童游憩等一种或多种服务。按照精准化、规模化、市场化原则，优先和重点提供急需紧缺服务，推动优质普惠公共服务下基层、进社区，确保便捷可及、价格可承受、质量有保障，更好满足人民群众的需求。

（四）《关于促进医疗卫生机构支持托育服务发展的指导意见》（国卫办人口发〔2023〕14 号，2023，卫健委办公厅、国家中医药局综合司、国家疾控局综合司）

2023 年 9 月 27 日国家卫生健康委等三部门联合制定发布了《关于促进医疗卫生机构支持托育服务发展的指导意见》，促进医疗卫生机构支持托育服务发展，有利于促进婴幼儿健康成长，有利于规范托育服务。具体提出了开展订单签约服务、加强儿童照护指导、发挥中医药特色优势等措施。

（五）《家庭托育点管理办法》（国卫人口发〔2023〕28 号，2023，国家卫生健康委等 5 部门）

为规范发展多种形式的托育服务，2023 年 10 月 16 日国家卫生健康委等 5 部门联合制定印发了《家庭托育点管理办法（试行）》，对家庭托育点场所、人员等各方面进行了规定。

《家庭托育点管理办法（试行）》规定家庭托育点，是指利用住宅为 3 岁以下婴幼儿提供全日托、半日托、计时托、临时托等托育服务的场所，每个家庭托育点的收托人数不得超过 5 人。举办家庭托育点应该登记备案，家庭托育点每 1 名照护人员最多看护 3 名婴幼儿，婴幼儿人均建筑面积不得小于 9m²，应当提供适宜婴幼儿成长的环境，通风良好、日照充足、温度适宜、照明舒适，为婴幼儿提供生活照护、安全看护、平衡膳食和早期学习机会，促进婴幼儿身心健康发展。家庭托育点不得歧视、侮辱、虐待、体罚、变相体罚婴幼儿或者实施其他侵害婴幼儿权益的行为。卫生健康部门主管家庭托育点工作，其他部门配合指导、监督和管理。

三、托育服务业财政支持等扶持政策

（一）《关于养老、托育、家政等社区家庭服务业税费优惠政策的公告》（财政部公告 2019 年第 76 号，2019，财政部等 6 部门）

我国为支持托育社区家庭服务业发展，2019 年 6 月 28 日财政部等 6 部门联合印发了《关于养老、托育、家政等社区家庭服务业税费优惠政策的公告》，提出对托育、家政服务机构采取税费优惠政策。

（二）《养老托育服务业纾困扶持若干政策措施》（发改财金〔2022〕1356 号，2022，国家发展改革委、民政部、国家卫生健康委等 13 部门）

托育服务健康发展，对保障和改善民生、促进人口长期均衡发展具有重要意义，但受新冠疫情等影响，托育服务业面临较多困难，为推动托育服务业渡过难关、恢复发展，更好满足人民群众日益增长的托育服务需求，国家发展改革委、卫健委等 13 部门于 2022 年 8 月 29 日联合印发了《养老托育服务业纾困扶持若干政策措施》的通知。《养老托育服务业纾困扶持若干政策措施》通知里提出了房租减免措施、税费减免措施、社会保险支持措施、金融支持措施、防疫支持措施、其他支持措施等。

（四）《关于组织申报 2023 年中央财政支持普惠托育服务发展示范项目的通知》（财办社〔2023〕43 号，财政部办公厅、国家卫生健康委办公厅，2023）

为大力发展普惠托育服务，2023 年 11 月 21 日财政部办公厅、卫健委办公厅联合印发了《关于组织申报 2023 年中央财政支持普惠托育服务发展示范项目的通知》，推出"中央财政支持普惠托育服务发展示范项目"，此项目主要解决"入托难""入托贵""托不好"三大问题，具体通过扩大托育服务供给、降低托育服务价格、提高托育服务质量等措施来解决上述问题。

四、托育从业人员相关政策法规

（一）《托育从业人员职业行为准则（试行）》（国卫办人口函〔2022〕414 号，2022，国家卫生健康委办公厅）

为建设一支品德高尚、富有爱心、敬业奉献、素质优良的托育服务队伍，2022 年 11 月 23 日国家卫健委制定发布了《托育从业人员职业行为准则（试行）》，共有十条准则，涵盖爱国思想、工作要求、职业道德等方面。

（二）《家庭托育点管理办法（试行）》（国卫人口发〔2023〕28号，2023，国家卫生健康委、住房和城乡建设部、应急管理部、国家市场监督管理总局、国家消防救援局）

2023年10月16日国家卫生健康委等5部门联合印发了《家庭托育点管理办法（试行）》，第九条提出家庭托育点照护人员应当符合下列条件：具有保育教育、卫生健康等婴幼儿照护经验或相关专业背景；受过婴幼儿保育、心理健康、食品安全、急救和消防等培训；身体健康，无精神病史；无性侵害、虐待、拐卖、暴力伤害等违法犯罪记录。家庭托育点举办者同时是照护人员的，应当符合上述条件。

第二节　中国0—3岁婴幼儿普惠托育服务财政支持体系

我国3岁以下婴幼儿人数超过4 700万，有巨大的托育服务需求体量，但与旺盛的托育服务需求相比，我国托育服务仍然处于起步阶段，0—3岁婴幼儿入托率相对较低，在0—3岁婴幼儿急需托育服务的形势下，我国相继出台了一系列财政等支持政策支持普惠托育服务行业发展，增加托育服务供给。本书从以下六个方面对我国0—3岁婴幼儿普惠托育服务财政支持体系进行探讨。

一、降低服务成本、促进价格普惠

针对我国0—3岁婴幼儿托育服务，《"十四五"公共服务规划》提出推动非基本公共服务普惠化发展，具体提出了两大策略，第一、降低服务成本。统筹用好规划、土地、投资、税收、金融等多种支持政策，盘活现有设施资源，降低或无偿提供给普惠性非基本公共服务供给主体，帮助降低服务成本、提升运营效率，扩大服务供给。第二、促进价格普惠。按照保本微利、优质优价、节约资源、公平负担的原则，加快理顺公共服务价格，引导非基本公共服务供给主体提供与当地城乡居民收入水平相适应的普惠性非基本公共服务，遏制过度逐利行为。依据成本变化、居民收入等情况，健全非基本公共服务价格调整机制，及时公开披露项目运行等信息。

二、设立中央财政支持普惠托育服务发展示范项目

我国设立中央财政支持普惠托育服务发展示范项目，促进普惠托育服务

的发展。2023 年 11 月 21 日财政部办公厅、国家卫生健康委办公厅联合印发了《关于组织申报 2023 年中央财政支持普惠托育服务发展示范项目的通知》（财办社〔2023〕43 号），对普惠托育服务发展示范项目给予中央财政补助 1 亿元（其中 10% 的资金作为绩效奖补资金），项目实施期间为两年，各省一个名额，含计划单列市的省如申报计划单列市，可增加 1 个申报名额。

《关于组织申报 2023 年中央财政支持普惠托育服务发展示范项目的通知》明确了普惠托育服务属于非基本公共服务，中央财政补助资金重在发挥引导作用，推动地方落实属地管理责任，建机制、保持续、出经验。

《关于组织申报 2023 年中央财政支持普惠托育服务发展示范项目的通知》规定了中央财政资金使用的正负面清单。正面清单是主要用于支持盘活利用现有场地、给予奖励性奖补、培训从业人员、开展技术指导、提升数字化服务水平、配备安防设施、减免租金等普惠托育服务发展相关支出。同时中央财政资金不得用于基本建设、向家庭和个人直接发放育儿津贴等负面清单。

三、开展普惠托育服务专项行动

《中国儿童发展纲要（2021—2030 年)》提出支持家庭生育养育教育的法律法规政策落地实施。各地陆续修正人口与计划生育条例，出台财政、税收、教育、住房、就业等新生育政策的配套支持政策，积极探索育儿津贴、育儿假等支持家庭生育养育的措施。开展普惠托育服务专项行动，给予每个新增托位 1 万元补助，2021 年底全国每千人口托位数 2.03 个。2024 年 3 月 11 日国家发展改革委、民政部、国家卫生健康委修订印发了《"十四五"积极应对人口老龄化工程和托育建设实施方案》（发改社会〔2024〕260 号），提出对普惠托育服务专项行动建设项目，采用定额补助的方式，按每个新增托位 2 万元的标准给予支持，以进一步完善托育服务体系，不断满足人民日益增长的美好生活需要。

四、托育服务机构税费优惠支持政策

2019 年 7 月 4 日财政部、税务总局、国家发展改革委、民政部、商务部、国家卫生健康委 6 部门联合印发了《关于养老、托育、家政等社区家庭服务业税费优惠政策的公告》，以支持托育、家政等社区家庭服务业发展，规定托育、养老等服务供给机构，享受税费优惠政策。①

新冠疫情等因素导致托育服务业面临各种困难，为推动托育服务业渡过难关、恢复发展，满足人民群众托育服务旺盛需求，2022 年 8 月 29 日国家发展改革委等 13 部门联合制定推出了《养老托育服务业纾困扶持若干政策措施》，具体包括房租减免措施、税费减免措施、社会保险支持措施、金融支持措施、防疫支持措施和其他支持措施共 6 大类支持政策，通过降低支出成本等一揽子综合性政策措施切实减轻托育服务机构负担，让托育服务业减轻因新冠疫情带来的损失，尽快恢复发展。

五、3 岁以下婴幼儿照护个人所得税专项附加扣除

我国对 3 岁以下婴幼儿家庭推出了个税专项附加扣除政策。根据国务院《关于设立 3 岁以下婴幼儿照护个人所得税专项附加扣除的通知》，设立 3 岁以下婴幼儿照护个人所得税专项附加扣除，纳税人照护 3 岁以下婴幼儿子女的相关支出，每个婴幼儿每月 1 000 元的标准定额扣除。在扣除方式上，父母可以选择由其中一方扣除标准的 100% 扣除，也可以选择由双方分别按扣除标准的 50% 扣除，具体扣除方式在一个纳税年度内不能变更。

为进一步减轻家庭生育养育和赡养老人的支出负担，2023 年 8 月 31 日国务院又印发了《关于提高个人所得税有关专项附加扣除标准的通知》，根据《关于提高个人所得税有关专项附加扣除标准的通知》，3 岁以下婴幼儿照护专项附加扣除标准，每个婴幼儿每月 1 000 元提高到 2 000 元。

六、取消社会抚养费处罚规定

为促进人口长期均衡发展，中共中央、国务院 2021 年 6 月 26 日印发了《关于优化生育政策促进人口长期均衡发展的决定》，提出依法实施三孩生育政策，取消社会抚养费等制约措施。取消社会抚养费，清理和废止相关处罚规定。将入户、入学、入职等与个人生育情况全面脱钩。依法依规妥善处理历史遗留问题。对人口发展与经济、社会、资源、环境矛盾较为突出的地

---

① 为社区提供托育服务的机构，是指在社区依托固定场所设施，采取全日托、半日拖、计时托、临时托等方式，为社区居民提供托育服务的企业、事业单位和社会组织。社区托育服务是指为 3 周岁（含）以下婴幼儿提供的照护、看护、膳食、保育等服务。

为社区提供家政服务的机构，是指以家庭为服务对象，为社区居民提供家政服务的企业、事业单位和社会组织。社区家政服务是指进入家庭成员住所或医疗机构为孕产妇、婴幼儿、老人、病人、残疾人提供的照护服务，以及进入家庭成员住所提供的保洁、烹饪等服务。

区，加强宣传倡导，促进相关惠民政策与生育政策有效对接，精准做好各项管理服务。

第三节　中国0—3岁婴幼儿普惠托育服务供给体系

我国托育机构提供0—3岁婴幼儿托育服务，托育机构是经有关部门登记、卫生健康部门备案，为婴幼儿提供全日托、半日托、计时托、临时托等照护服务的机构。截至2024年3月11日，在国家卫生健康委托育机构备案信息系统完成备案的托育机构数量为37 992家[①]。为加强托育机构专业化、规范化建设，国家卫生健康委2019年10月8日印发了《托育机构设置标准（试行）》和《托育机构管理规范（试行)》，2021年又印发了《托育机构保育指导大纲（试行)》，指导托育机构提供科学、规范的托育服务，促进婴幼儿的健康、安全发展。

一、托育机构设置标准（试行）和托育机构管理规范（试行）

（一）《托育机构设置标准（试行)》

《托育机构设置标准（试行)》共五大章二十四条，第一章为总则，明确《托育机构设置标准（试行)》的制定目的是为建立专业化、规范化的托育机构，托育机构设置原则为坚持政策引导、普惠优先、安全健康、科学规范、属地管理、分类指导，充分调动社会力量积极性，大力发展托育服务。适用对象是为3岁以下婴幼儿提供全日托、半日托、计时托、临时托等托育服务的机构。第二章托育机构设置总要求与各类托育机构设置要求。托育机构设置应当综合考虑城乡区域发展特点，根据经济社会发展水平、工作基础和群众需求，科学规划，合理布局。各类托育机构设置应当满足各自的要求。第三章托育机构场地设施有关规定，第四章为托育机构人员资格、职责及规模等有关规定，第五章为附则。

（二）《托育机构管理规范（试行)》

《托育机构管理规范（试行)》共九章四十二条，第一章总则明确了本规范的目的是为加强托育机构管理，本规范的原则为坚持儿童优先，尊重婴幼儿成长特点和规律，最大限度地保护婴幼儿，确保婴幼儿的安全和健康。

---

① 国家卫生健康委. 托育机构信用公示名单［EB/OL］. (2024 - 03 - 11) ［2024 - 03 - 11］. https://tuoyu.cpdrc.org.cn/#/.

第二章为备案管理,托育机构实行登记、备案管理。第三章为收托管理。第四章为保育管理。第五章婴幼儿健康管理。第六章安全管理。托育机构应当落实安全管理主体责任,建立健全安全防护措施和检查制度。第七章为人员管理,第八章为监督管理,第九章为附则。

(三)《托育机构保育指导大纲(试行)》

为指导托育机构为 3 岁以下婴幼儿提供科学、规范的照护服务,促进婴幼儿健康成长,国家卫生健康委制定了《托育机构保育指导大纲(试行)》。《托育机构保育指导大纲(试行)》共第一章总则、第二章目标与要求、第三章组织与实施三部分。

第一章总则明确托育机构保育的概念是婴幼儿照护服务的重要组成部分,是生命全周期服务管理的重要内容。通过创设适宜环境,合理安排一日生活和活动,提供生活照料、安全看护、平衡膳食和早期学习机会,促进婴幼儿身体和心理的全面发展。托育机构保育应遵循尊重儿童、安全健康、积极回应、科学规范四大基本原则。第二章目标与要求部分提出托育机构保育工作应当遵循婴幼儿发展的年龄特点与个体差异,通过多种途径促进婴幼儿身体发育和心理发展。保育内容包括营养与喂养、睡眠、生活与卫生习惯、动作、语言、认知、情感与社会性等方面,各项内容分目标、保育要点、指导建议三部分。第三章组织与实施。托育机构作为实施保育的场所,应当为婴幼儿提供健康、安全、丰富的生活和活动环境,配置符合婴幼儿月龄特点的家具、用具、玩具、图书、游戏材料和安全防护措施,根据场地条件合理确定收托规模,并配备符合要求的保育人员。

二、我国普惠托育服务供给体系

我国 0—3 岁婴幼儿托育服务属于非基本公共服务,针对 0—3 岁婴幼儿托育服务,我国大力推进建设普惠托育服务体系,以满足婴幼儿托育需求。2021 年 6 月 26 日中共中央、国务院印发了《关于优化生育政策,促进人口长期均衡发展的决定》,提出人口发展是关系中华民族发展的大事情,要发展普惠托育服务体系,大力发展多种形式的普惠服务。在具体实践方面,我国主要通过示范性托育服务机构和社区托育服务设施、全国婴幼儿照护服务示范城市、全国爱心托育用人单位等形式促进普惠托育机构发展,增加普惠托育服务供给。

(一)示范性托育服务机构和社区托育服务设施

我国 0—3 岁婴幼儿照护服务的供给机构主要为 0—3 岁婴幼儿托育服务

机构，目前婴幼儿托育服务机构提供的托位数还有较大缺口，3 岁以下婴幼儿每千人口托位数已经纳入"十四五"时期经济社会发展主要指标，至 2025 年每千人口 3 岁以下婴幼儿托位数达到 4.5 个，基本满足婴幼儿托育需求。

我国充分调动社会力量积极性，积极促进托育服务机构的发展，尤其支持普惠性托育服务机构的发展。2019 年国务院办公厅印发的《关于促进 3 岁以下婴幼儿照护服务发展的指导意见》提出 3 岁以下婴幼儿照护服务是生命全周期服务管理的重要内容，为促进托育服务的发展，提出了政策引导、普惠优先的基本原则，将婴幼儿照护服务纳入经济社会发展规划，加快完善相关政策，强化政策引导和统筹引领，充分调动社会力量积极性，大力推动婴幼儿照护服务发展，优先支持普惠性婴幼儿照护服务机构。

国家发展改革委等开展普惠托育服务专项行动，鼓励社会力量参与，增加 3 岁以下婴幼儿普惠性托育服务供给。2019 年 10 月 24 日国家发展改革委、国家卫生健康委联合印发了《支持社会力量发展普惠托育服务专项行动实施方案（试行）》，计划在全国开展支持社会力量发展普惠托育服务专项行动。在中央预算内投资采用补助的方式，对于承担一定指导功能的示范性托育服务机构、社区托育服务设施，中央预算内投资按每个新增托位给予 1 万元的补助。

普惠性托育服务专项行动通过中央预算内投资重点支持承担一定指导功能的示范性托育服务机构和社区托育服务设施两类托育服务设施建设。普惠性托育服务专项行动从 2020 年开展专项行动试点，参与试点城市要依托示范性托育服务机构和社区托育服务设施建设，充分吸引社会力量广泛参与，强化政策支持和服务监管，扩大托育服务有效供给。在试点基础上，遴选支持社会力量发展普惠托育服务重点联系城市，通过现场经验交流、典型案例征集等形式，及时总结推广典型经验和先进做法。2020—2022 年，国家发展改革委、国家卫生健康委持续开展普惠托育服务专项行动以来，下达中央预算内投资 20 亿元，带动地方政府和社会投资超过 50 亿元，累计新增托位 20 万个，推动增加了普惠性托育服务有效供给，[①] 一定程度上满足了婴幼儿照护需求。

---

① 国家卫生健康委. 国家卫生健康委员会 2022 年 8 月 17 日新闻发布会文字实录 ［EB/OL］. （2022 - 08 - 17） ［2023 - 07 - 08］. http：//www. nhc. gov. cn/xcs/s3574/202208/ba716cdb23264a3bb 3d83a271d4a320d. shtml.

（二）全国婴幼儿照护服务示范城市

为深入实施《国务院办公厅关于促进 3 岁以下婴幼儿照护服务发展的指导意见》（国办发〔2019〕15 号）和《国务院办公厅关于促进养老托育服务健康发展的意见》（国办发〔2020〕52 号），国家卫生健康委、国家发展改革委决定开展全国婴幼儿照护服务示范城市创建活动，示范城市创建以设区的市、直辖市的区为单位开展，评选工作每 2 年为一个周期。

全国婴幼儿照护服务示范城市要积极采取措施扩大服务供给。根据《全国婴幼儿照护服务示范城市创建活动管理办法》和《国家卫生健康委办公厅国家发展改革委办公厅关于做好第一批全国婴幼儿照护服务示范城市推荐申报工作的通知》，经城市主动申报、省级评审推荐、国家审核公示，国家卫生健康委、国家发展改革委选出了 33 个城市为第一批全国婴幼儿照护服务示范城市。① 全国婴幼儿照护服务示范城市将持续深化创建，大力发展多种形式的普惠托育服务，逐步健全婴幼儿照护服务的政策法规体系、标准规范体系和服务供给体系，更好地满足人民群众的婴幼儿照护服务需求。各地要认真宣传推广第一批全国婴幼儿照护服务示范城市的典型经验，充分发挥示范引领、带动辐射作用，不断促进婴幼儿照护服务高质量发展。

福建省厦门市被选为第一批全国婴幼儿照护服务示范城市，厦门市为促进 0—3 岁婴幼儿托育服务的发展，增加托育服务供给，出台了一系列政策。为促进厦门市 2—3 岁婴幼儿托育服务发展，2023 年 10 月 18 日厦门市教育局厦门市财政局厦门市卫生健康委员会联合印发了《关于加强幼儿园托育工作科学管理的通知》，《关于加强幼儿园托育工作科学管理的通知》明确提出强化科学管理、做好保障服务、优化师生配置、分类收费管理、落实经费保障、营造良好氛围等六大措施。

福建省厦门市通过幼儿园面向 2—3 岁婴幼儿开设托育班的措施来增加托育服务供给，在管理方面，提出对幼儿园通过开设托育班开展 2—3 岁婴幼儿托育服务进行专门指导、支持与管理。在保障服务方面，针对幼儿园开设 2—3 岁托育班的托育服务工作，教育部门和卫健部门建立分工、协调机

---

① 第一批全国婴幼儿照护服务示范城市名单：河北省：石家庄市、衡水市，内蒙古自治区：鄂尔多斯市，黑龙江省：哈尔滨市，上海市：黄浦区、浦东新区、奉贤区，江苏省：南京市、无锡市、苏州市，浙江省：杭州市、宁波市、温州市，安徽省：合肥市、淮北市，福建省：厦门市，江西省：南昌市，山东省：济南市、济宁市、聊城市，河南省：郑州市，湖北省：荆门市，广东省：广州市、珠海市，广西壮族自治区：南京市、柳州市，重庆市：万州区，四川省：成都市、眉山市，云南省：保山市，陕西省：西安市，青海省：西宁市，新疆维吾尔自治区：克拉玛依市。

制，日常工作由教育部门管理，业务指导由卫健部门负责，教育部门和卫健部门定期对幼儿园托育工作进行协调交流。在师资配置方面，对幼儿园开设托班数、托班幼儿数进行了明确规定，对托育班的师资配置进行了详细规定，并对托育班的师资条件设置了标准，以提高托育服务质量。在收费方面，对幼儿园托育班进行分类收费管理，对公办幼儿园托育班、民办幼儿园托育班、开展普惠性托育服务的民办幼儿园托育班进行不同的收费管理。在经费保障方面，要切实保障公办幼儿园开设托育班的经费，对开展普惠托育服务的民办幼儿园给予补助。在宣传推广方面，要综合利用各种媒体，在全市营造婴幼儿友好氛围，切实提高托育服务质量，促进婴幼儿安全、健康成长。

（三）全国爱心托育用人单位

为鼓励用人单位开展普惠托育服务，2022年7月21日全国总工会办公厅、国家卫生健康委办公厅联合印发了《关于推荐申报2022年全国爱心托育用人单位的通知》，要求各级工会、卫生健康部门以满足职工群众托育服务需求为导向，以提供普惠托育服务为目标，协同政府部门、群团组织和社会力量，充分发挥工会组织在生育支持方面的重要作用，带动和支持有条件的用人单位为本单位职工开办托育机构、提供托育服务，形成一批可复制、可推广的典型经验，发挥示范引领作用。全国爱心托育用人单位的推荐对象为单独或联合举办全日托、半日托托育机构，主要为本单位职工提供3岁以下婴幼儿照护服务的机关、企事业单位、产业园区等用人单位。

2023年5月5日中华全国总工会办公厅、国家卫生健康委办公厅联合公布了2022年全国爱心托育用人单位名单，中国航天科技集团有限公司第一研究院等75家用人单位经申报、推荐、审核、评审、公示等程序，获得2022年全国爱心托育用人单位。为更好支持用人单位开展普惠托育服务工作，中华全国总工会将下拨750万元专项资金，以每个用人单位10万元的标准，作为全国爱心托育用人单位提供托育服务的资金补助，省级工会进行不低于1∶1的资金配套。全国爱心托育用人单位充分发挥示范引领和辐射带动作用，积极培育更多富有特色、具有创新意义的基层托育模式，不断促进用人单位托育服务高质量发展。

第四节　中国0—3岁婴幼儿托育服务人才队伍

根据最新调查数据显示，目前我国0—3岁婴幼儿接近5 000万人，托育服务的缺口率高达88.5%。在发达国家中，3岁以下儿童平均入托率为

34%，而我国 0—3 岁婴幼儿在各类托育机构的入托率仅为 4.1%，即使在城市中，0—3 岁婴幼儿的入托率也不到 10%，与发达国家较高的入托率相比，我国 0—3 岁婴幼儿的入托率还处于较低的水平。[①] 制约我国 0—3 岁婴幼儿入托率的一大因素是托育服务人才数量的不足及专业性不足。与我国旺盛的 0—3 岁婴幼儿托育服务需求相比，我国托育服务从业人员存在很大缺口。另外我国托育服务从业人员专业性有待加强，托育服务行业进入门槛较低，缺乏统一、规范的培养、培训体系，培训过程不够规范、培训流程相对简单，高质量托育人才缺口很大，导致托育服务质量较低，制约着我国托育服务行业的发展。为推动托育服务人才供给，我国出台一系列托育人才培养培训政策措施增加托育服务人才供给，提高托育服务质量。

一、我国托育机构人员配置标准

托育机构要足额配置符合要求的托育服务人员。根据国家卫生健康委印发的《托育机构设置标准（试行）》，托育机构应当根据场地条件，合理确定收托婴幼儿规模，并配置综合管理、保育照护、卫生保健、安全保卫等工作人员，托育机构负责人、保育人员等相关工作人员各司其职，并要满足任职条件。

《托育机构设置标准（试行）》提出托育机构的工作人员要满足国家要求。托育机构负责人负责全面工作，应当具有大专以上学历、有从事儿童保育教育、卫生健康等相关管理工作 3 年以上的经历，且经托育机构负责人岗位培训合格。保育人员主要负责婴幼儿日常生活照料，安排游戏活动，促进婴幼儿身心健康，养成良好行为习惯。保育人员应当具有婴幼儿照护经验或相关专业背景，受过婴幼儿保育相关培训和心理健康知识培训。托育机构乳儿班保育人员配备应该不低于 1：3，托小班不低于 1：5，托大班不低于 1：7。

二、我国托育服务行业专业人才培养培训

我国有超过三成的婴幼儿家庭存在强烈的入托需求，就近托育服务的市场需求十分旺盛，托育服务行业人才缺口大，为培养托育服务行业人才，我国制定了多项政策、推出了多项措施。

---

① 万安镇．幼儿托管现状 [EB/OL]．(2023 - 12 - 25) [2023 - 12 - 30]．https：//www. luo-jiang. gov. cn/gk/xwzx/bmdt/1547389. htm.

（一）《关于教育支持社会服务产业发展提高紧缺人才培养培训质量的意见》

我国把婴幼儿托育人才列入紧缺人才计划，加快推进育幼领域人才培养培训。为贯彻中共中央 国务院关于促进婴幼儿照护服务发展等的决策部署，落实《国家职业教育改革实施方案》等，加快推进社会服务产业人力资源供给侧结构性改革，教育部、国家发展改革委、民政部等七部门于 2019 年 10 月 9 日印发了《关于教育支持社会服务产业发展提高紧缺人才培养培训质量的意见》，促进教育支持社会服务产业发展，提高育幼等领域紧缺人才培养培训质量。

《关于教育支持社会服务产业发展提高紧缺人才培养培训质量的意见》提出要主动适应家政服务业与育幼等融合发展新模式，不断满足城乡社区居民多样化、个性化、中高端新需求，以社区为重点依托，聚焦专业人才供给，拓展社会服务产业发展空间，以职业教育为重点抓手，提高教育对社会服务产业提质扩容的支撑能力，加快建立健全育幼等紧缺领域人才培养培训体系，扩大人才培养规模，全面提高人才培养质量，支撑服务产业发展，增强广大人民群众的获得感、幸福感和安全感。

为实现育幼领域紧缺人才培养培训质量的提高，《关于教育支持社会服务产业发展提高紧缺人才培养培训质量的意见》明确提出完善婴幼儿托育等学科专业布局、重点扩大婴幼儿托育等领域技术技能人才培养规模、加快培养适应新业态新模式需要的复合型创新人才、健全教学标准体系、建设高质量课程教材资源、开展 1 + X 证书制度试点、打造双师型教师队伍、广泛开展国际交流与合作等措施。

（二）《关于实施康养职业技能培训计划的通知》

婴幼儿照护等康养服务从业人员职业素质和工作质量，直接关系人民群众日常生活和切身利益。为推进职业技能提升行动，促进康养服务技能人才培养和劳动者就业创业，人力资源和社会保障部等五部门联合印发了《关于实施康养职业技能培训计划的通知》，聚焦当前人民群众反映强烈的康养服务从业人员数量不足、职业技能水平不高等实际问题，坚持培训先行、人人持证，大规模、高质量开展康养服务人员职业技能培训，健全培养、使用、评价和激励工作体系，加快培养数量充足、素质优良、技能高超、服务优质的康养服务技能人才。为提高婴幼儿照护等托育服务从业人员职业素养和工作质量，《关于实施康养职业技能培训计划的通知》提出了健全康养服务人员培训体系和促进康养服务人员职业发展两大措施。

（三）《托育机构负责人培训大纲（试行）》

为切实加强托育服务人才队伍建设，国家卫生健康委办公厅于2021年8月23日印发了《托育机构负责人培训大纲（试行）》和《托育机构保育人员培训大纲（试行）》。《托育机构负责人培训大纲（试行）》包括培训对象、培训方式、培训目标、培训内容、培训原则、培训考核六大部分。

1. 培训对象

托育机构负责人培训对象为拟从事或正在从事托育机构管理工作的负责人。

2. 培训方式

托育机构负责人培训采取理论和实践相结合、线上与线下相结合的方式。培训总时间不少于60学时，其中理论培训不少于40学时，实践培训不少于20学时。

3. 培训目标

托育机构负责人培训目标为通过培训，使参训托育机构负责人端正办托思想，正确理解贯彻党和国家的托育服务方针政策；规范办托行为，具备履行岗位职责必备的基本知识与能力；增强管理能力，能够科学组织与管理托育机构。

4. 培训内容

托育机构负责人培训内容包括理论培训内容和实践培训内容两部分。理论培训内容分法律法规和政策文件、职业道德、专业理念、规范发展、卫生保健知识、安全防护、保育管理、人员队伍管理、外部关系共九个模块。托育机构负责人实践培训内容包括机构规范设置、日常管理制度、保育活动组织、应急管理训练共四大部分。

5. 培训原则

托育机构负责人培训要坚持岗位胜任原则、需求导向原则、多元方式原则。在岗位胜任原则上，培训应以托育机构负责人岗位要求为重点，通过系统培训引导与自主学习反思相结合的方式，促进托育机构负责人明晰岗位工作任务，具备胜任岗位职责的基本知识与能力。

6. 培训考核

托育机构负责人培训考核内容分为理论考核和实践技能考核两部分，各级卫生健康部门负责对培训效果进行抽查。

（四）《托育机构保育人员培训大纲（试行）》

《托育机构保育人员培训大纲（试行）》包括培训对象、培训方式及时间、培训目标、培训内容、培训原则、培训考核共六部分内容。

1. 培训对象

托育机构保育人员培训对象为拟从事或正在从事托育机构保育工作的保育人员。

2. 培训方式及时间

托育机构保育人员培训方式采用理论和实践相结合、线上与线下相结合的方式。培训总时间不少于 120 学时，其中理论培训不少于 60 学时，实践培训不少于 60 学时。

3. 培训目标

托育机构保育人员培训目标为通过培训，使参训保育人员熟悉托育服务法规与政策，树立法治意识与规范保育思想；学习保育工作的基本技能与方法，强化安全保育意识；掌握婴幼儿早期发展与回应性照护的知识与策略，提升科学保育素养。

4. 培训内容

托育机构保育人员培训内容包括理论培训和实践培训两部分，其中理论培训内容分法律法规和政策文件、职业道德、专业理念、卫生保健知识、安全防护、生活照料、早期发展支持、沟通与反思共八个模块。托育机构保育人员实践培训内容包含卫生消毒、健康管理、疾病防控、安全防护、饮食照护、睡眠照护、清洁照护、活动组织与支持共八大部分。

5. 培训原则

托育机构保育人员培训原则包括岗位胜任原则、需求导向原则和多元方式原则。

6. 培训考核

托育机构保育人员培训考核与培训内容相适应分理论考试和实践技能考核两部分，各级卫生健康部门负责对培训效果进行抽查。

三、我国托育服务行业专业人才资格体系

（一）保育师国家职业技能标准

为适应托育服务行业的快速发展，满足托育服务行业专业人才需求，人力资源和社会保障部开发了《保育师国家职业技能标准（征求意见稿）》。《保育师国家职业技能标准（征求意见稿）》包括职业概况、基本要求、工作要求、理论知识与实践技能权重表、附录共五部分。

根据人力资源和社会保障部制订的《保育师国家职业技能标准》，保育

师是指在托育机构及其他保育场所中，从事婴幼儿生活照料、安全看护、营养喂养和早期发展工作的人员。保育师共分五级/初级工、四级/中级工、三级/高级工、二级/技师、一级/高级技师五个级别，经过一定的学习和考核可晋升上一级别。

保育师基本要求包括职业道德、基础知识。保育师的职业守则为品德高尚、富有爱心，敬业奉献、素质优良，尊重差异、积极回应，安全健康、科学规范。基础知识包括婴幼儿生理、心理和护理知识，婴幼儿营养、喂养知识，婴幼儿安全照护知识，婴幼儿常见病和传染病知识，婴幼儿早期发展知识，相关环境知识，相关法律法规知识。保育师国家职业技能标准对各个级别保育师的技能要求和相关知识要求不同，高级别涵盖低级别的要求。

国家职业技能标准中保育师一级/高级技师职业功能包括环境创设、生活照料、安全健康管理、早期学习支持、培训指导共五部分，不同的职业功能要求不同的工作内容，同时要求保育师具备相应的技能要求与相关知识要求，尤其需要关注的是保育师一级/高级技师除了具备基本的婴幼儿照护职业功能外，还应具备培训指导职业功能，即能培训、指导和研究。在培训方面，保育师一级/高级技师应该具备培训规划的基本知识、师资培训相关知识，能制订区域性婴幼儿照护人才年度培训规划，能培训保育师师资队伍。在指导方面，应具备托育机构业务相关知识、保育师工作指导相关知识，并能根据不同机构发展水平进行业务指导，能对五级、四级、三级、二级保育师提供指导。在研究方面，应该掌握项目研究的方法，具备报告或论文撰写相关知识，并能针对机构发展需求进行相关分析与研究，能撰写相关研究报告或论文。

（二）家庭托育点照护人员

家庭托育点是我国托育服务体系的重要组成部分，家庭托育点照护人员的素质直接影响着托育服务质量。2023 年 10 月 16 日国家卫健委、住房和城乡建设部、应急管理部、市场监督管理总局、国家消防救援局联合印发了《家庭托育点管理办法（试行）》，根据《家庭托育点管理办法（试行）》，家庭托育点照护人员应当符合下列条件：具有保育教育、卫生健康等婴幼儿照护经验或相关专业背景；受过婴幼儿保育、心理健康、食品安全、急救和消防等培训；身体健康、无精神病史；无性侵害、虐待、拐卖、暴力伤害等违法犯罪记录。家庭托育点举办者同时是照护人员的，应当符合上述条件。

家庭托育点照护人员除了身体健康、无精神疾病等必备的身体健康条件外，还应该无性侵害、虐待、拐卖、暴力伤害等违法犯罪记录，最重要的是应当具有保育教育、卫生健康等婴幼儿照护的经验或相关专业背景，能够对0—3岁婴幼儿进行科学、安全、健康的照护。还应接受过婴幼儿保育、心理健康、食品安全、急救和消防等培训，能够在0—3岁婴幼儿照护的各个环节应付自如，胜任婴幼儿照护工作。

第五节　中国0—3岁婴幼儿普惠制托育服务体系分析

一、托育政策体系全面均衡、政策效果仍待检验

我国0—6岁儿童人数已经超过1亿，但托育服务滞后，不能满足人民群众旺盛的托育需求，为促进0—3岁婴幼儿照护服务发展，我国近年来相继制定出台了托育服务发展、托育服务机构、托育服务财政支持、托育服务从业人员等相关政策。孙峰等提出我国已经逐步建立起党统一领导、政府主导、多部门合作、全社会参与的机制，[①] 托育服务政策体系趋于完善。

国务院办公厅2019年5月9日发布的《关于促进3岁以下婴幼儿照护服务发展的指导意见》，要求以需求和问题为导向，推进供给侧结构性改革，建立完善促进婴幼儿照护服务发展的政策法规体系、标准规范体系和服务供给体系，充分调动社会力量的积极性，多种形式开展婴幼儿照护服务，到2020年，初步建立婴幼儿照护服务政策法规体系和标准规范体系，建成一批具有示范效应的婴幼儿照护服务机构，提高婴幼儿照护服务质量，初步满足人民群众的婴幼儿照护服务需求。到2025年，婴幼儿照护服务的政策法规体系和标准规范体系基本健全，基本形成多元化、多样化、覆盖城乡的婴幼儿照护服务体系，婴幼儿照护服务质量显著提高，进一步满足人民群众的婴幼儿照护服务需求。

2021年3月11日，十三届全国人大四次会议表决通过了《关于国民经济和社会发展第十四个五年规划和2035年远景目标纲要》的决议，支出0—3岁婴幼儿托育服务属于非基本公共服务，是我国公共服务的短板和弱项，提出要健全国家公共服务短板，明确提出我国计划到2025年达到每千人口拥有3岁以下婴幼儿托位数4.5个。在托育服务发展具体措施上，提出要推动非基本公共服务提供主体多元化、提供方式多样化，支持社会力量扩

---

① 孙峰，党雯婷，高登晖. 中国式托育政策范式演进、影响因素与现代化 [J]. 西安财经大学学报，2024，37（2）：89-90.

大普惠性规范性服务供给，我国积极构建 0—3 岁婴幼儿普惠性托育服务体系。

国务院 2021 年 9 月 8 日印发《中国儿童发展纲要（2021—2030）》，《中国儿童发展纲要（2021—2030）》提出要发展惠普托育服务体系，具体明确了将婴幼儿照护服务纳入经济社会发展规划、大力发展多种形式的普惠托育服务、加大专业人才培养培训力度、制定完善托育服务的标准规范等四大措施。

2021 年 12 月 28 日国家发展改革委、中宣部、教育部等 21 部门联合印发的《"十四五"公共服务规划》明确了非基本公共服务是为保障社会整体福利水平所必需的、同时又可以引入市场机制提供或运营的，尚需政府采取多种措施给以支持的公共服务，其供给需要充分发挥市场和社会组织等各种社会力量的广泛参与，强调服务的普惠性。《"十四五"公共服务规划》提出发展普惠托育服务，到 2025 年每千人口拥有 3 岁以下婴幼儿托位数（个）达到 4.5 个。发展改革委等 23 部门 2021 年 9 月 30 日联合印发了《关于推进儿童友好城市建设的指导意见》，提出要支持发展普惠托育服务。第一、鼓励支持企事业单位和社会组织、社区等提供普惠托育和婴幼儿照护服务。第二、探索实施父母育儿假制度，加强家庭科学育儿指导服务。

我国把 0—3 岁婴幼儿的托育服务定位为非基本公共服务，需要充分调动多种社会力量参与托育服务供给，政府采取多种措施支持，强调托育服务的普惠性，围绕着托育服务提质扩容，我国制定了全面均衡的促进托育服务发展政策体系。为加强托育机构专业化、规范化建设，2019 年 10 月 8 日国家卫生健康委发布《关于印发托育机构设置标准（试行）》和《托育机构管理规范（试行）》的通知，为提升托育服务质量，2023 年 10 月 21 日国家卫健委发布了推荐性卫生行业标准《托育机构质量评估标准》，加强对托育设施、托育人才队伍、保育照护等方面的监督管理。

为增加托育服务供给，国家发展改革委制定了《城市社区嵌入式服务设施建设工程实施方案》，通过新建或改造的方式，按照精准化、规模化、市场化原则，在社区（小区）公共空间嵌入功能性设施和适配性服务，为社区居民提供托育、儿童游憩等一种或多种服务。推动优质普惠公共服务下基层、进社区，确保便捷可及、价格可承受、质量有保障，更好满足人民群众的需求。2023 年 9 月 27 日国家卫生健康委等三部门联合制定发布《关于促进医疗卫生机构支持托育服务发展的指导意见》，提出通过开展订单签约服务、加强儿童照护知道、发挥中医药特色优势等措施促进医疗卫生机构支持托育服务发展，促进婴幼儿健康成长，促进托育服务规范化。家庭托育点是我国托育服务的重要形式，2023年10月16日国家卫生健康委等5部门联合制定印发《家庭托育点管理办法（试行）》，对家庭托育进行规范，以促进家庭托育服务的发展。

我国国务院、国家发展改革委、国家卫生健康委等部门制定发布了一系列托育政策，已经形成了完整的托育政策体系，但政策效果仍需要检验，尽管我国非常重视托育服务发展，并且持续创新，但由于政策发力时间较短，目前托育效果依然不尽如人意，[①] 托育发展存在城乡、区域发展不平衡的现象。另外我国托育领域尚未立法，我国应加快托育服务立法，为促进托育服务发展提供制度保障。

二、普惠托育服务发展迅速、国家支持仍需强化

我国为促进普惠托育服务发展，财政部等各部门采取税费、保险、金融等各种财政手段支持托育服务发展。2019年6月28日财政部等6部门联合印发了《关于养老、托育、家政等社区家庭服务业税费优惠政策的公告》，提出对托育、家政服务机构采取税费优惠政策。针对三年疫情中发展困难的托育服务企业，国家发展改革委、国家卫生健康委等13部门于2022年8月29日联合印发了《养老托育服务业纾困扶持若干政策措施》的通知，通过房租减免措施、税费减免措施、社会保险支持措施、金融支持措施、防疫支持措施、其他支持措施等扶持托育服务业度过困难。2023年11月21日财政部办公厅、卫健委办公厅联合印发了《关于组织申报2023年中央财政支持普惠托育服务发展示范项目的通知》，推出"中央财政支持普惠托育服务发展示范项目"，此项目主要解决"入托难""入托贵""托不好"三大问题，具体通过扩大托育服务供给、降低托育服务价格、提高托育服务质量等措施来满足人民群众的托育服务需求。

除此之外，国家发展改革委、国家卫生健康委还组织实施普惠托育服务专项行动，发挥中央预算内投资的带头示范作用，支持和引导城市政府系统规划建设托育服务体系，发展普惠托育服务，满足家庭多层次、多样化托育服务需求。我国普惠托育服务发展迅速，但满足大部分家庭期盼的方便可及、价格可接受、质量有保障的托育服务需求，托育服务工作任务还很艰巨

---

① 刘中一. 提高我国托育服务政策效力的几点思考 [J]. 中共银川市委党校学报，2021
(2)：72-78.

繁重,尤其是围绕托育服务房、人、资金等关键节点,需要相关支持扶持政策落地落实,[①] 我国需要加大对托育服务的财政等支持,满足人民群众的托育服务需求。

三、托育服务供给增加、仍需提质增容

截至 2024 年 4 月 26 日,在国家卫生健康委托育机构备案信息系统完成备案的托育机构数量为 40257 家,[②] 这一数字仍在快速增加。在托育机构快速增加的同时,国家卫生健康委 2019 年 10 月 8 日印发《托育机构设置标准(试行)》和《托育机构管理规范(试行)》,2021 年印发《托育机构保育指导大纲(试行)》,促进托育机构的规范化、专业化发展,提供科学、优质的托育服务。

2021 年 6 月 26 日中共中央 国务院印发《关于优化生育政策,促进人口长期均衡发展的决定》,提出发展普惠托育服务体系,大力发展多种形式的普惠服务。我国相继推出了示范性托育服务机构和社区托育服务设施、全国婴幼儿照护服务示范城市、全国爱心托育用人单位等形式促进普惠托育机构发展,增加普惠托育服务供给。在发挥政府引导作用的同时,积极鼓励社会力量参与托育服务,国家卫生健康委副主任于学军 25 日在京表示,截至 2022 年底,全国共有托育机构约 7.5 万家,提供托位数约 350 万个,每千人口托位数约 2.5 个。[③] 托育服务供给增加明显,但距离我国 2025 年底每千人 4.5 个托位的要求还有一定差距,仍需进一步提质扩容。

四、重视托育从业人员培养、仍需建立系统化人才培养体系

托育从业人才培养是托育服务质量的关键因素,我国目前托育服务行业存在人才缺口大、人员流动性强、从业人员待遇低、人才培养体系不健全等问题,我国为加快托育服务行业人才队伍建设,把婴幼儿托育人才列入紧缺人才计划,加快推进育幼领域人才培养培训。教育部、国家发展改革委、民政部等七部门于 2019 年 10 月 9 日印发了《关于教育支持社会服务产业发展提高紧缺人才培养培训质量的意见》,促进教育支持社会服务产业发展,提

① 杨彦帆. 截至去年底,全国共有托育机构约 7.5 万家 [N]. 人民日报, 2023 - 05 - 31.

② 国家卫生健康委. 托育机构信用公示名单 [EB/OL]. (2024 - 04 - 26) [2024 - 04 - 26]. ht-tps: //tuoyu. cpdrc. org. cn/.

③ 李恒. 全国共有托育服务机构约 7.5 万家,提供托位数约 350 万个 [EB/OL]. (2023 - 04 - 26) [2024 - 04 - 26]. https: //www. gov. cn/lianbo/2023 - 04/26/content_5753197. htm.

高育幼等领域紧缺人才培养培训质量。为提高婴幼儿照护等托育服务从业人员职业素养和工作质量，《关于实施康养职业技能培训计划的通知》提出了健全康养服务人员培训体系和促进康养服务人员职业发展两大措施。

为促进托育服务人才队伍建设，加强对托育机构负责人和托育机构保育人员的培训，国家卫生健康委制定了《托育机构负责人培训大纲（试行）》和《托育机构保育人员培训大纲（试行）》，提高托育从业人员的专业化、规范化。我国人力资源和社会保障部还制定了《保育师国家职业技能标准（征求意见稿）》，为保育服务提供了统一标准。《家庭托育点管理办法（试行）》对家庭托育点的托育人员提出了资格条件，这些措施都有利于提高我国托育从业人员的素质，提升我国的托育服务质量。

国家卫生健康委人口家庭司副司长杨金瑞在 2024 年 2 月 28 日新闻发布会表示为补托育服务短板，将修订保育师职业技能标准，在中职、高职和高职本科阶段设立托育专业，组织编印托育高职教材 14 种、中职教材 9 种。①我国已经采取了各项措施加大人才培养、提升托育从业人员素质，但我国目前尚未形成系统、完善的托育从业人才培养体系，同时托育从业人员待遇差，导致托育人员流动性强，我国应进一步建立健全系统、完善的托育人才培养体系，提高托育从业人员待遇，加强托育服务人才队伍建设。

---

① 国家卫生健康委员会宣传司. 国家卫生健康委员会 2024 年 2 月 28 日新闻发布会文字实录 [EB/OL]. (2024-02-28) [2024-04-26]. http：//www. nhc. gov. cn/xcs/s3574/202402/3d2d2cd7720541c0b7ce712f1a06db27. shtml.

第二章　中国 3—6 岁儿童学前阶段课后延时服务体系

　　《中华人民共和国学前教育法草案》（征求意见稿）规定学前教育是指由幼儿园等学前教育机构对三周岁到入学前的学前儿童实施的保育和教育。学前教育是学校教育制度的起始阶段，是国民教育体系的重要组成部分，是重要的社会公益事业，国家实行三年学前教育制度。第六条发展原则规定发展学前教育应当坚持政府主导，以政府举办为主，大力发展普惠性学前教育资源，鼓励、支持和规范社会力量参与。第七条政府责任规定国家普及学前教育，构建覆盖城乡、布局合理、公益普惠的学前教育公共服务体系。第六十一条投入机制规定学前教育实行政府投入为主、家庭合理负担，其他多渠道筹措经费的机制。幼儿园经费由举办者依法筹措，确保稳定的经费来源。国务院和地方各级人民政府应当逐步提高学前教育财政投入和支持水平，保证学前教育财政经费在同级教育财政经费中占合理比例。

　　我国《学前教育法草案》对 3—6 岁儿童的学前教育定位是学校教育制度的起始阶段，是国民教育体系的重要组成部分。本书主要研究儿童照护公共服务，因此对此阶段主要探讨学校正常课程外的课后延时服务。

第一节　中国 3—6 岁儿童学前阶段课后延时服务政策法规体系

　　面对幼儿园儿童"放学早、接送难"的困难，教育部推动各地结合实际需求，采取财政补贴、服务性收费或代收费等方式，支持幼儿园适当延长在园时长或提供托管服务。各省市提出鼓励各地探索开展幼儿园延时服务，结合当地实际制定延时服务支持政策。

　　2023 年 12 月 13 日海口市教育局、海口市发展和改革委员会、海口市财政局印发了《关于做好幼儿园延时托管服务工作的指导意见》的通知，通知的目的是破解幼儿"放学早、接送难"矛盾，切实解决家长所系所需所盼问题，结合海口实际，以进一步增强教育服务能力。《关于做好幼儿园延时托管服务工作的指导意见》提出开展幼儿园延时托管服务是增强教育服务能力，破解幼儿"放学早、接送难"矛盾，解决家长所急所需所盼问题的重要举措，目的是提高人民群众的获得感、幸福感，办好人民满意的教育。

幼儿园延时托管服务是指幼儿园在完成正常的保教任务之外，在放学之后，以幼儿所在幼儿园为主体开展的延时托管服务。开展幼儿延时托管服务工作的基本原则为坚持自愿参与原则、坚持公益普惠原则。幼儿园延时托管服务的具体要求在服务范围上，要做到全市幼儿园全覆盖和有需求的幼儿全满足，切实帮家长解决"放学早、接送难"问题。在服务时间上，幼儿园延时托管服务时间要与家长下班时间相衔接，原则上不早于17：30结束。对有特殊需要的幼儿，幼儿园应继续提供延时服务。在服务内容上，幼儿园应结合幼儿成长需要和幼儿园办园特色，积极开发丰富多彩的延时托管服务项目，设置延时托管服务"项目菜单"，供幼儿和家长自主选择。

《关于做好幼儿园延时托管服务工作的指导意见》提出要强化保障，强化组织领导、引导支持教师、营造良好氛围。在强化组织领导方面，建立政府主导、部门联动、幼儿园主责、家长支持的幼儿园延时托管服务工作机制。教育部门要主动抓好统筹协调，全面指导幼儿园延时托管服务实施工作。在引导支持教师方面，各区各园要尊重教师劳动，充分关心关爱教师，既要鼓励教师发扬奉献精神，又要保护教师的合法权益，调动广大教师参与延时托管服务的积极性和自觉性。为保证延时托管服务顺利开展，幼儿园可统筹安排教师实行"弹性上下班制"。教师参加延时托管服务的表现应作为职称评聘、表彰奖励和绩效工资分配的重要参考。在营造良好氛围方面，各区各园要采用多种方式做好政策宣传解读，积极引导幼儿及家长充分了解和参与延时托管服务。及时总结、广泛宣传典型经验和实施成效，形成全社会关心支持延时托管服务的良好氛围。

第二节　中国3—6岁儿童学前阶段课后延时服务财政支持体系

我国3—6岁儿童学前阶段课后延时服务属于幼儿园教育课程后的托管服务，目的是解决家长工作与儿童接送的矛盾。幼儿园课后延时服务与学前教育的公益性、普惠性性质相同，各地在开展幼儿园课后延时服务时，普遍坚持公益性、普惠性的基本原则，对于课后延时服务所需经费，采取公益服务和成本分担相结合，通过财政补贴和适当收取服务性费用的方式解决。

2023 年 7 月 7 日安徽省六安市叶集区教育局印发了《六安市叶集区幼儿园延时服务实施方案（试行）》，提出到 2023 年春季学期，努力实现有需要的幼儿延时服务全覆盖。区内各幼儿园延时服务要在完成正常保教任务之外，基于幼儿家长自愿，针对确实有接送困难家庭，为有刚性需求的幼儿提供基本托管服务。

《六安市叶集区幼儿园延时服务实施方案（试行）》的通知明确提出幼儿园延时服务实施的基本原则为公益服务与成本分担相结合的原则。开展幼儿园延时服务，必须坚持公益性、普惠性原则，突出公益服务性质。对于幼儿园延时服务所需经费，将采取财政补贴和适当收取服务性费用的方式予以解决。即政府与家庭共同分担幼儿园延时服务费用。并且对家庭经济困难幼儿要予以适当减免，同时幼儿园收取延时服务费用时要做好票据留存，明确延时服务参与人数。

六安市叶集区为推动幼儿园延时服务的顺利实施，明确提出了建立延时服务经费保障机制和严格规范延时服务经费收支等保障措施。首先，建立延时服务经费保障机制。延时服务是幼儿园主动实施、社会积极参与、家长自愿接受的公益性、普惠性服务行为。幼儿园延时服务收费，参照义务教育课后服务标准按照不高于 2 元/课时、生（不得超过 400 元/学期、生，每课时长不得少于 30 分钟）的标准收取延时服务费。原农村建档立卡贫困户子女、城乡低保户家庭子女、孤残儿童、特困供养儿童、烈士子女、残疾人子女、防返贫致贫监测户子女等家庭经济困难的幼儿可申请免缴延时服务费。其次，严格规范延时服务经费收支。各幼儿园要将延时服务收费标准、收费依据及投诉举报电话等内容在醒目位置设立固定公示牌或公示栏予以公示，延时服务费按月或按学期收取，不得跨学期预收，退费应按未服务的实际天数据实退还所缴费用。幼儿园延时服务成本主要为参与延时服务教师等相关人员的补助，结余资金可用于幼儿园开展延时服务产生的水费、电费及必要的场地、场所、小型维修、维护、玩教具购置等相关费用支付。延时服务费必须专款专用，由幼儿园根据开展延时服务的实际支出列支，严禁用于幼儿园的其他支出。同时，严禁以任何形式强制或变相强制幼儿参加延时服务并收费，严禁擅自提高收费标准或以延时服务名义乱收费。

合肥市教育局于 2022 年印发《关于做好全市幼儿园延时服务工作的通

知》，明确提出建立幼儿园延时服务经费保障机制，具体提出了多渠道建立保障机制和严格规范收费行为两项措施。

合肥市把幼儿园延时服务定位为幼儿园主动实施、社会积极参与、家长自愿接受的公益性、普惠性服务行为，对参加延时服务的幼儿按不低于300元/生/年的标准给予幼儿园补贴。合肥市坚持成本补偿和非营利原则，公办幼儿园、非营利性民办幼儿园延时服务收费纳入政府指导价管理，其中公办幼儿园不高于120元/生/月，非营利性民办幼儿园不高于150元/生/月。幼儿园延时服务成本主要为参与延时服务教师等相关人员的补助。合肥市同时对幼儿园延时服务行为进行严格规范，严格执行教育收费公示制度，幼儿园将延时服务收费标准、收费依据与投诉举报电话等内容在醒目位置设立固定公示牌、公示栏予以公示，接受家长及社会监督。

第三节　中国3—6岁儿童学前阶段课后延时服务供给体系

我国3—6岁儿童学前阶段课后延时服务是在幼儿园教育课程后开展的儿童照护服务，课后延时服务供给主体普遍为幼儿园。深圳市教育部在2020年11月2日印发了《关于鼓励幼儿园开展晚托服务的通知》，提出为满足部分家长（尤其是双职工家庭）希望幼儿园开设晚托班需求，在幼儿园周一至周五闭园后17∶00—19∶00，公办园原则上应为有需要的家长开设托管班，民办园可开设托管班。同时规定幼儿园晚托服务不得与园外其他机构合作开班，不得将托管班变相为收费兴趣班等。深圳市为满足双职工家庭等的晚托需求，鼓励幼儿园开展课后延时服务，并不得利用园外其他机构。

安徽省2022年印发《安心托幼行动方案》，为解决家长按时"接娃难"问题，明确到2025年，幼儿园延时服务体系基本完善，服务质量明显提升。2022年秋季学期幼儿园延时服务实现全覆盖，2023年春季学期努力实现有需要的幼儿全覆盖，按时"接娃难"问题基本解决。幼儿园在周一至周五下午放学后提供延时服务，结束时间与当地正常下班时间相适应。幼儿园可根据实际设置多个离园时间点供家长选择。坚持公益普惠原则，家长自愿决定幼儿是否参加，幼儿园不得强制或变相强制参加。

淮北市教育局印发《安心托幼行动方案》，提出保障延时服务全覆盖。自2022年秋季学期开始，全市所有幼儿园在周一至周五下午放学后提供延时服务，结束时间与各县区职工正常下班时间相适应，确保所有幼儿园延时服务实现全覆盖。幼儿园可根据实际设置多个离园时间点供家长选择，确保有需求的幼儿全覆盖。坚持公益普惠、自愿参加原则，幼儿园不得强制或变相强制幼儿参加延时服务。根据《安心托幼行动方案》淮北市全市幼儿园为学前儿童在周一至周五下午放学后提供延时服务。

第四节　中国3—6岁儿童学前阶段课后延时服务师资队伍

我国各地根据当地实际情况开展幼儿园延时服务，在幼儿园延时服务人员方面，幼儿园教师主要承担我国3—6岁儿童学前阶段课后延时服务。淮北市《安心托幼行动方案》提出全面开展幼儿园延时服务。提高延时服务质量。延时服务一般由本园教师承担，也可聘任退休教师、具备资质的社会专业人员或志愿者参与。幼儿园结合现有资源和家长需求，"一园一案"制定具体实施方案。遵循教育规律和幼儿成长规律，提供幼儿游戏、绘本阅读、科学益智、手工活动、音乐美术、户外体育锻炼等适合幼儿身心发展的服务活动，杜绝"小学化"行为，不得开展营利性活动。由此可知，我国3—6岁儿童学前阶段课后延时服务一般由本园教师承担，也可聘任退休教师、具备资质的社会专业人员或志愿者参与，但是幼儿园教师仍然是课后延时服务的主体。

蚌埠市幼儿园延时服务人员是以幼儿园教师为主的延时服务师资队伍。蚌埠市教育局于2022年印发《关于做好幼儿园延时服务工作的通知》，全面推进并规范实施幼儿园延时服务工作，2022年秋季学期，幼儿园延时服务实现全覆盖，秋季学期结束前，实现有需要的幼儿全覆盖。关于幼儿园延时服务人员，提出加强延时服务师资建设，建设一支以幼儿园教师为主的延时服务师资队伍。幼儿园要充分发掘发挥本园师资潜力，调动专任教师、保育员积极性，鼓励全园师资积极参与，凝聚全园师资合力提供延时服务。在园内延时服务师资不足的情况下，各县（区）教育主管部门可指导幼儿园聘任退休教师、具备资质的社会专业人员或志愿者参与。各县（区）要对参与延时服务人员严格把关，落实《未成年人学校保护规定》要求，不得使用不适宜参与幼儿园延时服务人员。

蚌埠市为激励延时服务师资建立健全激励机制。《关于做好幼儿园延时服务工作的通知》提出建立健全激励机制。各县（区）教育行政部门要会同相关部门，结合实际，综合考虑物价水平等因素。制定延时服务参与教师和相关人员补助办法和补助标准，给延时服务教师支付补助。各县（区）人力资源社会保障部门在核定绩效工资总量时，应根据当地幼儿园延时服务的实际情况，相应增加绩效工资总量，增核的绩效工资总量，专项用于参与延时服务教师的分配。教师参加延时服务的表现应作为表彰奖励和绩效工资分配的重要参考。由此可知，蚌埠市对参与延时服务教师采取补助、表彰奖励、绩效工资分配等激励措施。

第五节　中国3—6岁儿童学前阶段课后延时服务体系分析

一、学前阶段课后延时服务制度支持不到位

为解决幼儿园放学"四点半现象"，中共中央 国务院印发了《中共中央 国务院关于优化生育政策促进人口长期均衡发展的决定》，提出推进城镇小区配套幼儿园治理，持续提升普惠性幼儿园覆盖率，适当延长在园时长或提供托管服务，推进教育公平与优质教育资源供给。幼儿园延时服务有利于解决'接送难'的问题，不仅能帮助家长安心工作，还能扩大教育资源供给与促进教育公平，在中央上级文件的要求下，六安市叶集区、海口市等地制定了一系列幼儿园延时服务的政策，对幼儿园课后延时服务原则、服务时间及内容、服务师资、收费标准等事项进行了明确规定，但由于地区发展不平衡等原因各地政策不同，能否真正推进教育公平与优质教育资源供给还需要时间检验。

六安市叶集区教育局2023年制定了《六安市叶集区幼儿园延时服务实施方案（试行）》的通知，提出2023年春季学期，努力实现有需要的幼儿延时服务全覆盖，在幼儿家长自愿的基础上，针对确实有接送困难家庭，为有刚性需求的幼儿提供基本托管服务。对延时服务时间、延时服务内容、延时服务经费保障、延时服务师资队伍建设等方面进行了规定。海口市教育局等联合印发了《关于做好幼儿园延时托管服务工作的指导意见》的通知，提出在自愿参与、公益普惠的原则基础上开展幼儿园临时托管服务，做到全市幼儿园全覆盖和有需求的幼儿全满足，明确了服务时间、服务内容、服务管理等内容，建立政府主导、部门联动、幼儿园主责、家长支持的幼儿园延时服务托管服务工作机制，形成全社会关心支持延时托管服务的良好氛围。

目前关于学前阶段延时服务的中央文件只有《中共中央 国务院关于优化生育政策促进人口长期均衡发展的决定》，《中华人民共和国学前教育法草案（征求意见稿）》并未提及课后延时服务内容，课后延时服务缺乏顶层设计，学前阶段课后服务政策法律体系尚未形成。各地推出的课后延时服务文件，虽然对延时服务时间、服务内容、收费标准、师资队伍等做出了规定，但落实情况、落实效果缺乏监督，且由于各地地区发展不平衡，幼儿园延时服务质量必然会存在差异，能否促进教育公平尚需检验。

二、学前阶段课后延时服务财政支持力度小

《关于优化生育政策促进人口长期均衡发展的决定》提出了持续提升普惠性幼儿园覆盖率，适当延长在园时长或提供托管服务，推进教育公平与优质教育资源供给，之后无相关后续文件推出，对课后延时服务没有进一步详细规定。各地出台的学前阶段课后服务政策文件中财政支持政策不明确的情况较多，《六安市叶集区幼儿园延时服务实施方案（试行）》提出幼儿园延时服务要坚持公益服务与成本分担相结合原则，坚持公益性、普惠性原则，突出公益服务性质。对于课后延时服务所需经费，将采取财政补贴和适当收取服务性费用的方式予以解决，建立延时服务经费保障机制，但对财政补贴多少、如何实施财政补贴等并未做出明确规定。海口市的《关于做好幼儿园延时托管服务工作的指导意见》也提出了延时托管服务要坚持公益性、非营利性原则，"一园一策"制定本园延时托管服务工作方案，延时托管服务收费标准为每小时 10 元/人，但对幼儿园延时托管服务经费保障并无规定，幼儿园，尤其民办幼儿园课后延时服务缺乏财政保障。

三、学前阶段课后延时服务供给不平衡

关于学前阶段课后延时服务，我国没有统一、明确的政策文件，各地推出的课后延时服务政策文件主要以幼儿园为主体，开展"一园一策"课后延时服务。北京市在回复双职工家庭无法按时接送孩子，普惠性幼儿园是否可以提供晚接服务的市民诉求时提出幼儿离园后，教师需要进行班级卫生消毒管理等工作，是否提供延时服务由幼儿园根据实际情况确定，提供延时服务的，在幼儿园正常工作时间（7：30—17：30）以外时间，可以收取延时服务费。幼儿园根据实际情况确定是否开展课后延时服务，难以保障学前儿童与家长的延时服务需求。

开展课后服务的各地幼儿园的办学条件与教育服务能力存在很大差距。

根据甘超等对巢湖市 10 所幼儿园课后服务的调查发现 10 所幼儿园在办学条件和教育服务能力上存在较大的差距，部分幼儿园存在服务供给不充足和不均衡的问题，难以满足不同家庭多样化、多元化的服务需求。主要存在基础设施建设薄弱，安全管理存在隐患；教工服务意愿不强，看护师资配置不足；服务内容形式单一，服务质量参差不齐等问题。[①] 不仅巢湖市，其他地区开展的课后延时服务也主要停留在看管水平，存在课后服务内容不丰富、师资配置不足等问题。学前教育是我国学校教育和终身教育的奠基阶段，是我国基础教育的重要组成部分，对于提升国民素质和支持人才强国战略具有基础性的作用，而课后延时服务是学前教育的延伸，学前阶段课后延时服务供给不均衡将会影响教育公平与教育服务能力，不利于我国人才强国战略的实现。

---

① 甘超，朱小泉，李瑛. 幼儿园延时服务的现实困境及实施路径——基于对巢湖市 10 所幼儿园的调查 [J]. 教育观察，2022，11（24）：1 - 3.

第三章　中国托幼一体化建设

对 0—6 岁儿童提供一体化的保育和教育，在国际社会上已经达成了普遍共识，多数 OECD（经合组织）国家一直积极进行"托幼一体化"改革，推行"托幼一体化"模式。托幼一体化是指将 0—3 岁的托育和 3—6 岁的教育视为一个整体，为 0—6 岁儿童提供优质的照护和教育，促进儿童的全面健康成长。

随着我国 0—3 岁婴幼儿托育的需求增加及 3—6 岁幼儿园儿童数量减少等因素出现，各地在积极探索幼儿园开设 2—3 岁托班等托幼一体化模式。下面以上海市等地促进托幼一体化的行动为例，探讨我国托幼一体化建设情况。

第一节　上海市托幼一体化建设

一、上海市托幼一体化建设政策法规体系

上海市是我国学前教育与托育服务发展的高地，为推进学前教育与托育服务的统一发展，促进 0—6 岁儿童安全、健康成长，上海市制定了下列一系列政策。

（一）《上海市学前教育与托育服务发展"十四五"规划》（沪教委托幼〔2022〕1 号，2022，上海市教育委员会）

为打造普及普惠、安全优质、多元包容的学前教育和普惠、安全、多元的托育服务，满足人民群众对"幼有善育"的美好期盼，上海市制定了《上海市学前教育与托育服务发展"十四五"规划》，明确"十四五"时期是我国"两个一百年"奋斗目标的历史交汇期，也是全面开启社会主义现代化强国建设新征程的重要机遇期，是上海迈向"五个中心"和具有世界影响力的社会主义现代化国际大都市的开局起步期，也是上海加快推进教育

现代化，增强教育综合改革系统性、整体性、协同性的攻坚期，更是推进学前教育深化改革、托育服务优化结构的关键期。

面对新形势，《上海市学前教育与托育服务发展"十四五"规划》提出学前教育与托育服务的发展要求地方立法保障。上海要建设成为具有世界影响力的社会主义现代化国际大都市，迫切需要通过地方立法加强顶层设计，加快推进学前教育与托育服务事业从"幼有所育"向"幼有善育"提升，加快发展与上海经济社会发展水平相匹配的一流学前教育与托育服务，为培养德智体美劳全面发展的社会主义建设者和接班人奠定坚实基础，也为提升城市能级和核心竞争力提供强大支撑。

《上海市学前教育与托育服务发展"十四五"规划》提出要扩大托育的具体目标，即增加普惠性托育资源供给，全市街镇普惠性托育点覆盖率100%，开设托班的园所在公民办幼儿园总量中占比不低于50%，普惠性托育资源总量超过60%，每千人常住人口拥有托位数力争达到4.5。为实现上述目标，提出了优化学前教育资源配置，实现高水平普及普惠；完善托育服务体系，满足家庭多元需求；着力学前教育与托育服务内涵建设，持续提升保教质量；强化多方合作交流，健全多元包容的协同共育体系；完善人才培养体系，做强高素质幼教师资队伍；加快推动数字化转型，推进新技术赋能；加快地方立法进程，为学前教育与托育服务发展保驾护航共七大措施及任务，尤其提出要积极推进研究学前教育与托育服务定位，出台《上海学前教育与托育服务条例》（暂定名），通过创新性地方立法，实现学前教育与托育服务结合、托育服务资源整合、跨部门管理机制联合、科学育儿指导教养医融合。通过地方立法明确管理机制、部门职责、基础建设、财政投入、人员配备等影响学前教育与托育服务发展的主要因素，解决学前教育高质量发展、托育服务体系完善、科学育儿指导精准全覆盖三大关键问题。

（二）《上海市学前教育与托育服务条例》

为推进学前教育与托育服务的一体化发展，上海市在全国范围内率先完成学前教育与托育服务地方立法，2022年11月23日上海市第十五届人民代表大会常务委员会第四十六次会议通过了《上海市学前教育与托育服务条例》，为了保障适龄儿童接受学前教育与托育服务的权利，规范学前教育与托育服务实施，促进学前教育事业与托育服务健康发展，上海市实行学前教育与托育服务一体规划、一体实施、一体保障，建立健全家庭科学育儿指导服务网络。统筹规划学前教育与托育服务一体化发展。

（三）《上海市推进儿童友好城市建设三年行动方案（2023—2025年）》（沪发改人口〔2023〕11号，2023，上海市发展和改革委员会）

上海市发展改革委2023年9月28日印发《上海市推进儿童友好城市建设三年行动方案（2023—2025年）》，明确推进公共服务优质均衡发展，着力提升托育教育、健康医疗、文体科普等"硬设施"品质和"软服务"水平，努力满足广大儿童及其家庭多样化、多层次服务需求。提出高质量推进幼有善育的行动目标，为实现幼有善育，上海市加大"托幼一体化"建设力度和普惠性托育服务发展，到2025年开设托班的幼儿园数占幼儿园总数的比重不低于85%，普惠性托位占比超过60%，支持有条件的用人单位为职工提供托育服务。

（四）《关于进一步促进本市托育服务发展的指导意见》（沪府规〔2023〕8号，2023，上海市人民政府）

上海市为践行人民城市重要理念，坚持以群众需求为导向，推进《上海市学前教育与托育服务条例》落地落细，以家庭照护为基础，以幼儿园托班、各类社会主体举办的托育机构、社区托育"宝宝屋"、家庭科学育儿指导站为主要载体，建立健全托育服务工作体制机制，促进托育事业健康发展，呵护幼儿健康成长，上海市人民政府2023年10月20日印发了《关于进一步促进本市托育服务发展的指导意见》，提出到"十四五"期末，全市常住人口每千人拥有3岁以下婴幼儿托位数不低于4.5个，托幼一体化幼儿园占比达到85%，社区托育"宝宝屋"街镇覆盖率达到85%（其中中心城区达到100%），家庭科学育儿指导站实现社区全覆盖。

《关于进一步促进本市托育服务发展的指导意见》提出在任务举措上，要深入推进托幼一体化建设。首先，落实区政府主体责任，切实做到配套幼儿园及其托班与新建住宅区同步规划、同步设计、同步建设、同步验收、同步交付使用。其次，全面落实配套幼儿园托班建设，配套建设的幼儿园及其托班应举办为公办幼儿园或普惠性民办幼儿园。第三、新建幼儿园均应开设托班，已建成幼儿园应根据所在区域适龄幼儿需求，通过既有场所整合利用、改扩建、迁址、置换等方式增设托班。第四、鼓励民办幼儿园开设普惠性托班。第五，幼儿园托班主要招收2岁以上幼儿，提供全日托服务。

二、上海市托幼一体化建设管理体制机制

《上海市学前教育与托育服务条例》是我国首次地方托幼一体化立法，共十章六十九条。对保育与教育的规划与建设、设立与管理、保教原则、保

教人员、支持与保障、监督管理、法律责任等方面进行了详细规定。本章第二节至第八节对《上海市学前教育与托育服务条例》的主要内容进行探讨。

《上海市学前教育与托育服务条例》要求各级人民政府应当将学前教育与托育服务纳入本级国民经济和社会发展规划，并将相关重点工作纳入为民办实事项目予以推进。

（一）建立市、区、乡镇三级政府联动机制

市人民政府统筹规划和协调推进全市学前教育与托育服务发展。区人民政府应当履行推进学前教育与托育服务发展的主体责任，合理配置本行政区域内学前教育与托育服务资源，促进学前教育与托育服务协调发展。市、区人民政府应当建立综合协调机制，统筹协调解决学前教育与托育服务发展中的重大问题。乡镇人民政府和街道办事处应当组织推进辖区内学前教育与托育服务发展，落实相关政策措施和监督管理工作。

（二）建立各级政府部门协调机制

市教育部门主管本市行政区域内的学前教育与托育服务工作，牵头推进学前教育与托育服务公共服务体系建设，制定发展规划和相关标准、规范，负责监督管理和指导服务工作。区教育部门具体负责本行政区域内学前教育与托育服务的监督管理和指导服务工作。

卫生健康部门负责对幼儿园、托育机构和社区托育点的卫生保健、疾病预防控制等工作进行业务指导和日常监管，制定相关标准、规范，依法开展传染病防治、饮用水卫生等监督检查。

发展改革、财政、规划资源、住房城乡建设管理、房屋管理、市场监管、人力资源社会保障、民政、公安、应急管理等部门和消防救援机构按照各自职责，共同做好学前教育与托育服务的相关管理和保障工作。

（三）建立社会各主体协同机制

1. 父母等监护人

父母或其他监护人应当依法履行抚养与教育儿童的责任，学习家庭养育知识，接受科学育儿指导，创造良好家庭环境，科学开展家庭照护和教育。

2. 工会、共产主义青年团、妇女联合会、残疾人联合会等社会组织

工会、共产主义青年团、妇女联合会、残疾人联合会、关心下一代工作委员会以及有关社会组织应当结合自身工作，支持学前教育与托育服务发展。

3. 居民委员会、村民委员会

居民委员会、村民委员会应当协助政府及有关部门宣传学前教育与托育

服务的法律法规，指导、帮助和监督儿童的父母或者其他监护人依法履行抚养与教育责任。

4. 自然人、法人和非法人组织

鼓励自然人、法人和非法人组织通过捐赠资助、志愿服务等方式，支持普惠性学前教育与托育服务发展。

5. 行业协会

鼓励相关行业协会通过制定学前教育与托育服务行业标准和规范、参与服务质量评估、开展从业人员培训等方式，规范行业行为，加强行业自律，推动学前教育与托育服务规范健康发展。

6. 广播、电视、报刊、网络等媒体

广播、电视、报刊、网络等媒体应当广泛开展公益宣传，倡导科学育儿理念，营造尊重、关心、爱护儿童的社会氛围，为儿童健康成长创造良好环境。

三、上海市托幼一体化建设设施机构规划与建设

（一）托幼一体化设施机构规划

上海市教育部门会同市规划资源部门根据本市人口、公共服务资源、学前教育与托育服务需求状况等因素，明确本市幼儿园及其托班建设用地标准、要求以及布局。本市幼儿园及其托班的布局经市规划资源部门进行综合平衡后，纳入相应的国土空间规划。区和乡镇人民政府负责相关规划在本行政区域的推进落实。

（二）托幼一体化设施机构建设

新建居住区配套建设的幼儿园及其托班设施，符合国家有关划拨用地规定的，可以以划拨方式提供国有土地使用权。农村地区符合规划要求建设的学前教育与托育服务设施，可以依法使用农民集体所有土地。

本市按照区域内常住人口和需求配置学前教育与托育服务设施，学前教育万人学位数和托育服务千人托位数按照国家和本市有关规定确定。新建居住区应当按照国家和本市规划要求与建设标准，配套建设幼儿园及其托班设施，与住宅同步规划、同步设计、同步建设、同步验收、同步交付使用，并由教育部门按照相关规定参与评审验收。配套建设的幼儿园及其托班应当举办成公办幼儿园或者委托办成普惠性民办幼儿园，提供普惠性学前教育与托育服务。已建成居住区的幼儿园及其托班未达到规划要求或者建设标准的，所在地的区人民政府应当通过新建、扩建、改建以及支持社会力量参与等方

式，予以补充和完善。区人民政府应当加强学前特殊教育资源建设，根据本行政区域内有特殊需要的学前儿童数量、类型和分布情况，设置专门的特殊教育学前班或者学前特殊教育机构，确保学前特殊教育服务覆盖所有街镇。

区人民政府应当统筹协调社区托育点的建设和管理工作。乡镇人民政府、街道办事处应当根据辖区内人口结构、托育服务需求以及社区公共服务设施等资源配置情况，建设社区托育点提供临时照护服务。区人民政府应当将社区托育服务和家庭科学育儿指导服务纳入十五分钟社区生活圈、乡村社区生活圈和社区综合服务体系建设内容。

幼儿园和托育机构应当按照国家和本市有关选址要求，设置在空气流通、日照充足、交通方便、基础设施完善，符合卫生、环保、抗震、消防、疏散等要求的安全区域内。幼儿园和托育机构的建设应当符合国家和本市有关建设标准、规范和要求。社区托育点可以单独设置，也可以依托社区公共服务设施等设置，有相对独立区隔的空间，符合卫生、环保、消防等标准和规范，有条件的可以设置户外活动场地。

本市将学前教育与托育服务设施建设作为城市更新的重要内容，在保障公共利益、符合更新目标和安全要求的前提下，可以按照规定对用地性质、容积率、建筑高度等指标予以优化。

四、上海市托幼一体化机构建设设施设立与管理

（一）幼儿园、托育机构设立条件

设立幼儿园、托育机构，应当具备下列基本条件：有组织机构、章程和规范的名称；有符合要求的从业人员；有符合标准和规范的园舍场地、功能室和设施设备；有必备的举办资金和稳定的经费来源；法律法规规定的其他条件。

（二）幼儿园、托育机构实行登记制度

设立公办幼儿园，应当按照国家和本市事业单位登记管理的规定，进行事业单位法人登记。设立民办幼儿园，应当依法向所在地的区教育部门申请取得办学许可，并依法向民政或者市场监管部门办理登记。设立托育机构，应当依法向民政或者市场监管部门办理登记，申请登记为社会服务机构的，应当依法经业务主管部门审查同意。托育机构应当在完成有关登记手续后十五个工作日内，向所在地的区教育部门进行备案，并提交能够证明符合本条例第二十条规定条件的材料。区教育部门应当向社会公布已备案的托育机构名单等信息，并及时更新。幼儿园和托育机构变更与终止，应当按照国家和

本市有关规定办理变更或者注销手续。

（三）幼儿园和托育机构应当提供普惠性学前教育和托育服务

公办幼儿园和普惠性民办幼儿园应当按照规定提供普惠性学前教育服务。政府可以向民办幼儿园购买普惠性学前教育服务。本市幼儿园应当按照规划要求开设托班。公办幼儿园开设的托班、民办幼儿园开设的普惠性托班以及普惠性托育机构应当按照规定，提供普惠性托育服务。政府可以向托育机构购买普惠性托育服务。

（四）公办幼儿园不得转制为民办幼儿园

任何组织或者个人不得利用财政经费、国有资产、集体资产举办或者支持举办营利性民办幼儿园。公办幼儿园不得转制为民办幼儿园。公办幼儿园不得举办或者参与举办营利性民办幼儿园和其他教育机构。社会资本举办或者参与举办幼儿园，应当遵守国家有关投资、融资等方面的限制性规定。

（五）幼儿园和托育机构实行信息公示制度

幼儿园和托育机构实行园长（负责人）负责制。幼儿园和托育机构应当建立健全信息公示制度，将条件配置、人员配备、招收要求、收费标准等信息向社会公示，接受社会监督。

幼儿园和托育机构应当依法建立健全财务、会计及资产管理制度，严格经费管理，提高经费使用效益。幼儿园应当按照规定实行财务公开，接受社会监督。民办幼儿园应当每年向所在地的区教育部门提交经社会中介机构审计的财务会计报告，并公布审计结果。

公办幼儿园及其托班的收费标准实行政府指导价，相关收费标准统筹考虑政府投入、经济社会发展水平、运行成本和群众承受能力等因素合理确定，并建立动态调整机制。普惠性民办幼儿园及其托班、普惠性托育机构的收费标准，参照本市学前教育生均经费基本标准确定。幼儿园和托育机构应当将收费项目和标准、收费方式、服务内容、退费规则等内容告知家长。

社区托育点应当有符合条件的场地和设施设备，配备符合要求的从业人员，并按照标准和规范开展照护服务。乡镇人民政府、街道办事处可以自行运营管理社区托育点，可以通过购买服务、委托运营等方式委托具备相应资质、条件的学前教育机构或者托育机构运营管理。

五、上海市托幼一体化建设保育与教育

上海市托幼一体化建设在婴幼儿保教方面坚持科学保教原则、建立安全管理制度和责任制度、保教以游戏为主要活动、合理安排儿童一日生活、建

立特殊幼儿保教制度、遵守儿童发展规律和年龄特点等原则。

（一）坚持科学保教原则

学前教育与托育服务应当将保障儿童身心健康和安全放在首位。学前教育应当坚持保育与教育相结合的原则，科学实施保育与教育活动，关注个体差异，注重良好习惯养成，促进学前儿童身心健康发展。托育服务应当坚持保育为主、教养融合的原则，根据三周岁以下婴幼儿的身心发展特点，创设安全健康适宜的照护环境，促进婴幼儿健康成长。

（二）建立安全管理制度和安全责任制度

幼儿园和托育机构应当建立健全安全保卫、消防、设施设备、食品药品等安全管理制度和安全责任制度，完善物防、技防设施设备，定期开展安全教育培训、安全检查和应急演练，及时消除安全隐患，保障儿童在园在托期间的人身安全。出入口、儿童活动场所、休息场所等区域应当安装视频监控设施，监控记录至少保存九十天。

发现儿童身心健康受到侵害、疑似受到侵害或者面临其他危险情形的，幼儿园和托育机构应当立即向教育、公安等部门报告；发生突发事件或者紧急情况，应当优先保护儿童人身安全，立即采取紧急救助和防护措施，并及时通知父母或者其他监护人，同时向有关部门报告。幼儿园应当按照规定投保相应的责任保险。鼓励托育机构、社区托育点投保责任保险。

（三）合理安排儿童一日生活

幼儿园和托育机构应当合理安排在园儿童一日生活，科学合理安排营养膳食、体格锻炼，保证户外活动时间、效果与质量；做好健康检查和清洁消毒、传染病预防控制、常见病预防等卫生保健工作，促进儿童身体正常发育和心理健康。发现传染病或者疑似传染病的，幼儿园和托育机构应当立即向卫生健康、教育部门或者疾病预防控制机构报告，并按照规定落实相关防控措施。

（四）保教以游戏为基本活动

幼儿园应当以游戏为基本活动，帮助学前儿童通过亲近自然、实际操作、亲身体验等方式，获得有益于身心发展的经验，养成良好品行、生活和学习习惯。托育机构应当在生活和游戏中，促进婴幼儿身体发育、动作、语言、认知、情感与社会性等方面的健康发展。

（五）建立特殊幼儿保教制度

幼儿园应当接收能够适应集体生活的有特殊需要的学前儿童入园，通过随班就读、设置特殊教育班等方式，实施融合教育。专门设置的特殊教育学前班或者学前特殊教育机构应当接收不具备接受普通学前教育能力的有特殊需要的儿童就读，提供有针对性的教育与康复、保健服务。各区特殊教育指导机构应当为幼儿园、特殊教育学前班、学前特殊教育机构提供指导。

（六）幼儿园和托育机构应当配置教育活动资料

幼儿园和托育机构应当配备并使用符合国家和本市有关要求的设施设备、玩教具，以及儿童图画书、教师指导用书等教育教学、保育活动资料。鼓励幼儿园和托育机构利用家庭、社区等各类活动资源和教育资源，拓展儿童生活与学习空间。

（七）幼儿园和托育机构应当建立健全家长委员会

托育机构与幼儿园、幼儿园与小学应当相互配合，建立科学衔接机制，共同帮助儿童适应集体生活，做好入园入学准备。幼儿园和托育机构应当经常与父母或者其他监护人交流儿童身心发展状况，指导家庭开展科学育儿。幼儿园和托育机构应当建立健全家长委员会，有条件的可以开办家长学校。父母或者其他监护人应当积极配合、支持幼儿园和托育机构开展保育教育。

（八）保教活动应当遵守儿童发展规律和年龄特点

幼儿园和托育机构不得使用小学化的教育方式，不得教授小学阶段的课程内容，不得组织任何形式的考试或者测试，不得开展违背儿童身心发展规律和年龄特点的活动。幼儿园和托育机构不得向儿童及家长组织征订教材和教辅材料，不得推销或者变相推销商品、服务等。

六、上海市托幼一体化建设师资队伍

上海市在托幼一体化建设师资队伍方面建立保教从业人员培训考核制度、保教机构应当合理配置教职人员、保障保教从业人员的工资福利和待遇、建立保教人才培养制度、实行保教人员禁止从业规定等。

（一）建立保教从业人员培训考核制度

学前教育与托育服务保育教育从业人员应当热爱学前教育事业与托育服务工作，尊重、爱护和平等对待儿童，遵循儿童发展规律，潜心培幼育人，不断提高专业素养和职业技能。幼儿园和托育机构应当建立完善保育教育从业人员的培训和考核制度，不断提升其职业素质，提高保育教育、照护和服务能力。

（二）保教机构应当合理配置教职人员

幼儿园应当按照国家幼儿园教职工配备标准，配备教师、保育人员等工作人员。公办幼儿园教职工配备应当符合有关机构编制标准。托育机构应当按照本市托育机构设置标准的规定，配备从事保育、卫生保健、营养等工作的从业人员。社区托育点应当按照本市有关标准的规定，配备从事临时照护、保育、卫生保健等工作的人员。幼儿园园长、教师、保育人员等工作人员和托育机构的负责人、从业人员应当符合国家规定的有关资质、从业经历等条件。

（三）保障保教从业人员的工资福利和待遇

幼儿园和托育机构应当按照国家有关规定，保障教师、保育人员及其他从业人员的工资福利和待遇，依法为其缴纳社会保险和住房公积金，改善工作和生活条件。公办幼儿园教师的工资收入水平，根据国家和本市有关规定确定。民办幼儿园可以参照公办幼儿园教师工资收入水平，合理确定教师的工资收入。区人民政府应当将公办幼儿园教师、保育人员工资纳入财政保障范畴，确保按时足额发放。相关行业协会可以定期发布从事保育工作人员工资收入行业指导价，引导合理确定从业人员薪酬水平。

幼儿园教师在职称评定、岗位聘任（用）等方面享有与中小学教师同等的待遇。符合条件的幼儿园卫生保健人员，纳入相关专业技术职称系列，相关部门应当优化职称评价标准，畅通幼儿园卫生保健人员职业发展路径。符合条件的郊区幼儿园教师可以按照规定享受相应津贴、补贴。承担特殊教育任务的幼儿园教师按照规定享受特殊教育津贴。托育机构相关从业人员的技术技能评价，按照国家和本市有关规定执行。

（四）建立保教人才培养制度

教育、卫生健康、人力资源和社会保障等部门应当制定并实施学前教育与托育服务人才培养和职业培训规划，通过支持高等院校、职业学校开设相关专业、课程以及引进人才等方式，加强学前教育与托育服务从业人员队伍建设。

（五）实行保教人员禁止从业规定

幼儿园和托育机构、社区托育点聘任（用）从业人员前，应当进行背景调查和健康检查，有以下情形之一的，不得聘任（用）：有犯罪记录的；因实施虐待、性侵害、性骚扰、暴力伤害等行为被处以治安管理处罚或者处分的；有吸毒、酗酒、赌博等违法或者不良行为的；患有不适合从事学前教育与托育服务工作的慢性传染病、精神病等疾病的；有严重违反师德师风行为的；有其他可能危害儿童身心安全，不宜从事学前教育与托育服务工作情形的。

幼儿园和托育机构、社区托育点的从业人员在岗期间患有前款第四项疾病的，应当立即离岗治疗。幼儿园和托育机构、社区托育点的从业人员不得体罚或者变相体罚儿童，不得实施歧视、侮辱、虐待、性侵害以及其他违反职业道德规范或者损害儿童身心健康的行为。

七、上海市托幼一体化建设财政支持

（一）建立普惠性保教服务经费支持机制

学前教育实行政府投入为主、多渠道筹措的经费投入机制。托育服务实行政府支持、鼓励社会参与的经费投入机制。学前教育与托育服务财政补贴经费按照事权和支出责任相适应的原则，分别列入市和区财政预算。

市人民政府制定公办幼儿园生均经费基本标准和生均公用经费基本标准，以及普惠性民办幼儿园补助标准，根据经济和社会发展状况适时调整。区人民政府应当按照不低于基本标准落实日常经费投入保障。

学前特殊教育生均经费基本标准和生均公用经费基本标准，应当考虑保育教育和康复需要适当提高。各级人民政府应当完善普惠性托育服务经费支持机制。

（二）各部门在规划、土地等方面支持保教机构发展

各级人民政府通过综合奖补、购买服务、减免租金等多种方式，支持普惠性民办幼儿园发展。市、区人民政府应当综合采取规划、土地、住房、财政、金融、人才等措施，支持社会力量举办托育机构，支持普惠性托育机构和社区托育点的发展。

幼儿园和托育机构使用水、电、燃气、电话，按照居民生活类价格标准收费，使用有线电视，按照本市有关规定，享受收费优惠。

（三）建立学前教育资助制度

本市建立学前教育资助制度，为家庭经济困难儿童、孤儿、残疾儿童等接受普惠性学前教育提供资助。鼓励和支持托育机构为家庭经济困难儿童减免托育费用。

（四）建立学前教育与托育服务信息服务平台

市教育部门应当建立健全学前教育与托育服务信息服务平台，与政务服务"一网通办"平台对接，提供信息查询、政策咨询、网上办事等服务，接受投诉举报。

教育、市场监管、民政等部门应当加强信息共享，公开办事指南，简化和规范办事流程，为幼儿园和托育机构设立、登记、备案等提供指导和便利服务。

（五）促进学前教育与托育服务领域应用新信息技术

本市推动人工智能、物联网、云计算、大数据等新一代信息技术在学前教育与托育服务领域的应用，支持相关行业组织发布智慧学前教育与托育服务应用场景需求，引导社会力量开发支撑学前教育与托育服务的技术与应用。鼓励和支持幼儿园和托育机构利用信息技术进行管理和保育教育，提升信息化应用水平。

八、上海市托幼一体化建设监督管理及法律责任

（一）建立健全学前教育与托育服务综合监管机制

本市健全学前教育与托育服务综合监管机制，制定监管责任清单，明确相关职能部门以及区和乡镇人民政府、街道办事处的职责分工。各级人民政府应当统筹协调相关职能部门，加强对学前教育与托育服务的综合监督管理。教育、规划资源、卫生健康、房屋管理、市场监管、公安、应急管理等部门和消防救援机构应当按照各自职责，依法加强对幼儿园和托育机构设立、规划、服务质量、建筑安全、收费管理、公共卫生、食品安全、消防安全等行为的监督检查，并依托"一网统管"平台，加强监管信息共享和执法协作。

教育部门应当加强幼儿园和托育机构安全风险防控体系建设，会同公安、应急管理等部门指导监督幼儿园和托育机构落实安全管理责任，及时排查和消除安全隐患。

财政、审计等部门应当按照各自职责，加强对幼儿园和托育机构财政经费投入和使用的监督管理。任何单位和个人不得侵占、挪用学前教育与托育服务经费，不得向幼儿园和托育机构违规收取或者摊派费用。

（二）健全保教服务质量评估监测体系

教育、卫生健康部门应当健全学前教育与托育服务质量评估监测体系，完善质量评估标准，定期对幼儿园、托育机构、社区托育点的保育质量和服务质量进行评估，并将评估结果向社会公布。市、区人民政府教育督导机构应当依法对学前教育进行督导，督导报告应当定期向社会公开，并作为对被督导单位及其主要负责人进行考核、奖惩的重要依据。市、区人民代表大会常务委员会通过听取和审议专项工作报告、询问和质询、开展执法检查等方式，加强对本行政区域内学前教育与托育服务的监督。市、区人民代表大会常务委员会充分发挥人大代表和基层立法联系点的作用，组织人大代表围绕学前教育与托育服务开展专题调研和视察等活动，汇集、反映人民群众的意

见和建议。

（三）根据法律法规对违法行为追究法律责任

违反本条例规定的行为，法律、行政法规已有处理规定的，从其规定。违反本条例规定，侵害幼儿园和托育机构、社区托育点及其在园在托儿童、从业人员合法权益，造成财产损失、人身伤害的，依法承担民事责任。构成违反治安管理行为的，依法给予治安管理处罚，构成犯罪的，依法追究刑事责任。

按照"十四五"规划纲要中每千人口拥有三岁以下婴幼儿托位数4.5个的要求计算，到2025年，托位数要达到600万个左右，而目前仅有200万个左右，还有400万个左右的缺口。2024年，上海将结合人口发展和城市建设需要，大力开设托班服务，计划增加不少于7 000个社区托育托额，不少于3 000个公办幼儿园托班托额，力争托幼一体园占比不低于80%。[①]上述举措将进一步促进0—6岁儿童的保育与教育一体化发展，提高托育服务水平，促进儿童安全、健康发展。

第二节　安徽省托幼一体化建设

除上海外，安徽省也积极推进托幼一体化建设，主要鼓励幼儿园开设2—3岁托班。安徽省为贯彻落实习近平总书记关于托幼工作的指示，解决好婴幼儿照护和儿童早期教育服务问题，着力补齐民生短板，破解民生难题，兜牢民生底线，办好就业、教育、社保、医疗、养老、托幼、住房等民生实事，提高公共服务可及性和均等化水平，于2022年印发《安心托幼行动方案》，明确提出推进托幼一体化建设。鼓励有条件的幼儿园开设托班，公办幼儿园举办的托班原则上提供普惠性服务，新建改扩建的公办幼儿园均要开设普惠性托班。完善公办幼儿园托班管理制度，制定托班硬件、师资、招生和经费保障等标准和规范。鼓励有条件的民办幼儿园开设普惠性托班。到2025年，实现各县（市、区）不少于30%的幼儿园开设2—3岁托班。据安徽省卫生健康委员会公布截至2023年4月底，安徽省共建设示范性托育服务机构109个、公立医院托育点38个、县级公办独立托育服务机构29

---

① 韩晓蓉. 龙马精神开启春季新学期！上海220万名中小幼学生今天开学［EB/OL］.（2024 - 02 - 19）［2024 - 02 - 23］. https：//www. thepaper. cn/newsDetail_forward_26388159.

个，托幼一体化幼儿园占全省幼儿园总数达20%，备案托育机构2014家。①安徽省托幼一体化获得了较大发展。

为贯彻落实安徽省《安心托幼行动方案》，淮南市教育体育局2022年6月17日印发了《淮南市安心托幼行动方案》，提出要基本建成婴幼儿托育服务体系、建成普惠性办园体系、基本完善幼儿园延时服务体系等目标任务。强调到2025年全市总托位数达到1.77万个，基本建成婴幼儿托育服务体系。其中，2022年新增托位数0.4万个，2023年新增托位数0.55万个，2024年新增托位数0.32万个，2025年新增托位数0.3万个。为达到以上目标，持续扩大普惠托育服务供给，淮南市提出要鼓励以幼带托，推进托幼一体化建设的工作措施。鼓励有条件的幼儿园开设托班，公办幼儿园举办的托班原则上提供普惠性服务，新建和改扩建的公办幼儿园均要开设普惠性托班。鼓励有条件的民办幼儿园开设普惠性托班。完善公办幼儿园办托班管理制度，联合卫健和财政部门共同制定幼儿园托班硬件、师资、招生和经费保障等标准和规范。到2025年，实现各县区不少于30%的幼儿园开设2—3岁托班。安徽省淮南市把30%的托幼一体化率作为重点任务来分阶段执行，2022年托幼一体化率达到10%，2023年达到15%，2024年达到20%，2025年最终达到30%。

宣城市政府办公室2023年5月26日印发了《宣城市安心托幼行动实施方案》，提出到2025年全市总托位数达12792个，千人口托位数达5.12个，实现各县市区不少于30%的幼儿园开设2—3岁托班，形成婴幼儿托育服务体系及普惠性资源为主体的办园体系。强调要积极发展普惠性托育服务，推进托幼一体化建设等方式，多渠道提供普惠托育服务，降低群众托育成本，破解"托育难"。为加强托幼一体化建设，宣城市提出新建和改扩建的公办幼儿园必须开设普惠性托班，鼓励现有的公办幼儿园开设普惠性托班，鼓励有条件的民办幼儿园开设普惠性托班。各县市区教体局要建立完善公办幼儿园办托班管理制度，落实省定托班硬件、师资、招生和经费保障等标准和规范。

婴幼儿照护托幼一体化建设工作是托育机构建设一种最主要的模式，安徽省各地鼓励和支持有条件的幼儿园挖掘潜力，向下延伸托班，充分整合人力、物力、财力、场地等公共资源，发挥幼儿园专业资源集聚优势，提高综

---

① 周坤. 安徽托位总量超20万，托幼一体化达20%［EB/OL］.（2023－06－02）［2023－06－05］. http://ah. people. com. cn/n2/2023/0602/c227131－40442219. html.

合资源利用效力，切实有效解决0—3岁婴幼儿入托难问题，进一步促进婴幼儿托育服务的提质扩容。

第三节　浙江省托幼一体化建设

浙江省为加快推进婴幼儿照护服务发展，更好满足家庭对婴幼儿照护服务的需求，保障3岁以下婴幼儿健康成长，根据《国务院办公厅关于促进3岁以下婴幼儿照护服务发展的指导意见》，早在2019年12月30日印发了《关于加快推进3岁以下婴幼儿照护服务发展的实施意见》，坚持政府引导、家庭为主、多方参与、分类指导的原则，建立以家庭为基础、社区为依托、机构为补充的婴幼儿照护服务体系，创新发展家庭照护、社区统筹、社会兴办、单位自建、幼儿园办托班等多样化、多层次的服务模式，推进婴幼儿照护服务健康有序发展。浙江省提出到2025年幼儿园托班设置率明显提高，广大家庭的婴幼儿照护服务需求得到进一步满足。

我国学前教育与托育服务分属于不同的主管部门，学前教育作为教育由教育行政部门管理，而托育服务由卫生健康部门管理，主管部门不同也是托幼一体化建设的难题之一，浙江省教育厅印发了《关于做好浙江省开设托班幼儿园登记工作的通知》，提出各地教育行政和卫生健康部门要加强协同，卫生健康部门要主动做好登记指导工作，完成登记的幼儿园行政管理权限不变，由教育行政部门负责管理，卫生健康部门为幼儿园托班配备兼职健康管理员，定期提供卫生保健等业务指导服务，开设托班幼儿园登记名称统一使用"×××幼儿园托育部"，完成登记的幼儿园如转为仅服务3岁以下婴幼儿的托育机构，无须重复登记。浙江省通过教育行政部门与卫生健康部门的智慧协同与合作，创新托班幼儿园登记管理制度，创造性地解决了管理部门不同的管理难题。

在托幼一体化的具体措施上，浙江省提出首先加强幼儿园托班服务供给，教育部门负责幼儿园托班管理，鼓励支持有条件的幼儿园开设托班，招收2—3岁婴幼儿。其次，加大托幼资源统筹力度，发挥幼儿园专业资源优势，鼓励幼儿园增加托班服务供给，支持民办幼儿园开设托班，支持有条件的幼儿园到社区开设托班服务点。浙江省为规范和加强幼儿园托班的管理，浙江省教育厅2021年制定了《浙江省幼儿园托班管理指南（试行）》，加强保育教育管理，对托班设立条件、保教工作、经费保障、队伍建设、监督管理等进行了详细规定，促进婴幼儿在身体发育、动作、语言、认知、情感与社会性等方面的全面发展。浙江省计划自 2020—2025 年通过 5 年的时间逐步健全婴幼儿托幼一体化等政策法规体系、标准规范体系，建立起较为完善的婴幼儿托育服务供给体系。

在浙江省《关于加快推进 3 岁以下婴幼儿照护服务发展的实施意见》的指导下，杭州市早在 2020 年就开始面向二周岁以上幼儿开展"托幼一体化"工作，截至 2024 年 1 月，全市 58.1% 的幼儿园提供托育服务，在托孩数达到 15 000 余名。为进一步促进"托幼一体化"发展，杭州市教育局等四部门 2024 年 1 月 8 日印发了《关于推进杭州市幼儿园"托幼一体化"工作的实施意见》的通知，明确其总体要求与目标是按照"政府引导、优质普惠、充分挖潜、可开尽开"的思路，着力解决社会入托需求量大、就近入托难度大等现实问题，通过多渠道拓展教育资源、全方位提升服务品质、高水平保障全域实施等举措，最大限度满足人民群众对托育服务的需求。杭州市 2023 年各地提供托育服务的幼儿园（园区）达到幼儿园（园区）总数的 50%，比去年增加了 25 个百分点，今后每年适度增加。2023—2025 年杭州市计划新增幼儿园托位数 1 万个，其中，新增普惠托位数 5 000 个，全市学前第四年幼儿入托率 2025 年达到 30% 以上。

杭州市主要采取拓展"托幼一体化"教育资源、完善托班经费保障机制、提升"托幼一体化"服务品质三大措施促进"托幼一体化"实施。《关于推进杭州市幼儿园"托幼一体化"工作的实施意见》提出了多渠道拓展教育资源、全方位提升服务品质、高水平保障全域实施等举措，最大限度满足人民群众对托育服务的需求，提高人民群众的幸福感、获得感、安全感，实现幼有善育。

第一，多渠道拓展"托幼一体化"教育资源。新建城镇小区配套幼儿园配建托班，原则上配套幼儿园 2—3 岁托班数与小班数一致；支持鼓励现有幼儿园建举办托班，对于具备规划条件，适合扩建的幼儿园，结合实际通过扩建的方式增设托班。2023 年起已规划尚未建设的幼儿园应积极创造条件，按照原则上 6 个幼儿园班级配建 1 个托班的要求扩建开设托班；鼓励现有幼儿园充分挖潜增设托班，创新幼儿园办托方式，支持鼓励幼儿园通过小班与托班混龄办班、半日班等多种形式，充分挖掘资源扩大托班招生数量；支持街道、村集体、国有企事业单位、高等院校、产业园区举办普惠性幼儿园托班，鼓励幼儿园就近领办新建托育点。

第二，完善托班经费保障机制。加强幼儿园托班资金补助，各级政府财政部门按时足额落实好幼儿园托班补助经费，幼儿园在原建规模基础上新增或改建托班参照幼儿园新建扩建班级给予一定补助；加强幼儿园托班生均公用经费补助，幼儿园举办托班，可参照幼儿园标准给予生均公用经费补助；完善公办幼儿园托班收费标准，建立包含托班成本的幼儿园收费标准动态调节机制。

第三，全方位提升"托幼一体化"服务品质。保障托班从业人员配置，托班班级应当配足专任教师和保育员，幼儿园托班教师按照幼儿园教师同等标准保障收入待遇，并应当取得相应的资格标准及接受相关培训；健全托班从业人员岗位培训机制，加强托班保教人员队伍建设，提升托育服务能力和专业水平，满足婴幼儿家长对托育服务的高质量、个性化需求；加强"托幼一体化"教研和交流，教研部门要把"托幼一体化"作为教研工作的重要内容，依据《浙江省幼儿园托班管理指南（试行）》要求，根据实践需要确定研究专题，总结推广好做法好经验。鼓励学区内"托幼一体化"幼儿园建立学习共同体，加强教师在婴幼儿发展、课程、教学、管理等方面的研究交流，提升婴幼儿保教服务能力和水平。"托幼一体化"幼儿园要针对3周岁以下常住人口婴幼儿家庭开展有质量的免费科学育儿指导，面向周边社区的3周岁以下婴幼儿提供早期教育指导服务，不断提高周边社区家庭科学育儿的能力；多领域强化"托幼一体化"专业支撑，支持市属高校相关学科专业建设，对高校建设学前教育、护理、婴幼儿托育服务与管理等相关学科专业加大倾斜扶持，指导市属高校等平台开展"托幼一体化"理论研究等。各级政府部门组织成立高校与教科研部门专家指导小组，为"托幼一体化"提供咨询和服务，研究制定幼儿园托班设施设备配备标准等。

第四节　广东省托幼一体化建设

广东省开展托幼一体化建设的目的是建立健全幼有所育公共服务制度，推进3岁以下婴幼儿照护服务发展。广东省人民政府办公厅2020年印发了《关于促进3岁以下婴幼儿照护服务发展的实施意见》，贯彻落实《国务院办公厅关于促进3岁以下婴幼儿照护服务发展的指导意见》等文件精神，坚持家庭为主、托育补充、政策引导、普惠优先、安全健康、科学规范、属地管理、分类指导的基本原则，发挥政府引导作用，充分调动社会力量积极性，建立完善促进婴幼儿照护服务发展的政策标准、服务供给和监督管理体系，多种形式开展婴幼儿照护服务，逐步满足人民群众对婴幼儿托育服务的需求。强调到2020年，婴幼儿照护服务的政策标准体系初步建立，到2025

年，婴幼儿照护服务的政策标准体系基本健全，婴幼儿照护服务能力明显提升，整体水平力争走在全国前列。

广东省为实现上述目标，提出加快发展多种形式的婴幼儿照护服务机构，支持幼儿园开设托班。探索建立托幼服务一体化新模式，鼓励各地有条件的幼儿园利用现有资源开设托班，招收2—3岁的幼儿。鼓励各地在新建幼儿园时，按有关标准设置适当比例的2—3岁幼儿托班。加大普惠性幼儿园扶持力度，鼓励公办和民办幼儿园通过改建、扩建等方式，增加托育资源供给。2023年广东省全省有1 100余所幼儿园开设托班，在托幼儿2.4万人，广东省持续推进托幼一体化建设，争取到2025年托幼一体园所在公办幼儿园总量中占比不低于50%。

为扎实推进婴幼儿照护服务示范城市建设，促进广州市婴幼儿照护服务工作高质量发展，广州市人民政府办公厅2024年印发了《广州市3岁以下婴幼儿照护服务体系建设三年行动计划（2023—2025）》的通知，提出"十四五"期间，不断完善3岁以下婴幼儿照护服务普惠供给体系、管理指导体系、队伍建设体系和质量保障体系，明确到2025年全市各类幼儿园开设托班1 000个以上，全市托位总量达到12万个，千人口托位数力争达到5.8个，其中普惠性托位占比不少于30%。

广州市积极鼓励幼儿园开设托班。在满足3—6岁适龄儿童入园需求的基础上，鼓励有条件的幼儿园利用现有资源开设托班或扩大托班规模，鼓励新建幼儿园根据实际统筹考虑设置托班，已规划与托儿所合设的幼儿园应开设托班，鼓励有条件的民办幼儿园开设普惠性托班，招收2—3岁幼儿。完善幼儿园托班登记管理制度，加强幼儿园开设托班业务指导。通过教育部门审批许可的幼儿园托班，符合一定条件的可参照享受婴幼儿照护相关补贴及收费政策。到2025年，各类幼儿园开设托班托位达到2万个以上，适度缓解人民群众托育服务需求。

深圳市为促进2—3岁婴幼儿照护服务发展，允许符合条件的幼儿园开设托班，为规范幼儿园托班日常管理，2021年12月24日深圳市教育局印发了《深圳市幼儿园托班开设与管理暂行办法》，提出幼儿园在满足片区3—6岁幼儿入园需求的基础上，且具备为2—3岁婴幼儿开展照护服务的班级教室和师资资源的，可以开设托班。幼儿园托班的人员管理、健康管理、安全管理、保教管理等应当纳入幼儿园统一管理。每个托班婴幼儿人数不超过20人，每个幼儿园托班班级数不超过该幼儿园核定班级数的15%。托班班级应当配足专任教师和保育员，婴幼儿与保教人员的配比不高于7∶1，每个班级至少配备 2 名专任教师。民办幼儿园托班保教费实行市场调节，区人民政府教育辅导部门对托班的人员配备、设施设备条件、照护与保教质量等内容纳入日常督导范畴。

第五节　中国托幼一体化建设分析

我国各地开展了托幼一体化建设，上海市作为学前教育与托育服务的高地制定了《上海市学前教育与托育服务条例》，已于 2023 年 1 月 1 日起正式施行，在全国率先实现了托幼一体化立法，为托幼一体化奠定了制度保障。上海市面向 0—6 岁儿童提供保育和教育，实行学前教育与托育服务一体规划、一体实施、一体保障。在保育与教育方面，托育机构与幼儿园应当相互配合，建立科学衔接机制，共同帮助儿童适应集体生活，做好入园准备。在从业人员培养培训、考核、资格资质、福利待遇、职称评定等方面施行一体化管理。上海市幼儿园应当按照规划要求开设托班，公办幼儿园开设的托班、民办幼儿园开设的普惠性托班应当提供普惠性托育服务。在财政支持方面，上海市学前教育实行政府投入为主、多渠道筹措的经费投入机制，而托育服务实行政府支持、鼓励社会参与的经费投入机制，学前教育与托育服务未实行一体化的财政投入。

为推进《上海市学前教育与托育服务条例》落地落细，推动托幼一体化，促进托育服务发展，上海市人民政府 2023 年 10 月 23 日印发了《关于进一步促进本市托育服务发展的指导意见》的通知，提出以政府主导、社会参与、普惠多元、安全优质、方便可及为原则，深入推进托幼一体化建设，大力推动幼儿园开设托班，招收 2 岁以上幼儿，提供全日托服务。强调区级政府要加强托幼一体化建设，保障公办幼儿园开设托班的经费。上海市计划到"十四五"期末，上海市常住人口每千人拥有 3 岁以下婴幼儿托位数不低于 4.5 个，托幼一体化幼儿园占比达到 85%。上海市为推进托幼一体化，在全国首次立法，实行学前教育与托育服务一体规划、一体实施、一体保障，但学前教育与托育服务实行不同的经费投入机制，学前教育与托育服务在财政支持上依然存在差距。

安徽省、浙江省、广东省等地也开展了托幼一体化建设，制定出台了一系列托幼一体化政策，对托幼一体化的师资队伍、财政保障、监督管理等进行了规定，但我国各地开展的托幼一体化主要是为了满足人民群众旺盛的 0—3 岁婴幼儿托育服务需求，增加婴幼儿托育服务供给，补齐婴幼儿托育服务短板。我国的托幼一体化主要通过鼓励幼儿园招收 2—3 岁儿童开设托班的方式进行，通过挖掘幼儿园的人力、物力、财力、场地设施等存量资源，整合学前教育与托育资源，为 2—3 岁婴幼儿提供托育服务。但 0—2 岁儿童并未被纳入托幼一体化建设的对象范围。我国目前各地的托幼一体化建设主要鼓励幼儿园开设托班，提供托育服务，幼儿园开设托班一方面可以缓解幼儿园因为出生率下降带来的学位富余现象，另一方面也可以满足人民群众旺盛的托育需求。但我国的托幼一体化建设尚未有国家层面的顶层设计，0—3 岁儿童托育服务依然是短板，随着我国社会经济发展水平的提高，我国应加大对 0—3 岁儿童托育服务的投入，促进 0—6 岁儿童保育与教育服务的真正一体发展。

第四章　中国6—12岁儿童小学阶段
课后服务体系

我国6—12岁儿童小学阶段属于义务教育，《中华人民共和国义务教育法》规定国家实行九年义务教育制度，实施义务教育，不收学费、杂费。本书对此阶段主要探讨学校正规课程外的课后服务。

第一节　中国6—12岁儿童小学阶段课后
服务政策法规体系

小学阶段课后服务是学校为解决学生放学时间与家长下班时间不衔接而导致的接孩子矛盾而提供的正规课程结束后的延时照护服务，我国为促进小学阶段课后服务的健康、规范发展，出台了一系列课后服务政策。

一、我国6—12岁儿童小学阶段课后服务政策

(一)《关于做好中小学生课后服务工作的指导意见》(教基一厅〔2017〕2号，2017，教育部办公厅)

开展中小学生课后服务，是促进学生健康成长、帮助家长解决按时接送学生困难的重要举措，是进一步增强教育服务能力、使人民群众具有更多获得感和幸福感的民生工程。教育部于2017年3月2日印发了《关于做好中小学生课后服务工作的指导意见》，肯定了各地近年来在课后服务工作方面做出的积极努力和有益探索，积累了许多好经验好做法。但是教育部同时提出一些地方还存在着中小学生课后服务没有开展、服务机制不健全、服务行为不规范等问题。为切实做好中小学生课后服务工作，提出了充分发挥中小学校课后服务主渠道作用、课后服务必须坚持学生家长自愿原则、科学合理确定课后服务内容形式、切实保障课后服务学生安全、进一步加强对课后服务工作的领导等五点意见。

（二）《关于进一步减轻义务教育阶段学生作业负担和校外培训负担的意见》（2021，中共中央办公厅、国务院办公厅）

2021年7月24日，为深入贯彻党的十九大和十九届五中全会精神，切实提升学校育人水平，持续规范校外培训（包括线上培训和线下培训），有效减轻义务教育阶段学生过重作业负担和校外培训负担，中共中央办公厅、国务院办公厅印发了《关于进一步减轻义务教育阶段学生作业负担和校外培训负担的意见》，提出学校教育教学质量和服务水平进一步提升，作业布置更加科学合理，学校课后服务基本满足学生需要，学生学习更好回归校园，校外培训机构培训行为全面规范的工作目标。为实现上述目标，提高人民群众教育满意度，明确提出提升学校课后服务水平、满足学生多样化需求的措施。

（三）《教育部办公厅等四部门关于进一步规范义务教育课后服务有关工作的通知》（教基厅函〔2023〕26号，2023，教育部办公厅等四部门）

"双减"工作开展以来，各地不断提升学校课后服务水平，满足学生多样化需求，强化学校教育主阵地作用，取得了显著成效，但在实施过程中，有的地方和学校也出现了一些不规范的行为，引起社会关注。为进一步规范义务教育课后服务工作，提高课后服务水平和质量，教育部办公厅、国家发展改革委办公厅、财政部办公厅、市场监督管理总局办公厅四部门于2023年12月18日联合印发《关于进一步规范义务教育课后服务有关工作的通知》，对规范义务教育课后服务工作具体提出了严禁随意扩大范围、严禁强制学生参加、严禁增加学生课业负担、严禁以课后服务名义乱收费、严禁不符合条件的机构和人员进校提供课后服务等五项禁止措施。

《关于进一步规范义务教育课后服务有关工作的通知》要求，各省（区、市）对区域内课后服务实施情况进行全面排查，调整完善相关政策措施，并于2024年春季学期起正式实施。要加强课后服务经费保障，采取财政补贴、服务性收费或代收费等方式，确保经费筹措到位。要全面规范义务教育阶段服务性收费和代收费项目，包括课后服务收费在内的服务性收费和代费项目清单应重新报省级人民政府审定后执行。要设立课后服务监督举报电话或信箱，及时核查办理群众反映的课后服务问题，坚决纠正违规行为。

二、我国6—12岁儿童小学阶段暑期托管服务政策

暑期托管服务本质上是学校在暑假期间为有需求的家长提供的看护学生

的服务，性质上不属于义务教育，而是学校提供的公益、普惠性照护服务。

（一）《关于支持探索开展暑期托管服务的通知》（教基厅函〔2021〕30号，2021，教育部办公厅）

为满足广大家长需求、解决学生暑期"看护难"问题，引导和帮助学生度过一个安全、快乐、有意义的假期，近期一些地方推出了暑期托管服务，这是减轻家长负担、解决人民群众急难愁盼问题的创新举措，是加强教育关爱、促进学生全面健康成长的有益探索。为引导支持有条件的地方积极探索开展暑期托管服务工作，教育部办公厅于2021年7月8日印发了《关于支持探索开展暑期托管服务的通知》，从学校主体、教师参与、学生自愿、服务内容、资源渠道、公益普惠、保障安全七大方面做出了具体部署。

第二节　中国6—12岁儿童小学阶段课后服务财政支持体系

我国6—12岁儿童小学阶段课后服务坚持公益、普惠原则，由各级地方政府建立课后服务经费保障机制，通过政府购买服务、财政补贴等财政方式支持课后服务，以促进课后服务的健康发展，提高教育服务能力。

一、完善我国6—12岁儿童小学阶段课后服务经费保障机制

小学阶段学校开展课后服务目的为解决学生放学时间与家长下班时间不对接问题，教育行政部门要完善经费保障机制，采取政府购买服务、财政补贴等方式对学校、教师给予补助。2017年教育部制定发布了《关于做好中小学生课后服务工作的指导意见》，强调要进一步加强对课后服务工作的领导。各地教育行政部门要进一步强化担当、落实责任，统筹规划各类资源和需求，调动各方面积极性，努力形成课后服务工作合力。要积极向本地区党委、政府汇报，加强与相关部门沟通协调，争取资金支持，不断完善经费保障机制，通过"政府购买服务""财政补贴"等方式对参与课后服务的学校、单位和教师给予适当补助，严禁以课后服务名义乱收费。要把课后服务工作纳入中小学校考评体系，加强督导检查。要创新工作机制和方法，积极探索形成各具特色的课后服务工作模式。

2021年6月26日，中共中央、国务院印发了《关于优化生育政策促进人口长期均衡发展的决定》，促进人口长期均衡发展，优化生育政策，提出了降低生育、养育、教育成本的措施。推进教育公平与优质教育资源供给。

依托学校教育资源，以公益普惠为原则，全面开展课后文体活动、社会实践项目和托管服务，推动放学时间与服务下班时间衔接。改进校内教学质量和教育评价，将学生参加课外培训频次、费用等情况纳入教育督导体系。平衡家庭和学校教育负担，严格规范校外培训。

具体关于我国小学阶段课后服务经费由省级政府制定学校课后服务经费保障办法，采取财政补贴、服务性收费或代收费等方式，确保经费筹措到位。中共中央办公厅、国务院办公厅2021年7月24日印发的《关于进一步减轻义务教育阶段学生作业负担和校外培训负担的意见》在"强化配套治理，提升支撑保障能力"中提出要保障学校课后服务条件。首先，各地要根据学生规模和中小学教职工编制标准，统筹核定编制，配足配齐教师。其次，省级政府要制定学校课后服务经费保障办法，明确相关标准，采取财政补贴、服务性收费或代收费等方式，确保经费筹措到位。第三、课后服务经费主要用于参与课后服务教师和相关人员的补助，有关部门在核定绩效工资总量时，应考虑教师参与课后服务的因素，把用于教师课后服务补助的经费额度，作为增量纳入绩效工资并设立相应项目，不作为次年正常核心绩效工资总量的基数；对聘请校外人员提供课后服务的，课后服务补助可按劳务费管理。最后，教师参加课后服务的表现应作为职称评聘、表彰奖励和绩效工资分配的重要参考。

二、暑期托管服务坚持公益普惠原则

学校提供的暑期托管服务要坚持公益普惠原则。教育部办公厅于2021年7月8日印发的《教育部办公厅关于支持探索开展暑期托管服务的通知》要求地方教育部门要会同有关部门完善暑期托管服务经费保障机制，可参照课后服务相关政策，采取财政补贴、收取服务性收费或代收费等方式筹措经费。实行服务性收费或代收费的，收费标准由地方教育部门协商有关主管部门制定，并向社会公示、做好宣传工作，学校不得违规收费。

第三节　中国6—12岁儿童小学阶段课后服务供给体系

我国6—12岁儿童小学阶段课后服务主要由学校在正规课程后提供，我国小学阶段课后服务的供给主体主要是学校，另外体育系统、非学科类校外培训机构、青少年活动中心、少年宫、少科站、博物馆、美术馆等是课后服务供给的有益补充。我国6—12岁儿童小学阶段课后服务形成了由学校为主体、其他多元主体为补充的多元化供给体系。

一、学校系统

学校是我国6—12岁儿童课后服务开展的主体。开展中小学生课后服务，是促进学生健康成长、帮助家长解决按时接送学生困难的重要举措，是进一步增强教育服务能力、使人民群众具有更多获得感和幸福感的民生工程。为切实做好中小学生课后服务工作，教育部于2017年2月24日印发《关于做好中小学生课后服务工作的指导意见》，明确提出要充分发挥中小学校课后服务主渠道作用。具体来说，首先，广大中小学校要结合实际积极作为，充分利用学校在管理、人员、场地、资源等方面的优势，主动承担起学生课后服务责任。其次，要强化学校管理，建立健全课后服务制度。第三、要完善工作措施，认真做好具体组织实施工作。第四、各地教育行政部门要加强统筹规划，指导辖区内中小学校具体做好课后服务工作，帮助解决实际困难。第五，对确实不具备条件但有课后服务需求的，要积极协调学校、社区、校外活动中心等资源，做好课后服务工作。最后，具体课后服务时间由各地根据实际自行确定。

二、体育系统

我国为开展高质量的课后服务，积极利用社会资源开展课后服务，丰富课后服务内容，提高课后服务质量，体育系统为我国6—12岁儿童提供体育课后服务。

为坚持健康第一的教育理念，整合体育系统和教育系统优势资源，支持学校全覆盖、高质量开展体育课后服务，引导广大青少年学生在运动中享受乐趣、增强体质、健全人格、锤炼意志，促进身心健康、全面发展，体育总局办公厅、教育部办公厅、发展改革委办公厅于2022年6月14日联合印发了《关于提升学校体育课后服务水平 促进中小学生健康成长的通知》，就丰富学校体育课后服务内容、推动专业力量参与体育课后服务、扩大场地供给、强化组织保障形成合力提出了具体措施。

三、非学科类校外培训机构

学校可以引进非学科类校外培训机构为学生提供课后服务。为切实提升学校育人水平，提升学校课后服务水平，满足学生多样化需求，中共中央办公厅、国务院办公厅印发的《关于进一步减轻义务教育阶段学生作业负担和校外培训负担的意见》在"扎实做好试点探索，确保治理工作稳妥推进"中提出要合理利用校内外资源的要求。鼓励有条件的学校在课余时间向学生提供兴趣类课后服务活动，供学生自主选择参加。课后服务不能满足部分学生发展兴趣特长等特殊需要的，可适当引进非学科类校外培训机构参与课后服务，由教育部门负责组织遴选，供学校选择使用，并建立评估退出机制，对出现服务水平低下、恶意在校招揽生源、不按规定提供服务、扰乱学校教育教学和招生秩序等问题的培训机构，坚决取消培训资质。2024 年 2 月 8 日教育部发布了《校外培训管理条例（征求意见稿）》，提出县级以上地方人民政府应当完善经费保障机制，通过多种方式，引入质量高、信用好的非学科类校外培训机构参与学校课后服务，满足学生多样化需求。

根据中共中央办公厅、国务院办公厅印发的《关于进一步减轻义务教育阶段学生作业负担和校外培训负担的意见》精神，山东省教育厅为进一步规范引入第三方机构和专业人员参与义务教育学校校内课后服务工作，于2022 年 4 月 8 日印发了《关于进一步规范引入第三方参与校内课后服务工作的通知》，对第三方机构资质和人员资质进行了明确规定。

四、其他校外资源

上海市教育委员会印发的《上海市义务教育课后服务工作指南》中明确课后服务资源包括校内资源和校外资源，尤其要利用广泛的校外资源。校外资源包括教育系统内部资源和教育系统外资源。教育系统内部资源包括青少年活动中心、少年宫、少科站等校外教育单位，高等院校、科研院所等。鼓励学区、集团在课后服务中共享场地、师资、课程等资源。教育系统外资源包括社区、企事业单位、相关专业团体、社会场馆等。《校外培训管理条例（征求意见稿）》明确提出鼓励、支持少年宫、科技馆、博物馆等各类校外场馆（所）开展校外培训，丰富课程设置、扩大招生数量，满足合理校外培训需求。

第四节　中国 6—12 岁儿童小学阶段课后服务师资队伍

一、学校师资队伍

学校在职教师是我国 6—12 岁儿童课后服务的主要力量。中共中央办公厅、国务院办公厅于 2021 年 7 月 24 日印发了《关于进一步减轻义务教育阶段学生作业负担和校外培训负担的意见》，提出要"提升学校课后服务水平，满足学生多样化需求"，为达到此目标，要拓展课后服务渠道。强调课后服务一般由本校教师承担，也可聘请退休教师、具备资质的社会专业人员或志愿者提供。教育部门可组织区域内优秀教师到师资力量薄弱的学校开展课后服务。依法依规严肃查处教师校外有偿补课行为，直至撤销教师资格。充分利用社会资源，发挥好少年宫、青少年活动中心等校外活动场所在课后服务中的作用。从《关于进一步减轻义务教育阶段学生作业负担和校外培训负担的意见》强调的课后服务一般由本校教师承担可知，学校教师是承担课后服务的主要力量。

上海市教育委员会 2022 年 1 月 17 日印发了《上海市义务教育课后服务工作指南》，为深入贯彻国家和上海市关于义务教育课后服务工作要求，进一步指导学校提升课后服务质量和水平。《上海市义务教育课后服务工作指南》提出在课后服务人员构成上，课后服务人员一般以本校教师为主，教师力量不足时，可聘请退休教师、具备资质的体育、艺术、科技等领域社会专业人员等参与。学校应完善服务人员管理制度与保障机制，同时做好校内、校外两类人员的管理和指导，充分激发和调动参与课后服务人员的工作积极性。在人员安排方面，学校应充分发挥党建引领作用，利用党（团）组织、工会等渠道，发挥普及宣传、组织发动、示范引领、辐射带动作用。尊重教职工参与的主动性，在参与时间、内容、方式等方面做好教职工参与意愿的征集工作。围绕安全管理、活动安排、运行保障等方面，精准测算校内课后服务的岗位需求，将合适的人员安排到合适的岗位上。

针对课后服务教师培训，《上海市义务教育课后服务工作指南》提出建立健全参加课后服务的教师接受区、校两级培训的工作机制。各区应整合科研、教研、师训等专业力量，聚焦作业辅导和素质教育活动设计与实施，分片区分专题开展教师培训。鼓励学区、集团统筹开展教师课后服务活动设计能力培训。学校应充分挖掘教职工的优势、兴趣和特长，为教职工提升课后服务能力创设条件和平台，支持教师参加相关专业培训。

二、体育师资队伍

体育是小学阶段课后服务的重要内容，体育师资队伍是课后服务师资队伍的重要组成部分。体育总局办公厅、教育部办公厅、发展改革委办公厅于2022 年 6 月 14 日联合印发的《关于提升学校体育课后服务水平 促进中小学生健康成长的通知》提出统筹整合资源，推动专业力量参与体育课后服务。

大力加强兼职教练员队伍建设。各地体育部门要会同教育部门遴选推荐一批思想品质优秀、热爱教育事业的优秀运动员、教练员、退休体育教师和大学生志愿者等，按照"双向选择"原则，由义务教育学校根据需要自主选聘为兼职教练员。兼职教练员要积极参与学校体育课后服务，组织开展有关体育运动项目，指导学生体育社团和兴趣小组活动等，激发学生参与体育运动热情，涵养阳光健康、拼搏向上的校园体育文化。对到校参与课后服务的兼职教练员，应给予适当补助，补助经费纳入课后服务经费保障机制。

采取多样举措强化师资培训。首先，体育总局、教育部等部门联合组织实施体育专业大学生支教计划，强化基层体育师资力量。其次，教育部在"国培计划"示范项目中专门设置中小学体育类课程教师培训项目，引领带动各地加强中小学体育类课程教师培训。第三、各地教育部门要会同体育部门将遴选推荐的有关优秀运动员、教练员、退休体育教师纳入教师培训专家资源库，支持开展中小学体育类课程教师培训，切实提高体育教师教育教学水平。最后，鼓励有条件的地方探索建立区域体育教师共享中心，通过单校任教、多点执教、走教等多种方式，努力满足学校体育教学需要和学生多样化学习需求。

三、退休教师

上海市教育委员会印发的《上海市义务教育课后服务工作指南》提出要积极利用校外资源，学校可聘请退休教师、具备资质的社会专业人员等参与课后服务。鼓励区域建立退休教师服务联盟等组织，形成退休教师数据库，为退休教师就近参与课后服务提供基础数据。学校可利用区域搭建的相关平台，聘请有意愿参与的退休教师就近入校参与服务。学校可视实际需求引入社区志愿者、大学生志愿者等公益力量。

四、科技人才、文艺工作者等社会专业人员

针对课后服务人员，《关于进一步减轻义务教育阶段学生作业负担和校外培训负担的意见》要求积极拓展课后服务渠道。课后服务一般由本校教师承担，也可聘请退休教师、具备资质的社会专业人员或志愿者提供。关于社会专业人员的资质，《上海市义务教育课后服务工作指南》进一步规定学校引入的社会专业人员（如教练员、艺术家、设计师、非遗传承人、科普工作者等）需要具备相应的资质或证明，如职业资格证书或专业技术（技能）证书、教育领域相关从业经验或其他相关证明。

五、公益力量

根据我国《志愿服务条例》规定，志愿者是以自己的时间、知识、技能、体力等从事志愿服务的自然人。志愿服务组织，是指依法成立，以开展志愿服务为宗旨的非营利性组织。志愿服务是指志愿者、志愿服务组织和其他组织自愿、无偿向社会或者他人提供的公益服务。志愿者可以依托志愿者组织开展志愿服务，也可以单独进行志愿服务。

2021 年太原市教育局等五部门联合印发《太原市中小学校课后服务实施意见》，提出课后服务一般由本校教师承担，也可聘请退休教师、具备资质的社会专业人员或志愿者提供。鼓励学校引入非物质文化传承人、退休老教师、在校大学生、营养师、心理咨询师等志愿服务力量和具备资质的社会专业人员，为学生提供形式多样的课后服务。志愿者等社会公益力量是我国义务教育阶段课后服务的重要补充力量，充实了课后服务人员队伍，为课后服务的有序进行贡献了力量。

第五节　中国 6—12 岁儿童小学阶段课后服务体系分析

一、中国 6—12 岁儿童小学阶段课后服务法律制度不完善

我国为促进小学阶段课后服务的健康、规范发展，出台了一系列课后服务政策。教育部于 2017 年 3 月 2 日印发《关于做好中小学生课后服务工作的指导意见》，为切实做好中小学生课后服务工作，提出了充分发挥中小学校课后服务主渠道作用、课后服务必须坚持学生家长自愿原则、科学合理确定课后服务内容形式、切实保障课后服务学生安全、进一步加强对课后服务工作的领导等措施。2021 年 7 月 24 日中共中央办公厅、国务院办公厅印发了《关于进一步减轻义务教育阶段学生作业负担和校外培训负担的意见》，提出学校课后服务基本满足学生需要，学生学习更好回归校园，强调提升学校课后服务水平、满足学生多样化需求的措施。教育部办公厅、国家发展改革委办公厅、财政部办公厅、市场监督管理总局办公厅四部门于 2023 年 12 月 18 日联合印发《关于进一步规范义务教育课后服务有关工作的通知》，提出了严禁随意扩大范围、严禁强制学生参加、严禁增加学生课业负担、严禁以课后服务名义乱收费、严禁不符合条件的机构和人员进校提供课后服务等五项禁止措施。教育部办公厅于 2021 年 7 月 8 日印发了

《关于支持探索开展暑期托管服务的通知》，提出以学校为主体，为有需求的学生提供公益、普惠性照护服务。以上相关政策的出台为课后服务的发展提供了制度保障，促进了我国小学阶段课后服务的"全覆盖""常态化""高质量"的发展，但中央政策文件主要是宏观性的指导性文件，缺乏具体、详细的实施办法及操作细则，我国并未对小学阶段课后服务进行专门立法或将课后服务纳入《中华人民共和国义务教育法》，学校课后服务缺乏法律支撑，课后服务的教育地位、财政支持、供给质量、师资队伍等缺乏基本保障。

二、中国6—12岁儿童小学阶段课后服务财政保障不到位

关于我国小学阶段课后服务经费保障，中央提出由省级政府采取财政补贴、服务性收费或代收费等方式制定学校课后服务经费保障办法。中共中央办公厅、国务院办公厅2021年7月24日印发的《关于进一步减轻义务教育阶段学生作业负担和校外培训负担的意见》在"强化配套治理，提升支撑保障能力"中提出要保障学校课后服务条件。强调省级政府要制定学校课后服务经费保障办法，明确相关标准，采取财政补贴、服务性收费或代收费等方式，确保经费筹措到位。教育部办公厅于2021年7月8日印发的《教育部办公厅关于支持探索开展暑期托管服务的通知》要求地方教育部门要会同有关部门完善暑期托管服务经费保障机制，可参照课后服务相关政策，采取财政补贴、收取服务性收费或代收等方式筹措经费。

各地政府在落实学校课后服务经费保障时普遍要求采取财政补贴、服务性收费或代收费的方式进行多渠道筹措经费。为贯彻落实中共中央办公厅、国务院办公厅《关于进一步减轻义务教育阶段学生作业负担和校外培训负担的意见》，山东省教育厅、山东省发展和改革委员会、山东省财政厅、山东省人力资源和社会保障厅2021年8月26日联合发布了《山东省义务教育学校课后服务工作规范（试行)》的通知，提出各地可采取财政补贴、服务性收费等方式多渠道筹措课后服务经费，采取服务性收费方式的，应由发展改革部门会同教育行政部门在坚持公益性、非营利性原则的基础上，依法依规制定收费标准。鼓励有条件的地区对课后服务工作予以财政支持。关于小学阶段课后服务经费保障，《山东省义务教育学校课后服务工作规范（试行)》提出各地可采取财政补贴、服务性收费等方式，建立多渠道课后服务经费筹措机制，同时提出鼓励有条件的地区对课后服务工作予以财政支持。

山东省政府并未建立明确、具体的小学阶段课后服务经费保障办法，制定学校课后服务经费保障机制，仅要求各地通过多渠道筹措课后服务经费，并提出鼓励有条件的地区对课后服务工作予以财政支持。

福建省教育厅2022年5月24日发布了《福建省教育厅关于进一步推进全省中小学课后服务提质增效的指导意见》，提出要落实经费保障。要求各地教育行政部门要主动协调财政、发改等部门，加大对课后服务财政补贴力度，合理制订课后服务收费标准，完善课后服务成本分担机制。关于学校课后服务经费，福建省教育厅要求各地教育行政部门加大对课后服务财政补贴，制定学校课后服务收费标准，但教育行政部门与财政、发改等部门是平级部门，在协调财政、发改等部门提高对课后服务财政补贴等财政支持时具有局限性，难以为学校课后服务经费提供坚实的财政保障。

安徽省教育厅、安徽省发展和改革委员会等4部门2021年11月4日印发了《关于进一步规范中小学生课后服务工作的通知》，提出建立健全中小学生课后服务经费保障机制，要求多渠道建立保障机制。明确课后服务是学校主动实施、社会积极参与，家长学生自愿接受的公益性、普惠性的服务行为。各地可根据所提供的课后服务性质，采取财政补贴、收取服务性收费或代收费等方式筹措经费，切实保障中小学生课后服务工作有效开展。安徽省教育厅把学校课后服务定位为公益性、普惠性的服务行为，要求各地采取财政补贴、收取服务性收费或代收费等方式多渠道筹措经费，并未建立完善、稳定的财政保障制度。

北京师范大学中国教育与社会发展研究院2022年3月发布的《全国"双减"成效调查报告》（以下简称《报告》）也显示课后服务经费保障机制尚未健全。《报告》通过科学抽样的规则，在全国不同地区、不同类型的学校、不同评价主体进行了"双减"改革实践问卷调查和个别访谈，问卷调查覆盖全国31个省、市、自治区和新疆建设兵团的213个区县、3564所学校的校长、师生、家长。12.7%的学校反映，73个县（市、区）的课后服务教师补贴没有任何经费保障，占34.2%；19.5%的教师参与课后服务未收到报酬；建立课后服务经费保障机制的学校，每课时服务津贴平均为57元，各省学校之间平均在24—86元之间，差距较大；乡村学校课后服务经费来源于财政补助的比例较低，不足20%。我国各地普遍把小学阶段课后服务定位为公益性、普惠性的服务行为，教育行政部门采取财政补贴、服务性收费或代收费等方式多渠道筹措经费，各级政府没有制定完善、稳定的财政保障制度，对课后服务的财政支持不足。

三、中国6—12岁儿童小学阶段课后服务供给不均衡

我国课后服务的供给主体是学校，另外体育系统、非学科类校外培训机构、青少年活动中心、少年宫、少科站、博物馆、美术馆等是课后服务供给的有益补充。我国6—12岁儿童小学阶段课后服务形成了由学校为主体、其他多元主体为补充的多元化供给体系。教育部举行的介绍中共中央办公厅、国务院办公厅印发的《关于构建优质均衡的基本公共教育服务体系的意见》，教育部，国家发展改革委，财政部印发的《关于实施新时代基础教育扩优提质行动计划的意见》等有关情况的新闻发布会明确"双减"工作取得积极成效，作业总量和时长得到有效调控，课后服务基本实现全覆盖。我国课后服务虽然基本实现了全覆盖，但课后服务供给质量参差不齐。金莹等（2023）提出我国学校课后服务供给存在总量不足和能力不足的问题。在全国2800多个县级行政地区中，仍有不少乡村地区仍未有效开展学校课后服务，当前我国学校课后服务的供给总量有限。学校课后服务实施以"政府主导、学校主体、家庭支持、社会补充"为原则，各地区在实施中存在经济发展水平、政策导向、学校条件等各因素影响，无法推进标准化服务，部分地区部分学校课后服务供给质量不高。[①]

2022年体育总局办公厅等三部门联合发布的《关于提升学校体育课后服务水平促进中小学生健康成长的通知》提出丰富拓展活动课程门类，体育课后服务活动课程应设置足球、篮球、排球、乒乓球、羽毛球、田径、冰雪运动、武术、啦啦操等项目；鼓励设置中国式摔跤、棋类、射艺、龙舟、毽球、五禽操、舞龙舞狮等中华传统体育项目；有条件的设置手球、橄榄球、游泳、体操、轮滑、定向越野等项目。我国体育总局、教育部、国家发展改革委虽然明确提出了整合体育系统和教育系统优势资源，支持学校全覆盖、高质量开展体育课后服务，并要求各地要指导公共体育场馆、全民健身中心、体校、青训中心等合理规划时段，低收费或免费为学校开展体育课后服务等提供场地支持，或利用周边体育设施开展体育课后服务。但学校在开展体育课后服务时依然面临教练师资队伍、体育设备等方面的问题，尤其我国广大的乡村小学能否开展优质的体育课后服务尚不可知。

---

① 金莹，刘桂辉."双减"背景下中小学课后服务供给保障机制构建——公共产品理论的视角[J].成都师范学院学报，2023，39（5）：21-29.

四、中国6—12岁儿童小学阶段课后服务师资不足

师资是学校课后服务能否高质量开展的重要保障。我国小学阶段课后服务师资的主体依然是学校教师，各地积极发挥校外非学科类培训机构、能工巧匠等专业人士、志愿者等志愿力量参与课后服务。山东省荣成市努力推进课后服务师资配置多元化，荣成市在充分发挥好教师主力军作用的同时，调动发挥好家长委员会作用，各学校在班级、年级、学校三个层面成立家长委员会，发动各行业的家长，组建45支家长志愿服务队，参与学生课后服务。此外还积极利用好社会资源，邀请社会"五老"志愿者、非遗传承人等参与课后服务辅导。最后引入社会培训师资，首批选聘30家非学科类社会培训机构、3家公益组织参与学校课后工作。① 各地在推动课后服务师资队伍方面采取了多种措施，提高了学校课后服务的质量及水平，为学生提供了丰富多样的课后活动。

小学阶段课后服务的主体是学校教师，增加了教师压力及负担，虽然学校实行弹性工作制，但并不能解决教师工作压力与负担重的问题。《全国"双减"成效调查报告》显示教师工作压力和负担加重。47.2%的教师每周纯工作时间超过40小时。60.3%的教师认为课后服务后工作量加大，70.9%的教师呼吁减轻非教学负担。② 教师过重的工作压力与负担不仅影响常规课程质量，也不利于提供优质的课后服务。我国小学阶段课后服务师资配置尚无完善、健全、稳定的保障机制，还没建立起高质量、稳定的课后服务师资队伍。

---

① 山东省教育厅. 荣成：实施课后服务"四化"措施推动"双减"政策落地开花［EB/OL］.（2022－07－06）［2024－04－29］. http：//edu. shandong. gov. cn/art/2022/7/6/art＿11972＿10302266. html.

② 浙师大教育改革与发展研究院. "双减"成效究竟如何？全国"双减"调查报告发布！［EB/OL］.（2022－03－14）［2024－04－29］. https：//mp. weixin. qq. com/s?＿＿biz＝MzIwNTEy-Nzg1NQ＝＝&mid＝2652254263&idx＝1&sn＝7228f898c44e5bf86e82598512387ca0&chksm＝8cd739f7bba0b0e1503b8be2d2bafc8f158463368bfab4d29642bbfc2658557728bd58c7343c&scene＝27..

第五章　韩国0—6岁婴幼儿保育公共服务体系

第一节　韩国0—6岁婴幼儿保育公共服务法律政策体系

关于0—3岁婴幼儿保育，韩国制定了《婴幼儿保育法》、《婴幼儿保育法施行令》、《婴幼儿保育法施行规则》等一系列法律。

一、《婴幼儿保育法》（法律第19653号，2023年8月16日部分修正，2024年2月17日施行）

韩国的《婴幼儿保育法》（法律第19653号，2023年8月16日部分修正，2024年2月17日施行）共九章五十六条，目录如下：

第一章　总则
　　第一条（目的）
　　第二条（定义）
　　第三条（保育理念）
　　第四条（责任）
　　第五条（该条款已删除）
　　第六条（保育政策委员会）
　　第七条（育儿综合支援中心）
　　第八条（韩国保育振兴院的设立及运营）
　　第九条（保育情况调查）
　　第九条之2（监护人教育）
　　第九条之3（保育综合信息系统的构建与运营）

第二章　儿童之家的设置

第十条（儿童之家的种类）

第十一条（保育计划的制定及施行）

第十一条之 2（确保儿童之家或儿童之家所用地）

第十二条（全国公立儿童之家的设置等）

第十三条（除全国公立儿童之家以外的儿童之家的设置）

第十四条（职场儿童之家的设置等）

第十四条之 2（公布未履行职场儿童之家设置义务的单位名单等）

第十五条（儿童之家设置标准）

第十五条之 2（游乐场的设置）

第十五条之 3（紧急灾害应对设施）

第十五条之 4（闭路电视的设置等）

第十五条之 5（禁止阅览影像信息等）

第十六条（缺格事由）

第十六条之 2（罚金刑的分离宣告）

第三章　保育教职工

第十七条（保育教职员的安排）

第十八条（保育教职员的职务）

第十八条之 2（保育教职员的职责）

第十八条之 3（保育教职员的保育活动保护）

第十八条之 4（保育活动保护委员会的设置与运营）

第十八条之 5（保育教职员的婴幼儿生活指导）

第十八条之 6（监护人的义务等）

第十八条之 7（保育教职员个人信息的保护）

第十九条（保育教职员的任免等）

第二十条（缺格事由）

第二十一条（儿童之家园长或保育教师的资格）

第二十二条（儿童之家园长或保育教师资格证的颁发等）

第二十二条之 2（名义出租等的禁止）

第二十三条（儿童之家园长的保教）

第二十三条之 2（保育教师的在职教育）

第二十三条之 3（教育命令）

第四章　儿童之家的运营

第二十四条（儿童之家的运营标准等）

第二十四条之2（保育时间的划分）

第二十五条（儿童之家运营委员会）

第二十五条之2（父母监测团）

第二十五条之3（监护人参观儿童之家）

第二十六条（优先实施脆弱保育等）

第二十六条之2（小时制保育服务）

第二十七条（儿童之家适用对象）

第二十八条（优先提供保育）

第二十九条（保育过程）

第二十九条之2（儿童之家生活记录）

第三十条（儿童之家评价）

第三十条之2（指定公共型儿童之家）

第三十条之3（公共型儿童之家的指定取消）

第五章　健康、营养与安全

第三十一条（健康管理及应急措施）

第三十一条之2（儿童之家安全管理事业等）

第三十一条之3（预防接种与否的确认）

第三十二条（治疗及预防措施）

第三十三条（供餐管理）

第三十三条之2（儿童之家车辆安全管理）

第三十三条之3（入、离园时婴幼儿安全管理）

第三十三条之4（儿童之家卫生管理）

第六章　费用

第三十四条（无偿保育）

第三十四条之2（抚养津贴）

第三十四条之3（保育服务使用权）

第三十四条之4（费用支援的申请）

第三十四条之5（调查、提问）

第三十四条之6（该条款已删除）

第三十四条之7（费用支援申请相关信息的告知）

第三十五条（该条款已删除）

第五十三条（儿童之家联合会）

第九章　罚则

第五十四条（罚则）

第五十四条之2（该条款已删除）

第五十五条（两罚规定）

第五十六条（罚款）

《婴幼儿保育法》第一章总则第一条（目的）明确规定本法旨在保护婴幼儿的身心，并进行健康的教育，将其培养成健康的社会成员，同时使监护人的经济、社会活动顺利进行，从而为增进婴幼儿及家庭的福利做出贡献。第二条（定义）规定了本法所用用语的含义，1."婴幼儿"是指7岁以下学龄前儿童。2."保育"是指健康、安全地保护、养育婴幼儿，提供符合婴幼儿发展特点的教育的儿童之家及家庭养育支援相关的社会福利服务。3."儿童之家"是指为保育婴幼儿，根据本法设立运营的机构。5."保育教职员"是指负责儿童之家婴幼儿的保育、健康管理及与监护人的咨询，以及儿童之家的管理、运营等业务的儿童之家园长及保育教师及其他职员。除此之外，总则还对保育政策委员会、育儿综合支援中心、韩国保育振兴院的设立及运营、保育情况调查、监护人教育、保育综合信息系统的构建与运营等进行了规定。

《婴幼儿保育法》第二章为儿童之家的设置，对儿童之家的种类、保育计划的制定及施行、确保儿童之家或儿童之家用地、国公立儿童之家的设置等、除国公立儿童之家以外的儿童之家的设置、职场儿童之家的设置等、儿童之家设置标准、游乐场的设置、紧急灾害应对设施、闭路电视的设置等事项进行了规定。

《婴幼儿保育法》第三章为保育教职工相关规定，具体对保育教职员的安排、保育教职员的职务、保育教职员的职责、保育教职员的保育活动保护、保育活动保护委员会的设置与运营、保育教职员的婴幼儿生活指导、监护人的义务等、保育教职员个人信息的保护、保育教职员的任免等、儿童之家园长或保育教师的资格、儿童之家园长或保育教师资格的颁发等、保育教师的在职教育等事项进行了规定。

《婴幼儿保育法》第四章为儿童之家的运营，具体对儿童之家的运营标准等、保育时间的划分、儿童之家运营委员会、父母监测团、监护人参观儿童之家、优先实施脆弱保育等、小时制保育服务、儿童之家使用对象、优先提供保育、保育过程、儿童之家生活记录、儿童之家评价、指定公共型儿童之家、公共型儿童之家的指定取消等事项进行了规定。

《婴幼儿保育法》第五章为婴幼儿的健康、营养与安全事项，具体对婴幼儿健康管理及应急措施、儿童之家安全管理事业、婴幼儿预防接种与否的确认、治疗及预防措施、供餐管理、儿童之家车辆安全管理、入园离园时婴幼儿安全管理、儿童之家卫生管理等事项进行了规定。

《婴幼儿保育法》第六章为费用，具体对无偿保育、抚养津贴、保育服务使用券、费用支援的申请、费用支援申请相关信息的告知、费用的补助等、用人单位的费用负担、保育费的收取等、税制支援等事项进行了规定。

《婴幼儿保育法》第八章为指导和监督，具体对违法行为的举报及保护举报人、儿童之家的废除、休止及重开等的申报、对未履行设置职场儿童之家义务单位的履行命令、强制履行金、儿童之家的关闭等、罚款处分、行政制裁处分效果的继承、儿童之家园长的资格停止、保育教师的资格停止、儿童之家园长或保育教师资格的取消、儿童之家信息的公示等、违反事实的公示等事项进行了规定。

《婴幼儿保育法》第八章为附则，对经历的认定、权限的委派、业务的委托、相关机关之间的业务协助、岛屿偏远地区农渔村地区等的儿童之家、儿童之家联合会等事项进行了规定。第九章为罚则，具体规定了对违法行为的处罚。

（一）总则

1. 保育理念

韩国《婴幼儿保育法》第三条规定保育的提供应以婴幼儿的利益为首要考虑条件，保育应使婴幼儿在安全舒适的环境中健康成长，婴幼儿应不受其性别、年龄、宗教信仰、社会身份、财产、残疾、种族和出生地等原因而受到歧视。

2. 责任

第四条规定所有国民都有保育婴幼儿健全的责任；国家和地方政府与监护人一起承担保育婴幼儿的责任，并应能力确保所需财源的稳定；特别自治市长、特别自治道知事、市长、郡守、区厅长应当确保适当的婴幼儿保育儿童之家；国家和地方政府为改善地方保育条件，应树立和推进综合政策，研究支援方案。

3. 保育政策委员会

第六条规定为审议有关保育的各种政策、事业、保育指导及儿童之家评价事项等，在教育部设立中央保育政策委员会，在特别市、广域市、特别自治市、道、特别自治道及市、郡、区设立地方保育政策委员会，但地方保育政策委员会有其他适合承担其职能的委员会，且该委员会委员符合规定的资格时，可根据市、道或市、郡、区的条例规定，由该委员会代替地方保育政策委员会的职能。中央保育政策委员会和地方保育政策委员会的委员由保育专家、儿童之家园长及保育教师代表、监护人代表或代表公益的人、相关公务员等组成。

4. 育儿综合支援中心

为向婴幼儿提供小时制保育服务或收集、提供及咨询保育相关信息，教育部长官应设立中央育儿综合支援中心，特别市长、广域市长、特别自治市长、道知事、特别自治道知事及市长、郡守、区厅长应设立、运营地方育儿综合支援中心。此时，如果认为有必要，可以单独设置和运营婴儿、残疾儿童保育等相关育儿综合支援中心。中央育儿综合支援中心和地方育儿综合支援中心设置育儿综合支援中心议长、提供保育相关信息的保育专门要员及从事保育教职员情绪和心理咨询等业务的咨询专门要员等。教育部长官为有效执行业务，可以将总统令规定的公共机关或民间机关、团体等指定为中央育儿综合支援中心。

5. 韩国保育振兴院的设立及运营

为提高保育服务的质量，系统地支援保育政策，韩国设立保育振兴院。韩国保育振兴院为法人，通过在主要事务所所在地进行设立登记而成立，振兴院以补助金、捐款及其他收入金运营，教育部长官可以在预算范围内支援振兴院运营所需的经费。振兴院执行以下各项业务：关于保育政策及保育事业的调查、研究及政策分析；为顺利运营儿童之家及提供保育服务支援；对保育教职员的资格鉴定及资格证办法等提供支援；对在职培训的统筹管理及支援；为管理保育服务质量，对父母监测团运营的支援，对儿童之家评价的支援，对公共型儿童之家的指定的支援等；婴幼儿保育相关教育及宣传工作；关于家庭养育支持的工作等。

6. 保育实态调查

教育部长官为本法的适当施行，应每3年进行一次保育实态调查，并公布其结果。教育部长官为调查保育现状，可要求儿童之家设置、运营者和相关机关、法人、团体的负责人提交所需资料或陈述意见，被要求者应当予以协助。

7. 监护人教育

国家和地方政府应当对婴幼儿的监护人进行婴幼儿的成长和养育方法、

监护人的作用、婴幼儿的人权及儿童虐待预防等方面的教育。教育部长官或地方政府可在预算范围内补助监护人教育所需费用。

8. 保育综合信息系统的构建、运营

教育部长官为有效处理保育业务所需的各种资料或信息，实现记录、管理业务的电子化，可以构建、运营保育综合信息系统。在建设保育综合信息系统时，可以要求相关机构及团体提供所需资料。例如保育教职员任免及缺格事由等的资料；儿童之家园长或保育教师的资格鉴定及资格证颁发等相关资料；脆弱保育的资料；优先提供保育的资料；健康管理及预防接种等相关资料；保育服务使用券的支付及使用的资料；保育工作费用补助的资料；儿童之家园长及保育教师资格停止及资格取消的资料等。

《婴幼儿保育法》第二章儿童之家的设置、第四章儿童之家的运营将在本书第三节韩国0—6岁婴幼儿保育服务供给体系进行探讨，第三章保育教职员工将在本书第四节韩国0—6岁婴幼儿保育服务从业人员进行探讨。下面是韩国《婴幼儿保育法》第五章健康、营养与安全的主要内容。

(二) 健康、营养与安全

1. 健康管理与应急措施

儿童之家的园长对婴幼儿和保育教职员定期进行健康诊断，对于婴幼儿，应当监护人提交检查结果通知书，并根据规定记录在儿童之家生活纪录簿上进行管理等。婴幼儿应疾病、事故或灾害等发生紧急情况时，儿童之家园长应立即将其转送至急救医疗机构。

2. 儿童之家安全共济事业等

为通过儿童之家相互之间的合作组织，预防儿童之家的安全事故，并对因儿童之家安全事故而遭受生命、身体或财产损失的婴幼儿及保育教职员等进行补偿，经教育部长官批准，可开展儿童之家安全共济事业。为共济事业而设立的儿童之家安全共济会为法人，通过在主要事务所所在地进行设立登记而成立。儿童之家的园长应该加入共济会。加入共济会的儿童之家园长应当向共济会缴纳共济事业执行所需的股金和下列各项的共济费等：为补偿对婴幼儿的生命及身体造成的损害的扣除费、补偿保育教职员的生命及身体损害的扣除费、补偿儿童之家财产损失的扣除费等。

共济会的基本财产由会员的股金等组成，但教育部长官可以为共济会主要办事处的设立和运营提供部分费用；关于共济会的会员资格、人员的事项及股金负担标准的事项，由章程规定；共济会的设立许可标准及程序、章程记载事项、运营及监督等所需事项，由总统令规定；共济会应规定共济事业

的范围、共济费、抵充共济事业的责任准备金等共济事业的运营所需事项等
共济规定，并经教育部长官批准。

3. 供餐管理

儿童之家的园长应按照教育部令的规定，为婴幼儿提供均衡、卫生、安
全的供餐。入园、离园时婴幼儿安全管理。儿童之家的园长应当以保育教职
员为对象，在入园、离园时进行有关婴幼儿安全的教育。儿童之家园长在入
园、离园时应采取措施，确保婴幼儿安全地被移交给负责的保育教师或父母
等监护人，并确认所有婴幼儿是否被安全地移交。

（三）指导和监督

1. 指导和命令

教育部长官、市、道知事及市长、郡守、区厅长为保育工作的顺利进
行，可以对儿童之家设置、运营者及保育教职员进行必要的指导和命令。

2. 报告和检查

教育部长官、市、道知事或市长、郡守、区厅长可以让设置、运营儿童
之家的人对该儿童之家进行必要的报告，或让相关公务员调查该儿童之家的
运营情况或检查账簿和其他文件。

3. 儿童之家的废除、休止及重启等的申报

儿童之家被废除或一定期间内停止运营时，儿童之家的园长应根据教育
部令的规定，采取保护婴幼儿权益的措施，如允许在该儿童之家保育的婴幼
儿转移到其他儿童之家。

4. 对儿童之家的休园命令

教育部长官、市、道知事或市长、郡守、区厅长认为因天灾或传染病等
紧急事由难以正常保育时，可以命令儿童之家的园长休园。接到命令的儿童
之家园长应立即休园，休园时，应针对监护人无法在家中抚养婴幼儿等紧急
保育需要，通过家庭通信等提前向监护人介绍紧急保育计划等。

5. 纠正或变更命令

儿童之家属于下列情形之一的，教育部长官、市、道知事或市长、郡
守、区厅长可以责令儿童之家的园长或其设置运营者限期改正或变更：未取
得变更许可而运营儿童之家的；违反儿童之家设置标准的；违反闭路电视设
置管理及影像信息保管标准时；违反保育教职员的配置标准时等。市、道知
事、市长、郡守、区厅长对不履行职场儿童之家设置等义务时，可以命令其
在一定的期间内履行义务。

6. 儿童之家的关闭等

设置、运营儿童之家者有下列情形之一的，教育部长官、市、道知事及市长、郡守、区厅长可以责令儿童之家 1 年以内停止运营或关闭儿童之家：以虚假或其他不正当方法接受补助金或挪用补助金的；以虚假或其他不正当方法获得费用资助；违反规定，将属于儿童之家会计的财产或收入不正当用于保育目的以外的等。

二、《婴幼儿保育法施行令》（总统令第 34044 号，2023 年 12 月 26 日部分修正，2023 年 12 月 26 日施行）

韩国为规定《婴幼儿保育法》所委任的事项及其实施所需事项制定了《婴幼儿保育法施行令》（总统令第 34044 号，2023 年 12 月 26 日部分修正，2023 年 12 月 26 日施行）。《婴幼儿保育法施行令》共二十七条，具体目录如下。

第一条（目的）

第二条（该条款已删除）

第三条（该条款已删除）

第四条（该条款已删除）

第四条之 2（该条款已删除）

第五条（该条款已删除）

第六条（保育政策委员会的组成）

第七条（保育政策委员会的职能）

第八条（保育政策委员会委员的任期）

第九条（保育政策委员会的运营等）

第十条（保育政策委员会的会议）

第十条之 2（委员的除斥、回避、回避）

第十条之 3（各保育政策委员会委员的解任及解聘）

第十一条（保育政策委员会的运行细则）

第十二条（育儿综合支援中心的设置）

第十三条（育儿综合支援中心的功能）

第十四条（育儿综合支援中心主任的资格及职务）

第十五条（保育专员的资格及职务）

第十六条（咨询专员的资格）

第十六条之2（中央育儿综合支援中心的指定等）

第十七条（保育综合信息系统的建立及运营）

第十八条（该条款已删除）

第十八条之2（法人、团体等儿童之家的种类）

第十九条（保育计划的内容、建立时期及程序）

第十九条之2（全国公立儿童之家的设置及运营）

第二十条（单位儿童之家的设置）

第二十条之2（职场儿童之家设置等义务履行调查机关）

第二十条之3（义务履行情况调查的方法等）

第二十条之4（名单公布的时期、方法等）

第二十条之5（名单公布除外事由）

第二十条之6（职场儿童之家名单公布审议委员会的设置与运营）

第二十条之7（赋予申明机会）

第二十条之8（影像信息安全性确保措施）

第二十一条（儿童之家园长及保育教师的资格标准）

第二十一条之2（儿童之家运营委员会的设置范围等）

第二十一条之3（取消指定小时制保育服务指定机关的事由）

第二十一条之4（优先提供保育）

第二十一条之5（儿童之家安全共济会的设立许可）

第二十一条之6（共济会章程记载事项）

第二十一条之7（共济会的运营及监督）

第二十一条之8（该条款已删除）

第二十一条之9（该条款已删除）

第二十一条之10（该条款已删除）

第二十二条（无偿保育的内容及范围等）

第二十三条（无偿保育实施费用）

第二十三条之2（抚养津贴支援的对象及标准等）

第二十四条（费用的补助）

第二十五条（用人单位的费用负担）

第二十五条之2（违法行为的举报程序、方法及奖金的支付标准等）

第二十五条之3（强制执行罚款的课征及返还）

第二十五条之4（附加罚款的计算标准）

第二十五条之5（附加罚款的课征程序）

第二十五条之 6（儿童之家信息公示的范围、次数及时期）

第二十五条之 7（儿童之家信息公示的方法等）

第二十五条之 8（违反事实的公布事项等）

第二十五条之 9（公布的程序及方法等）

第二十六条（权限的委派）

第二十六条之 2（业务的委托）

第二十六条之 3（敏感信息及唯一识别信息的处理）

第二十六条之 4（规制的再检讨）

第二十七条（罚款的征收标准）

韩国《婴幼儿保育法施行令》主要对《婴幼儿保育法》的施行过程中的事项进行了详细规定，对保育政策委员会的设立、职能进行了规定。《婴幼儿保育法施行令》第六条规定韩国在保健福利部设立中央保育政策委员会，在特别市、广域市、特别自治市、道、特别自治道及市、郡、区设立地方保育政策委员会，由 20 名以内委员组成，各包括一名委员长和一名副委员长，并考虑委员性别。第七条规定保育政策委员会的功能，中央保育政策委员会主要审议保育计划及年度施行计划的树立事项、保育课程开发相关事项、关于儿童之家评价的事项、其他保育相关业务的委托等委员长向会议提交的关于保育的事项。地方保育政策委员会主要审议保育计划及年度施行计划树立相关事项、公立儿童之家的设置及运营委托事项、教育培训机构指定事项、在职教育培训实施委托事项、儿童之家使用者应缴纳的保育费等相关事项、岛屿偏远地区农渔村地区等儿童之家设置标准及保育教职员配置标准相关事项、其他委员长向会议提交的关于保育的事项等。

韩国除设立保育政策委员会以外，还设立育儿综合支援中心。根据《婴幼儿保育法》第七条第 1 款规定，保健福利部长官设置运营中央育儿综合支援中心，特别市长、广域市长、特别自治市长、道知事、特别自治道知事及市长、郡守、区厅长设置运营地方育儿综合支援中心。《婴幼儿保育法施行令》第十二条进一步规定中央育儿综合支援中心和地方育儿综合支援中心应当设置资料室、商谈室及教育室等。第十三条规定育儿综合支援中心的职能，中央育儿综合支援中心和地方育儿综合支援中心履行下列职能：提供兼职保育服务，收集和提供有关保育的信息；提供或出租儿童保育课程、教材和教具；向保育教职员提供咨询及解聘、求职信息；关于儿童之家设置、运营等的咨询；提供残疾儿童保育等弱势保育信息；对父母的咨询、教育；为婴幼儿提供体验和游戏空间；对婴幼儿父母及保育教职工进行预防虐待婴幼儿教育；其他关于儿童之家运营及家庭养育支援等所需事项。

韩国中央育儿综合支援中心应支援地方育儿综合支援中心的业务，地方育儿综合支援中心应为管辖地区的儿童之家和保育需求者提供基于地方特点的服务。除保育政策委员会、育儿综合支援中心外，《婴幼儿保育法施行令》还对保育综合信息系统的建立及运营、保育计划的内容建立时期及程序、全国公立儿童之家的设置及运营、单位儿童之家的设置、儿童之家园长及保育教师的资格标准、儿童之家运营委员会的设置范围等、儿童之家安全共济会的设立许可、共济会章程记载事项、共济会的运营及监督、无偿保育的内容及范围等、儿童之家信息公示的范围次数及时期、儿童之家信息公示的方法等、罚款的征收标准等事项进行了明确规定。

（一）保育计划的内容、制定时期及程序

保健福利部长官、市、道知事或市长、郡守、区厅长应当根据规定，制定包含下列内容的保育计划：保育工作的基本方向；关于儿童之家的设置及供求事项；关于保育教职员的事项；关于儿童之家运营及评价的事项；关于保育费用的事项；其他关于婴幼儿保育的必要事项；保健福利部长官、市、道知事及市长、郡守、区厅长应每 5 年制定保育计划，并在每年 2 月末之前制定年度施行计划。

（二）儿童之家安全共济会的设立及运行

1. 儿童之家安全共济会的设立许可

根据《婴幼儿保育法》设立儿童之家安全共济会时，8 人以上为发起人，制定章程及共济规定后，向保健福利部长官申请许可。

2. 共济会章程记载事项

共济会章程应记载如下事项：目的、名称、主要事务所所在地、有关事业的事项、关于股金负担标准的事项、关于会员资格等的事项、关于高级任员及职员的事项、关于董事会的事项、关于儿童之家安全扣除项目的补偿审查事项、关于资产及会计的事项、关于章程变更的事项、关于内部规定的制定、修改及废止的事项、关于公告方法的事项等。共济会变更章程，必须得到保健福利部长官的批准。

3. 共济会的运营及监督

共济会应制定每个事业年度的事业计划书和预算书，在该事业年度开始 1 个月前提交给保健福利部长官，制定每个事业年度的决算，在该事业年度结束后 2 个月内提交给保健福利部长官。

4. 费用补助

国家或地方政府在预算范围内对下列各项费用的全部或部分进行补助：儿童之家的设置、扩建、改建及翻修、维修费用；保育教师劳务费；教材、教具，地方育儿综合支援中心的设置运营费；保教等职工培训费用；残疾儿童保育等脆弱保育实施费用；其他车辆运营费等保健福利部长官或相关地方政府首长认为运营儿童之家所需的费用。

三、《婴幼儿保育法施行规则》（保健福利部令第 996 号，2024 年 2 月 8 日部分修正，2024 年 2 月 17 日施行）

《婴幼儿保育法施行规则》（保健福利部令第 996 号，2024 年 2 月 8 日部分修正，2024 年 2 月 17 日施行）旨在规定《婴幼儿保育法》及同法施行令中委任的事项及其施行所需事项。《婴幼儿保育法施行规则》共四十四条，目录如下：

第一条（目的）

第二条（育儿综合支援中心的职员）

第三条（该条款已删除）

第四条（保育实况调查的方法及内容）

第四条之 2（监护人教育）

第四条之 3（儿童之家设置前的咨询）

第五条（儿童之家的设置许可等）

第五条之 2（儿童之家的变更许可等）

第五条之 3（该条款已删除）

第五条之 4（产业园内的儿童之家）

第六条（共同单位儿童之家的设置）

第七条（委托保育）

第八条（该条款已删除）

第九条（儿童之家的设置标准等）

第九条之 2（未设置闭路电视等的同意或申报方法等）

第九条之 3（影像信息的保管标准及保管期间等）

第九条之 4（监护人影像信息的阅览时期、程序及方法等）

第九条之 5（执行保育相关安全业务的机关影像信息的阅览时期、程序及方法等）

第九条之 6（阅览影像信息时出示票证）

第九条之 7（阅览影像信息台账的设立及保管）

第九条之 8（影像信息可存储存储器）

第九条之 9（闭路电视的设置、管理及阅览实况的调查、检查等）

第十条（保育教职员的配置标准）

第十一条（保育教职员的任免）

第十一条之 2（儿童之家园长的职前职务教育）

第十二条（保育相关课程及学分等）

第十三条（教育培训机构的指定等）

第十四条（教育培训机构的设置标准等）

第十五条（教育培训机构的变更事项）

第十六条（教育培训机构指定的取消）

第十七条（儿童之家园长或保育教师资格的鉴定）

第十八条（资格证的发放等）

第十九条（手续费）

第二十条（在职教育的实施）

第二十一条（教育命令等）

第二十二条（该条款已删除）

第二十三条（儿童之家的运营标准）

第二十四条（全国公立儿童之家的运营委托）

第二十四条之 2（全国公立儿童之家委托机构选定管理标准）

第二十五条（全国公立儿童之家运营委托的取消）

第二十六条（儿童之家运营委员会的组成、运营）

第二十七条（父母监测团的组成、运营等）

第二十七条之 2（监护人参观儿童之家的方法）

第二十八条（脆弱保育的种类）

第二十八条之 2（小时制保育服务支援方法等）

第二十八条之 3（儿童之家使用对象的管理）

第二十九条（优先提供保育）

第三十条（保育过程）

第三十条之 2（特别活动程序）

第三十一条（评价的实施）

第三十二条（评价等级的调整）

第三十二条之 2（确认检查）

第三十二条之 3（评价结果的公布）

第三十二条之 4（公共型儿童之家的指定程序等）

第三十二条之 5（公共型儿童之家的运营标准）

第三十二条之 6（公共型儿童之家的指定取消）

第三十三条（健康诊断）

第三十三条之 2（预防措施）

第三十四条供餐管理 0

第三十四条之 2（入园、离园时婴幼儿安全管理）

第三十四条之 3（儿童之家卫生管理）

第三十五条（标准保育费用调查的方法和内容）

第三十五条之 2

第三十五条之 3（保育服务使用券的申请及发放）

第三十五条之 4（保育服务使用券的电子化管理）

第三十五条之 5（保育服务费用的预存）

第三十五条之 6（费用支援的申请方法、程序）

第三十五条之 7（确认调查）

第三十五条之 8（费用支援申请相关信息公示的方法等）

第三十五条之 9（保育费的收取等）

第三十五条之 10（因差错或轻微过失获得补助金的情形）

第三十六条（儿童之家的废止、休止）

第三十七条（儿童之家运营的恢复）

第三十七条之 2（强制履行金的返还）

第三十八条（对儿童之家的行政处分等）

第三十八条之 2（罚款征收程序）

第三十八条之 3（请求确认行政制裁处分等）

第三十九条（对儿童之家园长及保育教师的行政处分）

第三十九条之 2（公布对象金额）

第三十九条之 3（地方育儿综合支援中心的运营委托）

第三十九条之 4（实施保教的委托程序等）

第四十条（岛屿、偏远地区及农渔村地区等的儿童之家）

第四十一条（儿童之家联合会的组织及功能等）

第四十二条（规则的再检讨）

第四十三条（该条款已删除）

第四十四条（该条款已删除）

韩国《婴幼儿保育法施行规则》对《婴幼儿保育法》《婴幼儿保育法施行令》具体施行过程中的事项进行了规定，具体对育儿综合支援中心的职员、保育实况调查的方法及内容、监护人教育、儿童之家设置前的咨询、儿童之家的设置许可等、儿童之家的变更许可等、产业园区内的儿童之家、共同单位儿童之家的设置、委托保育、儿童之家的设置标准等、未设置闭路电视等的同意或申报方法等、保育教职员的配置标准、保育教职员的任免、儿童之家园长的职前职务教育、保育相关课程及学分等、教育培训机构的指定等、儿童之家园长或保育教师资格的鉴定、资格证的发放等、监护人参观儿童之家的方法、小时制保育服务支援方法等、保育过程、公共型儿童之家指定程序等、保育服务使用券的申请及发放、对儿童之家的行政处分等事项进行了详细规定。

（一）保育实态调查

1. 保育实态调查的方法及内容

保健福利部长官实施的保育实态调查分家庭调查和儿童之家调查。家庭调查应包括下列内容：关于家庭和婴幼儿特征的事项、儿童之家使用情况、儿童之家的满意度和要求、其他关于日后儿童之家使用计划等儿童之家使用相关保健福利部长官规定的事项。儿童之家调查应包括下列内容：儿童之家的环境与设备、关于保育教职员现状的事项、儿童之家按地区和类型的分布情况、关于儿童之家的环境的事项、关于保育内容及保育费用的事项、其他关于儿童之家的婴幼儿的健康、营养及安全管理的事项等关于儿童之家运营保健福利部长官认为必要的事项。

2. 监护人教育

监护人教育应包括下列内容：婴幼儿的成长和养育方法、监护人的角色、保护婴幼儿人权及预防虐待儿童、家庭道德和礼仪、家人的健康、营养、安全等。监护人教育可以通过育儿综合支援中心等保育相关机构的集中教育或网络授课等方式实施。

3. 父母监测团的组成、运营等

市、道知事及市长、郡守、区厅长应当根据《婴幼儿保育法》将属于下列内容之一的人委任为父母监测团：使用儿童之家的婴幼儿的父母、符合保健福利部长官规定标准的保育、保健专家。市、道知事及市长、郡守、区厅长根据《婴幼儿保育法》对被委任为父母监测团的人，每年进行一次以上包括下列内容的教育：关于儿童之家供餐管理的内容、婴幼儿安全与健康相关内容、其他市、道知事或市长、郡守、区厅长认为有必要的保育相关内容。父母监测团在履行职责时，应确保不妨碍儿童之家的保育活动，儿童之家的园长应协助父母监测团履行职责。市、道知事或市长、郡守、区厅长可以评价父母监测团的运营成果，并将评价结果反映到下一年父母监测团的组成和运营中。监护人参观儿童之家，可选择不影响保育的时段参观，儿童之家园长可以通过运营委员会的审议，决定参观儿童之家所需的事项。

4. 脆弱保育的实施

脆弱保育包括下列各项的保育：婴儿保育，指为未满 3 岁的婴儿提供的保育服务；残疾儿童保育，根据《残疾人福利法》第三十二条，向登记为残疾人的婴幼儿提供的保育服务；多文化儿童保育，根据《多文化家庭支援法》第二条第 1 款，向多文化家庭的婴幼儿提供的保育服务；其他延长型保育，在规定的儿童之家的运营日期及运营时间之外，延长时间提供的保育服务。

四、韩国婴幼儿保育政策发展历史

韩国婴幼儿保育政策最早可以追溯至 1921 年开始实行的面向低收入阶层子女为主的托儿事业，1982 年韩国制定了《幼儿教育振兴法》，为推进幼儿教育奠定了法律基础，开始运营新村幼儿园。此后韩国逐渐强化婴幼儿保育的国家责任，建立了婴幼儿保育公共服务体系。下表是韩国婴幼儿保育政策发展历史。①

表 5-1　韩国婴幼儿保育政策发展历史

年度	政策内容
1921 年	以低收入阶层子女为主的托儿事业。
1982 年	制定《幼儿教育振兴法》，运营新村幼儿园。
1987 年	根据《男女雇佣平等法》引入职场托儿制度。
1991 年	制定《婴幼儿保育法》，从"托儿"转换为"保育"。
2006—2008 年	第 1 次中长期保育基本计划"萌芽计划"（2006—2008，女性家庭部），应对女性进入社会，主要增加保育服务供给。
2009—2012 年	补充第 1 次中长期保育基本计划的"爱孩子"（2009—2012，保健福利部），强化国家责任，以"婴幼儿"为中心设置保育服务。

---

① 韩国保健福利部. 韩国保育政策沿革 ［EB/OL］. （2023 - 06 - 21）［2023 - 07 - 12］. https: //www. mohw. go. kr/menu. es? mid = a10713010100.

年度	政策内容
2013—2017 年	第 2 次中长期保育基本计划（2013—2017），开始免费保育，重点为需求者提供定制型支援。
2013 年	实施保育费、养育津贴全阶层支援；引入 3—5 岁儿童共同保育·教育 Nuri 课程。
2015 年	韩国全部儿童之家都安装了 CCTV。
2016 年	引入、实施"定制型保育"。
2018—2022 年	第 3 次中长期保育基本计划（2018—2022），强化保育的公共性，为提供有效的保育服务而重新整合保育服务体系，提高保育服务的质量，扩大父母养育支持。
2023—2027 年	第 4 次中长期保育基本计划（2023—2027），加强综合养育支援，提高以婴幼儿为中心的保育服务质量，提高保育教职员的专业性及加强保育教职员的能力，构建安全、稳定的保育服务基础。

韩国 1991 年制定了《婴幼儿保育法》，正式开始了婴幼儿保育事业。此后韩国为促进婴幼儿保育事业的发展，自 2006 年开始施行了中长期保育基本计划，第 1 次保育基本计划的重点是应对女性进入社会，增加保育服务供给。韩国自第 2 次保育基本计划开始实行婴幼儿免费保育，为有需求的婴幼儿及家庭提供定制型保育服务。2018 年开始韩国实行第 3 次中长期保育基本计划，强化保育的公共性，为提供有效的保育服务而重新整合保育服务体系，同时提高保育服务的质量，扩大对婴幼儿父母的养育支持。目前韩国实行的是第 4 次中长期保育基本计划，加强综合养育支援，以婴幼儿为中心，提高保育教职员的专业性及专业能力，提高保育服务质量，构建安全、稳定的保育服务基础。

21 世纪以来，韩国陷入了低生育率陷阱，为促进生育，韩国推出了生育支援政策，韩国低生育率政策的目标之一是促进工作家庭兼顾。[①] 韩国为应对低出生率问题，自卢武铉政府时期开始制定中长期婴幼儿保育基本计划，不同的政府时期婴幼儿保育政策方向及重点不同，但随着韩国出生率逐年突破历史最低，对婴幼儿保育的支援力度越来越大，通过保育服务的公共化，促进工作家庭兼顾。下表是韩国历届政府保育政策内容。[②]

---

① 金情恩. 公众接受政策层面政策执行阶段的沟通意义研究—以孩子照护制和弹性工作制为中心 [D]. 首尔：西江大学，2020：5.

② 金恩京. 从性别角度看保育政策话语：以对 2004—2021 年国会会议记录的分析为中心 [D]. 首尔：梨花女子大学，2021：30.

表5-2 韩国历届政府婴幼儿保育政策内容

政策内容	卢武铉政府 新苗计划 （06-10）	李明博政府 爱孩子计划 （09-12）	朴槿惠政府 第二次中长期 保育基本计划 （13-17）	文在寅政府 第三次中长期 保育基本计划 （18-22）
支援类型	个人收入者养育支援—家庭支援型	性别角色分离	奠定个人收入者—工作家庭兼顾基础	个人收入者—工作家庭兼顾
主管部门	女性家庭部	保健福利部	保健福利部	保健福利部
对象	对残疾儿童、领养儿童、两个子女以上的家庭支付免费保育费	对双职工家庭、多子女、多文化、低收入阶层家庭支付免费保育费	对0—2岁婴儿，3—5岁幼儿支付免费保育费，对0—5岁支付养育津贴	对0—2岁婴儿、3—5岁幼儿支付免费保育费，对0—5岁支付养育津贴
前景	—	孩子和父母幸福的社会	孩子幸福、父母安心的世界	为了婴幼儿的幸福共同生活的社会
支付方式	基本补助金	保育使用券、养育津贴	保育使用券、养育津贴	保育使用券、养育津贴
预算	支援保育设施运营费，纳入国家保育预算	扩大保育预算，以保育费支付为主编制预算	保育和幼儿教育预算二元化，幼儿教育预算纳入地方财政拨款预算，3—5岁幼儿预算一元化	通过标准保育费用预测提高保育费

第二节 韩国0—6岁婴幼儿保育公共服务财政支持体系

韩国《婴幼儿保育法》第二条规定"保育"是指健康、安全地保护、养育婴幼儿，提供符合婴幼儿发展特点的教育的儿童之家及家庭养育支援相关的社会福利服务。由此可见，韩国把婴幼儿保育定位为社会福利服务，韩国对0—6岁婴幼儿保育实行免费政策，韩国中央政府和地方政府从促进女性经济活动和消除低出生率的角度出发，强化国家对婴幼儿照护和教育的责任，持续增加对婴幼儿保育服务的财政预算。[①] 下表是2019—2022年韩国

---

① 金福淑. 保育政策变动影响因素分析相关研究—以政策拥护联合模型和多流模型的混合模型为中心 [D]. 大邱：庆云大学，2021：61.

保育事业预算情况。①

表 5 - 3　韩国保育事业预算 （2019—2022 年）

单位：百万韩元

区分	2018 年	2019 年	2020 年	2021 年	2022 年
婴幼儿保育费支援	5 505 231	5 669 714	5 872 783	5 919 783	5 893 110
1. 婴幼儿保育费支援	3 267 194	3 416 288	3 432 821	3 416 809	3 223 853
2. 小时制保育支援	9 724	11 006	16 600	21 570	20 882
3. 标准保育费用调查	—	—	—	—	200
儿童之家扩充及环境改善	74 186	79 367	94 609	67 747	64 762
1. 儿童之家功能强化	5 802	10 527	19 777	6 866	3 859
2. 儿童之家扩充	68 384	68 840	74 832	60 881	60 903
儿童之家管理	25 971	31 985	42 512	39 621	34 500
1. 保育事业管理	4 003	3 783	3 999	4 085	5 693
2. 育儿综合支援中心支援	8 931	11 789	16 459	11 728	4 942
3. 儿童之家师资培养支援	2 815	2 826	2 474	2 474	2 227
4. 保育实态调查	700	0	0	690	0
5. 父母监测团运营支援	1 131	905	1 282	1 242	1 113
6. 公益举报者举报奖金	165	165	165	100	50
7. 保育振兴院运营支援	8 226	11 786	17 021	18 183	19 290
8. 儿童之家违规使用举报及调查支援	—	731	1 112	1 119	1 165
儿童之家支援	1 048 743	1 249 744	1 487 124	1 666 154	1 688 700
1. 公共型儿童之家	60 999	62 915	62 955	60 624	659
2. 保育教职员人工费及运营支援	987 744	1 186 829	1 424 169	1 605 530	1 688 041
家庭养育津贴支援事业	1 089 137	892 330	815 717	760 779	508 163
婴儿津贴支援	—	—	—	—	373 132

---

① 韩国育儿政策研究所 . 2022 婴幼儿主要统计 ［EB/OL］. （2023 - 09 - 21） ［2023 - 12 - 13］. https：//kicce. re. kr/main/board/view. do? menu＿idx＝35&board＿idx＝49615&manage＿idx＝43&old＿ menu＿idx＝0&old＿manage＿idx＝0&old＿board＿idx＝0&group＿depth＝0&parent＿idx＝0&group＿idx＝ 0&group＿ord＝0&viewMode＝NORMAL&authKey＝&search＿type＝title&yearData＝&search＿text＝ &rowCount＝10&viewPage＝1.

韩国保育事业预算包括婴幼儿保育费支援、儿童之家扩充及环境改善、儿童之家管理、儿童之家支援、家庭养育津贴支援事业和2022年新增加的婴儿津贴支援六部分，2018年预算总额为5 505 231百万韩元，2022年预算总额为5 893 110百万韩元，2022年婴幼儿保育费支援总额为3 223 853百万韩元，占全部预算的55%。2022年开始韩国新增了婴儿津贴支援。下表是韩国2024年婴幼儿保育预算情况。①

表5-4 韩国2024年保育事业预算　　　单位：百万韩元

区分	23年预算A	24年预算B	增减	%	备注
合计	6 678 017	7 658 149	980 132	14.7	
□婴幼儿保育费支援	3 045 558	2 698 105	△347 453	△11.4	
□婴幼儿保育费支援	3 025 145	2 673 100	△352 045	△11.6	儿童之家婴幼儿保育费支援
□小时制保育服务	20 413	25 005	4 592	22.5	小时制保育运营相关保育费、人工费等支援
□儿童之家扩大及环境改善	52 643	49 294	△3 349	△6.4	
□儿童之家功能强化	3 473	7 640	4 167	120.0	儿童之家改扩建、设备费等环境改善
□儿童之家扩充	49 170	41 654	△7 516	△15.3	国公立新建、国公立长期租赁、公共住宅装修、残疾儿童专门新建等
□儿童之家管理	31 482	27 675	△2 628	△8.3	
□保育事业管理	4 655	3 650	△1 005	△21.6	保育事业行政支援及宣传
□育儿综合支援中心支援	1 000	982	△18	△1.8	地方育儿综合支援中心设备费支援
□儿童之家师资培养支援	1 892	1 314	△578	△30.5	教职员在职培训、保育资格管理相关运营费支援
□父母监测团运营支援	941	—	△941	取消	2024年度事业结束
□公益举报者举报奖金	43	—	△43	取消	2024年度事业结束

---

① 韩国保健福利部. 2024年度保育事业指南［EB/OL］.（2023-12-29）［2024-1-11］. https：//www. mohw. go. kr/board. es？mid = a10409020000&bid = 0026&act = view&list_ no = 1479574.

续表

区分	23 年预算 A	24 年预算 B	增减	%	备注
□韩国保育振兴院运营支援	21 772	21 729	△43	△0.2	韩国保育振兴院人工费及运营费支援
					儿童之家评价管理、保育教职员资格管理及支援、保育教职人员性教育及评价、中央育儿综合支援中心运营支援、儿童之家违规使用举报及调查支援、公共型儿童之家质量管理、国公立扩充支援
□儿童之家违规使用举报及调查支援	1 179	—	—	—	移交至韩国保育振兴院运营支援的内部事业
□儿童之家支援	1 751 026	1 886 306	135 944	7.8	
□公共型儿童之家	664	—	—	—	移交至韩国保育振兴院运营支援的内部事业
□保育教职员人工费及运营支援	1 750 362	1 886 306	135 944	7.8	国公立、法人、脆弱保育负责教职员劳务费、辅助教师劳务费、替代教师劳务费；班主任、年长保育教师特别津贴；幼儿园运营支援（教材、教具、车辆等）
□家庭养育津贴支援事业	175 854	108 075	△67 779	△38.5	2 岁到学前家庭养育婴幼儿养育津贴
□父母工资（婴儿津贴）支援	1 621 454	2 888 694	1 267 240	78.2	父母工资支援

韩国 2024 年保育事业预算总额为 7 658 149 百万韩元，比 2023 年预算增加 980 132 百万韩元，增幅为 14.7%，其中儿童之家功能强化预算增加幅度高达 120%，父母工资（婴儿津贴）支援增幅达 78.2%，韩国为提高保育服务质量，持续推进儿童之家改扩建、设备费等环境改善，同时为减轻家庭养育负担，消除低出生率，新推出了父母工资支援事业，并持续增加预算。韩国对 0—6 岁婴幼儿保育服务的财政支持通过实施免费保育、发放养育津贴和发放保育服务使用券三种方式进行。

一、韩国对婴幼儿施行免费保育

《婴幼儿保育法》第六章费用第三十四条（无偿保育）规定国家和地方政府对婴幼儿免费保育，其内容及范围由总统令规定。国家和地方政府对残疾儿童及《多文化家庭支援法》规定的多文化家庭子女的无偿保育，可根据总统令的规定，考虑其对象的条件和特性予以支援。无偿保育实施所需费用，根据总统令规定，由国家或地方政府负担或补助。教育部长官可以调查儿童之家标准保育费用等，并以其结果为基础，在预算范围内与相关行政机关首长协商后，确定国家及地方政府负担的费用。国家和地方政府可以对有两个以上子女的人提供额外的援助。国家和地方政府为保育接受无偿保育的婴幼儿、残疾儿童及多文化家庭的子女，应当设置和运营必要的儿童之家。教育部长官为决定规定的标准保育费用，应每 3 年进行一次必要的调查，以调查结果为基础，反映物价上涨率、最低工资上涨率等教育部长官所定事项，经中央保育政策委员会审议，决定每年的标准保育费用。

韩国对使用儿童之家的不分收入阶层的所有婴幼儿支援保育费，支援对象婴幼儿要有效拥有韩国国籍和身份证号码。下表是韩国婴幼儿各年龄段保育费支援金额。[①]

表 5 – 5   韩国婴幼儿保育费支援金额及适用年龄

月标准，单位：千元

区分	年龄（适用时间）				
	0 岁班 （24.1.1 ~ ）	1 岁班 （24.1.1 ~ ）	2 岁班 （24.1.1 ~ ）	3 ~ 5 岁班 （24.1.1 ~ 2.29）	3 ~ 5 岁班 （24.3.1 ~ ）
合计	1 169	817	626	280	280
父母保育费	540	475	394	280	280
机构保育费	629	342	232	—	—

机构保育费是韩国政府向不支援人工费的民间、家庭儿童之家在保育 0—2 岁及残疾儿童时支援的费用。韩国向 0 岁班每月支援父母保育费 54 万韩元，每月支援机构保育费为 62.9 万韩元，1 岁班向父母支援保育费为 81.7 万韩元，支援机构保育费为 34.2 万韩元，2 岁班支援父母保育费为 39.4 万韩元，机构保育费为 23.2 万韩元，3—5 岁班支援父母保育费为 28

---

① 韩国保健福利部 . 婴幼儿保育费［EB/OL］.（2024 – 01 – 03）［2024 – 01 – 17］. https：// www. mohw. go. kr/menu. es？mid＝a10713020100.

万韩元。婴幼儿在使用儿童之家延长保育时，韩国每小时追加支援延长保育费，婴儿班每小时追加 1000 韩元，幼儿班每小时追加支援 2000 韩元，0 岁班及残疾儿童每小时追加支援 3000 韩元。

二、韩国对不使用儿童之家的婴幼儿发放养育津贴

《婴幼儿保育法》第三十四条之 2（养育津贴）规定国家和地方政府对不使用儿童之家或《幼儿教育法》第二条规定的幼儿园的婴幼儿，可考虑婴幼儿的年龄，支援养育所需费用。婴幼儿使用小时制保育服务时，也可向其提供养育所需费用。获得养育所需费用补助的婴幼儿在国外滞留 90 天以上时，国家和地方政府在该期间内停止提供养育所需费用补助。教育部长官及地方政府停止支付养育津贴时，应以书面形式明确说明理由，并通知婴幼儿的监护人。

韩国向不使用儿童之家、幼儿园、特殊学校等全日制儿童照护服务的学前最大至 86 个月以下的婴幼儿，不分收入等全阶层，从 2022 年出生 24 个月婴幼儿开始支援家庭养育津贴。下表是韩国婴幼儿家庭养育津贴支援金额情况。①

表 5 - 6 韩国婴幼儿家庭养育津贴支援金额

年龄（个月）	养育津贴	年龄（个月）	农渔村养育津贴	年龄（个月）	残疾儿童养育津贴
0 ~ 11	200 千韩元	0 ~ 11	200 千韩元	0 ~ 35	200 千韩元
12 ~ 23	150 千韩元	12 ~ 23	177 千韩元		
24 ~ 35	100 千韩元	24 ~ 35	156 千韩元		
36 个月以上 ~ 86 个月以下	100 千韩元	36 ~ 47	129 千韩元	36 个月以上 ~ 86 个月以下	100 千韩元
	100 千韩元	48 个月以上 ~ 86 个月以下	100 千韩元		
	100 千韩元		100 千韩元		
	100 千韩元		100 千韩元		

韩国对不使用保育机构的婴幼儿养育家庭实行养育津贴制度，根据婴幼儿年龄养育津贴金额不同，0—11 个月婴幼儿每个月养育津贴为 20 万韩元，12—23 个月婴幼儿每个月养育津贴为 15 万韩元，农渔村养育津贴则为 17.7 万韩元，24—35 个月婴幼儿每个月养育津贴为 10 万韩元，农渔村养育津贴

---

① 韩国保健福利部. 家庭养育津贴［EB/OL］.（2024 - 04 - 04）［2024 - 04 - 05］. https：// www. mohw. go. kr/menu. es？mid = a10713020200.

则为 15.6 万韩元，36 个月—86 个月婴幼儿养育津贴均为 10 万韩元，0—35 个月残疾婴幼儿养育津贴为每个月 20 万韩元，36—86 个月残疾婴幼儿养育津贴为每个月 10 万韩元。下表是 2014 年—2022 年家庭养育津贴支援儿童现状。[1]

表 5－7　韩国家庭养育津贴支援儿童现状（2014—2022）

年度	2014	2015	2016	2017	2018	2019	2020	2021	2022
人员（名）	1 012 336	1 009 346	933 153	836 290	745 677	658 450	642 095	560 768	280 267

韩国 2014 年家庭养育津贴支援儿童数量为 1 012 336 名，此后逐年下降，到 2022 年骤降至 280 267 名，各年龄段领取家庭养育津贴的儿童数量不同。下表是 2022 年儿童各年龄段家庭养育津贴领取情况。[2]

表 5－8　韩国儿童各年龄段家庭养育津贴领取比重（2022）

单位：名，%

区分	合计	0~11 个月	12~23 个月	24~35 个月	36~47 个月	48~59 个月	60~71 个月	72 个月~ 学前
领取人数	280 267	0	139 699	39 738	20 862	21 411	26 606	31 951
比重	100.0	0	49.8	14.2	7.4	7.6	9.5	11.4

2022 年韩国儿童家庭养育津贴领取最多的是 12—23 个月儿童，占比为 49.8%，其次为 24—35 个月儿童，占比为 14.2%。韩国家庭养育津贴为不使用儿童之家等公共保育机构的儿童家庭提供支援，以减轻家庭养育负担。

三、韩国向婴幼儿的监护人发放保育服务使用券

韩国《婴幼儿保育法》第三十四之 3（保育服务使用券）规定国家和地方政府为第三十四条及第三十四条之 2 规定的费用支援，可向婴幼儿的监护人发放保育服务使用券。使用券的发放及使用程序等所需事项，由教育部令规定。

① 韩国统计厅．家庭养育津贴支援现状［EB/OL］．（2022-12-31）［2024-03-04］．ht-tps：//kosis. kr/search/search. do.
② 韩国统计厅．家庭养育津贴支援现状［EB/OL］．（2022-12-31）［2024-03-05］．ht-tps：//kosis. kr/search/search. do.

四、韩国向0—1岁婴幼儿父母发放父母工资

韩国为进一步减轻婴幼儿养育负担，向从2022年出生开始的0—1岁婴幼儿家庭支援父母工资。下表为韩国父母工资支援内容。

表5-9 韩国0—1岁婴幼儿父母工资支援内容

支援服务	父母工资（现金）	父母工资（代金券）	
		使用幼儿园时	整天使用儿童看护时
满0岁	70万元	使用券（代金券）51.4万元 + 现金18.6万元	使用券（代金券）
满1岁	35万元	使用券（代金券）	使用券（代金券）

韩国向满0岁儿童家庭每个月支援70万韩元父母工资，向满一岁儿童家庭每个月支援35万韩元父母工资，由政府直接汇款到申请账户，但是婴幼儿在使用儿童之家时，政府向婴幼儿家庭发放保育费使用券，使用全日制儿童照护服务政府支援时，发放全日制儿童照护政府支援金。

第三节 韩国0—6岁婴幼儿保育公共服务供给体系

截至2020年底，韩国大约56%的过半数婴幼儿使用儿童之家，[①] 2022年一岁儿童使用儿童之家的比例达到86.2%，2岁儿童使用儿童之家的比例高达92.8%，根据《婴幼儿保育法》，韩国0—6岁婴幼儿保育由儿童之家提供，下面对儿童之家的设置、运营进行探讨。

一、韩国儿童之家的设置

韩国儿童之家对7岁以下学龄前儿童提供保育服务，儿童之家是指为保育婴幼儿，根据《婴幼儿保育法》设立运营的机构。

（一）韩国儿童之家的种类

韩国儿童之家种类共7种。韩国《婴幼儿保育法》第二章儿童之家的设置第十条（儿童之家的种类）规定，儿童之家的种类如下：

1. 国家公立儿童之家

国家或地方政府设置运营的儿童之家。

---

① 徐英美. 通过保育质量政策对幼儿园评价制度的认识及等级决定因素的研究 [D]. 首尔：高丽大学，2021：32.

2. 社会福利法人儿童之家

根据《社会福利事业法》的社会福利法人设置运营的儿童之家。

3. 法人、团体等儿童之家

由各种法人（社会福利法人以外的非营利法人）或团体等设置运营的儿童之家，由总统令规定的儿童之家。

4. 职场儿童之家

用人单位为劳动者设置运营的儿童之家（包括国家或地方政府长为所属公务员及与国家或地方政府长签订劳动合同的非公务员设置运营的儿童之家）。

5. 家庭儿童之家

个人在家庭或与其相当的地方设置运营的儿童之家。

6. 合作儿童之家

监护人或监护人与保育教职员工组成组合（限于不以营利为目的的组合），设置运营的儿童之家。

7. 民间儿童之家

不属于第 1 款至第 6 款规定的儿童之家。

韩国儿童之家婴幼儿数量 2014 年达到最高点，此后受低出生率等的影响儿童之家婴幼儿人数开始逐渐减少，随之韩国儿童之家数量自 2017 年开始一直减少，与此相反，中央政府和地方政府作为公共保育基础设施设立的国公立儿童之家和公司从福利角度运营的职场儿童之家的数量呈增加趋势。下表是韩国保健福利部公布的 2017 年—2022 年儿童之家的统计数据。①

表 5－10　2017—2022 年韩国儿童之家设立、运营现状（2017—2022 年）

单位：所

类型	2017 年	2018 年	2019 年	2020 年	2021 年	2022
合计	40 238	39 171	37 371	35 352	33 246	30 923
国公立	3 157	3 602	4 324	4 958	5 437	5 801
社会福利法人	1 392	1 377	1 343	1 316	1 285	1 254
法人、团体等	771	748	707	671	640	610
民间	14 045	13 518	12 568	11 510	10 603	9 726
家庭	19 656	18 651	17 117	15 529	13 891	12 109
合作	164	164	159	152	142	132
职场	1 053	1 111	1 153	1，216	1 248	1 291

---

① 韩国保健福利部. 儿童之家及使用者统计［EB/OL］.（2024－04）［2024－04－20］. https：//www. mohw. go. kr/statView. es？ mid＝a10406010100&stts_data_seq＝103.

　　韩国自 2012 年 3 月开始，政府向所有婴幼儿全额支援保育费，随着全面免费保育的完成和实施，双职工家庭、祖父母家庭、多文化家庭等多种家庭形态的婴幼儿迅速开始利用保育和教育兼备的儿童之家和幼儿园等养育机构。0—2 岁婴儿的儿童之家使用率在 2008 年为 36.3%，随着 2013 年全面实施免费教育，2014 年末，儿童之家使用率迅速提高到 66.1%，是 OECD 国家平均 32.6% 的两倍多。[①] 此后虽然韩国一直处于低生育率水平，但韩国各类型的儿童之家婴幼儿数量均有分布，韩国持续推进婴幼儿保育服务的公共化，利用国公立儿童之家的婴幼儿数量持续增加，下表是韩国保健福利部 2006—2022 年各类型儿童之家婴幼儿使用统计数据。[②]

表 5 - 11　各类型儿童之家保育儿童现状　　　　单位：名

年度	合计	国公立	社会福利、法人等	法人等	民间	家庭	合作	职场
2022	1 095 450	276 670	64 503	27 743	477 628	184 053	3 203	61 650
2021	1 184 716	268 967	72 085	30 998	535 428	208 842	3 465	64 931
2020	1 244 396	253 251	78 322	34 066	578 196	230 444	3 716	66 401
2019	1 365 085	232 123	86 775	38 538	664 106	273 399	4 121	66 023
2018	1 415 742	200 783	92 787	41 298	711 209	302 674	4 360	62 631
2017	1 450 243	186 916	96 794	43 404	738 559	321 608	4 508	58 454
2016	1 451 215	175 929	99 113	45 374	745 663	328 594	4 240	52 302
2015	1 452 813	165 743	99 715	46 858	747 598	344 007	4 127	44 765
2014	1 496 671	159 241	104 552	49 175	775 414	365 250	3 774	39 265
2013	1 486 980	154 465	108 834	51 684	770 179	364 113	3 226	34 479
2012	1 487 361	149 677	113 049	51 914	768 256	371 671	2 913	29 881
2011	1 348 729	143 035	112 688	50 676	706 647	308 410	2 286	24 987
2010	1 279 910	137 604	114 054	51 126	671 891	281 436	1 898	21 901
2009	1 175 049	129 656	112 338	52 718	623 045	236 843	1 655	18 794
2008	1 135 502	123 405	113 894	53 818	615 647	210 438	1 491	16 809
2007	1 099 933	119 141	118 211	55 906	612 484	177 623	1 444	15 124
2006	1 040 361	114 657	120 551	58 808	582 329	148 240	1 238	14 538

　　① 赵在贤. 保育教师工作压力对心理安宁感影响的研究——以教师效能感和自我弹性的调节效果为中心 [D]. 大田：大田大学，2023：10.
　　② 保健福利部. 儿童之家及使用者统计 [EB/OL]. (2024 - 04) [2024 - 04 - 20]. https://www.mohw.go.kr/statView.es? mid = a10406010100&stts_data_seq = 103.

　　韩国职场儿童之家是设立在父母工作单位内的儿童之家，设在父母职场内的儿童之家与父母在同一空间，可以给婴幼儿带来心理安全感，职场父母可以和婴幼儿一起上下班，缩短了行动路线，而且可以为婴幼儿提供在可能发生的紧急情况下立即应对的稳定环境，就业父母可以稳定地专心工作，甚至可以提高工作效率，① 在韩国出生率持续突破历史低位的趋势下，韩国职场儿童之家由于以上诸多优势婴幼儿使用数量反而呈现了增加态势。

　　韩国儿童之家为 0—6 岁儿童提供保育服务，韩国 0—3 岁儿童使用儿童之家的比例非常高，3—6 岁儿童可以选择使用幼儿园，因此使用儿童之家的儿童比例下降，但也维持一定比例。下表是韩国各年龄段儿童各类型儿童之家利用率情况。②

表 5-12　各年龄段儿童各类型儿童之家使用率（2008—2022）

单位:%

年度	合计	设立类型							年龄					
		国公立	社会福利法人	法人、团体	民间	家庭	合作	职场	0 岁	1 岁	2 岁	3 岁	4 岁	5 岁
2008	34.6	3.8	3.5	1.6	18.8	6.4	0.0		10.6	35.9	55.8	48.5	39.1	35.4
2009	36.4	4.0	3.5	1.6	19.3	7.3	0.1	0.6	12.1	40.4	59.9	52.4	41.0	30.9
2010	39.9	4.3	3.6	1.6	20.9	8.8	0.1	0.7	14.0	49.3	67.2	54.3	41.5	31.5
2011	42.0	4.5	3.5	1.6	22.0	9.6	0.1	0.8	15.9	56.1	73.5	55.0	40.8	31.5
2012	45.6	4.6	3.5	1.6	23.5	11.4	0.1	0.9	19.0	68.8	83.5	55.4	39.3	33.3
2013	45.6	4.7	3.3	1.6	23.6	11.2	0.1	1.1	16.3	68.7	84.9	57.2	39.4	32.7
2014	46.6	5.0	3.3	1.5	24.2	11.4	0.1	1.2	16.1	70.1	86.3	56.1	39.6	33.2
2015	45.6	5.2	3.1	1.5	23.5	10.8	0.1	1.4	15.9	70.1	85.8	53.3	38.1	34.5
2016	46.0	5.6	3.1	1.4	23.6	10.8	0.1	1.7	16.9	72.5	87.8	53.9	37.5	34.1
2017	47.6	6.1	3.2	1.4	24.3	10.6	0.1		18.5	74.7	89.1	53.7	38.5	34.2
2018	48.7	6.9	3.2	1.4	24.5	10.4	0.2	2.2	18.7	77.6	89.7	53.0	38.4	34.6

---

　　① 卢京淑．对现行国家保育政策下幼儿园园长运营经验的面谈研究［D］．益山：圆光大学，2023：28-29．

　　② 韩国育儿政策研究所．2022 年婴幼儿主要统计［EB/OL］．（2023-09-21）［2024-01-15］．https：//kicce．re．kr/main/board/view．do？menu_idx=35&board_idx=49615&manage_idx=43&old_menu_idx=0&old_manage_idx=0&old_board_idx=0&group_depth=0&parent_idx=0&group_idx=0&group_ord=0&viewMode=NORMAL&authKey=&search_type=title&yearData=&search_text=&rowCount=10&viewPage=1．

年度	合计	设立类型							年龄					
		国公立	社会福利法人	法人、团体	民间	家庭	合作	职场	0岁	1岁	2岁	3岁	4岁	5岁
2019	50.1	8.5	3.2	1.4	24.4	10.0	0.2	2.4	20.2	81.1	91.3	54.1	39.4	35.1
2020	48.6	9.9	3.1	1.3	22.6	9.0	0.1	2.6	20.4	79.3	88.4	52.1	39.2	33.9
2021	49.6	11.3	3.0	1.3	22.4	8.7	0.1	2.7	22.6	82.5	90.9	52.4	39.0	34.7
2022	49.7	12.5	2.9	1.3	21.7	8.3	0.1	2.8	24.9	86.2	92.8	49.6	37.2	33.5

从韩国儿童之家设立类型来看，从2008—2022年民间儿童之家使用率最高，从2010年开始一直维持在20%以上。2008年国公立儿童之家使用率为3.8%，此后韩国扩大国公立儿童之家供给，到2022年国公立儿童之家使用率提高到12.5%，职场儿童之家使用率从2009年的0.6%提高到2011年的2.8%。从各年龄段儿童之家使用率数据来看，2008年一岁儿童使用率为10.6，到2022年这一比率提高到24.9%，1岁儿童使用率为35.9%，到2022年一岁儿童使用率则提高到86.2%，2008年2岁儿童使用率为55.8%，到2022年这一数据则高达92.8%，说明韩国0—3岁儿童使用儿童之家的比例非常高，韩国已经建立了完善充足的公共保育服务体系。

（二）韩国儿童之家的设置要求

1. 全国公立儿童之家的设置

《婴幼儿保育法》第二章儿童之家的设置第十二条（全国公立儿童之家的设置等）规定国家或地方政府应当设置（包括接受捐赠或通过无偿租赁等使用合同转换国公立儿童之家）并运营国公立儿童之家。此时，根据第十一条的保育计划，应优先在下列各款地区设立国公立儿童之家：城市低收入居民密集居住区及农渔村区等薄弱地区；《关于产业选址及开发的法律》第二条第8款规定的产业园区地区。

国家或地方政府设立国家公立儿童之家时，应经过地方保育政策委员会的审议。国家或地方政府在《住宅法》规定的共同住宅中，应将根据《合同法》第三十五条规定设置的儿童之家运营为国公立儿童之家。但《共同住宅管理法》第二条第1款第7项规定的入住者等过半数不赞成运营国公立儿童之家等总统令规定的除外。

韩国公立儿童之家包括国立儿童之家和公立儿童之家，国立儿童之家是中央政府设立的儿童之家，公立儿童之家市地方政府设立的儿童之家，韩国政府扩大国公立儿童之家建设，以促进婴幼儿保育服务的发展。把低收入居民密集住宅区、农渔村地区等脆弱地区及产业园区列入国公立儿童之家优先设置区域，考虑到婴幼儿数量、可及性、低收入阶层比例及儿童之家供应现状等的综合情况，优先确定需要设置的地区。地方政府在 500 户以上共同住宅区义务设置国公立儿童之家。同时韩国积极利用购买、长期租赁方式等改扩建国公立儿童之家，强制要求 500 户以上的新公共住宅区内设置国公立儿童之家。

2. 国公立儿童之家以外的儿童之家的设置

《婴幼儿保育法》第十三条（除公立儿童之家以外的儿童之家的设置）规定设置、运营除公立儿童之家以外的儿童之家的，应当得到特别自治市长、特别自治道知事、市长、郡守、区厅长的批准。拟变更已批准事项中的重要事项的，亦同；特别自治市长、特别自治道知事、市长、郡守、区厅长批准时，应考虑该地区的保育需要；获得儿童之家设置许可者，应当在儿童之家访问者等可以看到的地方张贴儿童之家认证。

3. 职场儿童之家的设置

韩国一定规模以上企业必须设置运营职场儿童之家。总统令规定的一定规模以上企业的企业主应当设置职场儿童之家。但是，企业的企业主无法单独设置单位儿童之家时，应当由企业主共同设置运营企业儿童之家，或者与地方的儿童之家签订委托合同，支援劳动者子女的保育。工作场所的企业主进行委托保育时，工作场所内成为保育对象的劳动者子女中，接受委托保育的劳动者子女必须达到教育部令规定的一定比例以上。

韩国对一定规模以上企业应当设置运营而未设置运营职场儿童之家的企业列入未履行职场儿童之家设置义务的企业名单并公布。教育部长官及总统令规定的机关（简称"调查机关"）议长应每年实施关于职场儿童之家设置等义务履行的实态调查，实态调查对象企业的企业主如无特殊情况，应配合实态调查。在这种情况下，调查机构的负责人应在完成实况调查后，将调查结果通知教育部长官。教育部长官可以公布第实态调查结果中未履行设置职场、儿童之家等义务的企业及不接受实态调查的企业名单。但有总统令规定事由的除外。

为审议未履行职场儿童之家设置义务的企业名单公布与否，教育部设立职场儿童之家名单公布审议委员会。此时，委员会委员由包括委员长在内的 5 人以上组成，在符合下列各项之一的人中，由教育部长官任命或委派：教育部负责保育政策的三级公务员或属于高级公务员团的一般职公务员、律师等法律专家、代表劳动者的人、代表企业主的人。

（三）韩国儿童之家的设置标准

《婴幼儿保育法》儿童之家设置标准规定儿童之家设置运营者应当具备教育部令规定的设置标准。韩国儿童之家应该设置游乐场，但保育定员不足50人的儿童之家或100米以内设有符合教育部令规定标准的游乐场的儿童之家可以不设置游乐场。特别自治市长、特别自治道知事、市长、郡守、区厅长经过地方保育政策委员会的审议，认为2005年1月29日以前获得批准的儿童之家在市中心及岛屿、偏远地区等地区的条件下难以设置游乐场，且在保育上没有障碍时，可以不设置游乐场或放宽游乐场设置标准。

韩国儿童之家应该设置非常灾害应对设施。设置运营儿童之家的人必须设置1层和2层以上等各类非常灾害应对设施，设置标准由教育部令规定。特别自治市长、特别自治道知事、市长、郡守、区厅长认为2009年7月3日以前已获得批准的儿童之家不影响紧急灾害应对的，可以适用之前认可当时的标准。此时，特别自治市长、特别自治道知事、市长、郡守、区厅长为判断儿童之家是否有碍紧急灾害应对，应组成并运营紧急灾害应对设施标准审议委员会，并必须经过该委员会的审议。非常灾害应对设施标准审议委员会的委员不得少于5人，并由特别自治市长、特别自治道知事、市长、郡守、区厅长在属于下列各项之一的人中任命或委派：消防公务员、消防工程师、消防设施管理师、具备《关于火灾预防及安全管理的法律》第十一条规定的消防、防灾领域相关专业知识的人、负责保育相关业务的公务员、《高等教育法》第二条规定的学校在职的保育相关领域教授。

韩国儿童之家应该设置闭路电视。儿童之家设置运营者为防止虐待儿童等婴幼儿的安全和儿童之家的保安，应当根据《个人信息保护法》及相关法令设置管理闭路电视。设置管理闭路电视的人，为了不侵害婴幼儿及保育教职员等信息主体的权利，应遵守下列各项事项：为了防止虐待儿童等婴幼儿的安全和儿童之家的保安，只合法、正当地收集最少的影像信息，不用于目的以外的用途；考虑到婴幼儿及保育教职员工等信息主体的权利受到侵害的可能性及其危险程度，安全管理影像信息；以最小化婴幼儿及保育教职员等信息主体私生活侵害的方法处理影像信息。儿童之家的设置运营者应当将闭路电视记录的影像信息保存60天以上。

（四）韩国儿童之家设置缺格事由

韩国儿童之家设立运营者不得具有缺格事由。《婴幼儿保育法》规定属于下列各项之一者，不得设置运营儿童之家：未成年人、未成年监护人或者被限定监护人；《关于增进精神健康及支持精神疾病患者福利服务的法律》第三条第 1 款规定的精神疾病患者；对《关于毒品类管理的法律》第二条第 1 款规定的毒品类上瘾者，被宣告破产而未复权的人；被判处监禁以上的实刑，从其执行终了（包括视为执行终了的情形）或免除执行之日起未经过 5 年（违反《儿童福利法》第三条第 7 款之 2 规定的虐待儿童相关犯罪时为 20 年）的人；被判处监禁以上刑罚缓期执行，正在缓期执行期间的人；但因《儿童福利法》第三条第 7 款之 2 规定的虐待儿童相关犯罪被判处监禁以上刑罚缓期执行时，自确定缓期执行之日起未满 20 年的人；根据第四十五条被勒令关闭儿童之家未满 5 年的人或根据《幼儿教育法》第三十二条被勒令关闭未满 5 年的人；根据第五十四条第 2 款至第 4 款的规定，自 300 万韩元以上罚款被确定之日起未满 2 年的人或因《儿童福利法》第三条第 7 款之 2 规定的儿童虐待相关犯罪被确定罚款之日起未满 10 年的人；未履行第二十三条之 3 规定的教育命令的人。

二、韩国儿童之家的运营

（一）韩国儿童之家的运营标准

关于韩国儿童之家的运营标准事项，《婴幼儿保育法》第二十四条（儿童之家的运营标准等）规定：设置运营儿童之家者，应当按照教育部令规定的运营标准运营儿童之家；国家或地方政府可以委托法人、团体或个人运营根据第十二条设立的国家公立儿童之家。此时，根据教育部令规定的国公立儿童之家所委托选定管理标准进行审议，首次委托除委托给属于下列各项之一者外，按照公开竞争的方法进行：向国家或地方政府认捐民间儿童之家，转换为国公立儿童之家时，认捐前设置运营该儿童之家者；设立公立儿童之家时，向国家或地方政府捐赠或无偿使用该场地或建筑物者；将依照《住宅法》设置的民间儿童之家转换为国公立儿童之家时，转换前设置运营该儿童之家者。

韩国儿童之家为婴幼儿提供基本保育和延长保育。《婴幼儿保育法》第二十条之 2（保育时间的区分）规定儿童之家可以按照下列内容区分保育时间进行运营：基本保育：为所有使用儿童之家的婴幼儿提供必需的课程，教育部令规定的时间以内的保育。延长保育：超出基本保育，根据监护人的需求等提供的保育。韩国儿童之家基本保育时间从上午 7：30 到下午 4：00，延长保育时间从下午 4：00 至晚上 7：30 分，延长保育配置专门的延长保育教师，延长保育制度的实行减轻了长时间保育导致的基本保育教师的工作负担，有助于提高保育服务质量。同时延长保育供给能降低婴幼儿家长，尤其婴幼儿母亲失业率，提高生活满意度。①

为提高婴幼儿保育制度的公共性和强化国家责任，韩国 2019 年 4 月修订了《婴幼儿保育法》，2019 年 5 月在全国 4 个地方实施试点后，于 2019 年 9 月 18 日正式发布了延长保育制度修正案，2020 年 3 月起开始施行儿童之家延长保育制度。② 韩国儿童之家延长保育与基本保育的运营方向不同，基本保育以婴幼儿为对象必须实施《标准保育课程》和《Nuri》课程，但延长保育虽然要考虑《标准保育课程》和《Nuri》课程，但主要以休息和游戏为主，尤其延长保育为有需求的婴幼儿提供定制型保育服务。③

（二）韩国儿童之家运营委员会

韩国儿童之家设立儿童之家运营委员会。《婴幼儿保育法》第二十五条（儿童之家运营委员会）规定儿童之家的园长为提高儿童之家运营的自律性和透明性，加强与地方社会的联系，实施符合地方实际情况和特点的保育，可以在儿童之家设置和运营儿童之家运营委员会。但应优先实施弱势保育的儿童之家和总统令规定的儿童之家，应设置和运营儿童之家运营委员会。儿童之家运营委员会由该儿童之家的园长、保育教师代表、家长代表及地方社会人士（职场儿童之家的情况为该职场的儿童之家业务负责人）组成。此时，学生家长代表应不少于二分之一。儿童之家的园长，在 5 名以上 15 名以内的范围内，考虑儿童之家的规模等，由总统令规定儿童之家运营委员会的委员人数。此时，家长代表的组成应尽量代表婴幼儿的年龄等。儿童之家运营委员会审议下列事项：

1. 关于制定或修改儿童之家运营规定的事项；

2. 关于报告儿童之家预算及决算的事项；

3. 婴幼儿的健康、营养及安全相关事项；

4. 关于预防虐待儿童的事项；

5. 保育时间、保育课程的运营方法等关于儿童之家运营的事项；

6. 关于保育教职员工作环境改善的事项；

7. 关于保育教职员权益保护的事项；

---

① 闵圭亮．婴幼儿保育支援政策的有效性分析［D］．首尔：首尔大学，2020：94.

② 宋美淑．延长保育制度认识对保育教师工作满意度和效能感的影响［D］．高阳：中部大学，2023：2.

③ 李智贤．对延长班教师的工作和作用的质的研究—以与延长班教师的面谈为中心［D］．首尔：首尔大学，2021：12－13.

8. 关于改善婴幼儿保育环境的事项；

9. 关于儿童之家与社区合作的事项等。

儿童之家运营委员会每年应召开 4 次以上。其他儿童之家运营委员会的设置、运营所需事项，由教育部令规定。

（三）韩国儿童之家父母监测团

关于韩国儿童之家父母监测团事项，《婴幼儿保育法》第二十五条之 2（父母监测团）规定市、道知事或市长、郡守、区厅长为监测儿童之家保育环境并进行改善咨询，可以由父母、保育、保健专家组成运营监测团。父母监测小组履行下列职责：儿童之家供餐、卫生、健康和安全管理等运行情况监测；为改善儿童之家保育环境的咨询；其他教育部令规定的保育相关事项。

父母监测团由 10 人以下组成，由市、道知事或市长、郡守、区厅长委任。市、道知事及市长、郡守、区厅长可以对被委任为父母监测团的人进行履行职务所需的教育。国家和地方政府可以在预算范围内支援父母监测团的组成、运营及教育等所需的全部或部分费用。父母监测团为履行各项职务，可以出入儿童之家，此时应事先得到市、道知事或市长、郡守、区厅长的批准。父母监测团获得批准后出入儿童之家时，应向儿童之家园长等相关人员出示批准书和标识身份的证件。公务员为调查儿童之家运营情况而出入儿童之家时，父母监测团可与公务员一起出入儿童之家。此时可以省略市、道知事或市长、郡守、区厅长的批准。

监护人可以参观儿童之家。《婴幼儿保育法》第二十五条之 3（监护人参观儿童之家）规定监护人为确认婴幼儿的保育环境、保育内容等儿童之家运营实况，可以向儿童之家园长要求参观儿童之家。在这种情况下，如果没有特别的事由，儿童之家园长应当服从。

（四）小时制保育服务

小时制保育事业是指在进行家庭养育的情况下，在指定的服务提供机构（儿童之家、育儿综合志愿中心等）以时间或时间段为单位使用保育服务，并根据使用时间支付保育费的保育服务。[①] 韩国提供小时制保育服务。《婴幼儿保育法》第二十六条之 2（小时制保育服务）规定国家或地方政府对未享受第三十四条规定的无偿保育及《婴幼儿保育法》第二十四条规定的免

---

① 韩国保育振兴院. 小时制保育 [EB/OL]. (2024 - 03 - 20) [2024 - 03 - 21]. https：//www. kcpi. or. kr/kcpi/business/parttimechildcare. do.

费教育支援的婴幼儿，必要时可支援小时制保育服务。此时，小时制保育服务的种类、支援对象、支援方法及其他提供小时制保育服务所需的事项，由教育部令规定。特别自治市长、特别自治道知事、市长、郡守、区厅长可以将属于下列各项之一的机构指定为提供小时制保育服务的机构：育儿综合支援中心；儿童之家；教育部令规定的其他可提供小时制保育服务的机构。

教育部长官、市、道知事或市长、郡守、区厅长在预算范围内，可以向指定的小时制保育服务机构补助提供小时制保育服务所需的费用。小时制保育服务指定机构属于下列内容之一时，特别自治市长、特别自治道知事、市长、郡守、区厅长可以取消指定：将小时制保育服务指定机构支付的补助金及费用用于目的以外的用途时；小时制保育服务指定机构以虚假或其他不正当方法获得补助金及费用时；其他有总统令规定事由的。

关于小时制保育服务指定机构的安全事故预防及事故引起的婴幼儿生命、身体等损害赔偿时，"儿童之家"视为"小时制保育服务指定机构"，"儿童之家的园长"视为"小时制保育服务指定机构的负责人"。

韩国自2015年开始实施小时制保育事业，小时制保育服务由指定的儿童之家、育儿综合支援中心等保育服务机构提供，下表是2015年至2023年底小时制保育服务提供的机构数量和运营的班数情况。①

表5–13　2015—2023年度小时制保育服务运营现状

单位：保育班数量

区分	2015	2016	2017	2018	2019	2020	2021	2022	2023
机构数	216	347	382	373	402	578	740	796	827
班级数	237	382	437	443	490	681	857	946	1 000

根据上表韩国保育振兴院公布的小时制保育服务运营统计数据，韩国2015年至2023年间韩国提供小时制保育服务的机构数量除2018年度外其他年度都逐年增加，2023年提供小时制保育服务的机构数达到827所，提供的保育班级数量达1 000个，比2015年增加了近5倍。

（五）韩国儿童之家保育课程

关于韩国儿童之家的保育课程事项，《婴幼儿保育法》第二十九条（保育课程）规定保育课程应包含促进婴幼儿身体、情绪、语言、社会性及认

---

① 韩国保育振兴院. 小时制保育现状 [EB/OL]. (2024 – 03 – 20) [2024 – 03 – 21]. https：//www. kcpi. or. kr/kcpi/cyberpr/childcarestat4. do.

知发展的内容；教育部应开发和普及标准保育课程，必要时对其内容进行审查，并加以修改和补充；儿童之家的园长应根据第 2 款规定的标准保育课程，努力保育婴幼儿；儿童之家园长经监护人同意，对一定年龄以上的婴幼儿，限定在教育部令规定的特定时间段内，可以在保育课程之外，实施在儿童之家内外进行的特别活动项目。在此情况下，儿童之家园长应为不参加特别活动的婴幼儿，同时制定可替代特别活动的计划。

关于儿童之家生活记录事项，《婴幼儿保育法》第二十九条之 2 （儿童之家生活记录）规定，儿童之家的园长应综合观察和评价婴幼儿的发育状况等，按照教育部长官规定的标准制作和管理生活记录簿，以便用于婴幼儿生活指导及与小学教育的联系指导。

（六）韩国儿童之家的评价

关于儿童之家评价事项，《婴幼儿保育法》第三十条（儿童之家评价）规定为提高婴幼儿的安全和保育服务的质量，教育部长应定期对儿童之家的保育环境、保育课程运营、保育人员的专业性及使用者满意度等进行评价；教育部长官可根据评价结果，采取对儿童之家保育服务的管理、保育事业的财政、行政支援等必要措施；教育部长官应当公布儿童之家评价等级等评价结果。接受评价的儿童之家，发生属于下列各项之一的事由时，教育部长官应将其评价等级调整为最低等级：以虚假或其他不正当方法接受评价的；儿童之家的设置运营者违反被罚，被判处监禁以上刑罚，并被确定其刑罚的；收到补助金返还命令或受到行政处分，且是教育部令规定的；儿童之家的代表人或保育教职员违反《儿童福利法》第十七条或违反《关于儿童、青少年性保护的法律》第二条第 2 款规定的以儿童、青少年为对象的性犯罪时。

为管理接受评价的儿童之家的保育服务的质量，教育部长官可在必要时进行确认检查，调整评价等级。评价时期及方法、确认检查的对象及方法、相应评价等级的决定和调整、评价结果公布的内容及方法等必要事项，由教育部令规定。

韩国自 2019 年 6 月开始实行儿童之家评价制度，评价指标共保育课程及互动、健康安全、保育环境及运营管理、教职员四大领域 18 个指标 59 个项目。儿童之家评价等级分 A、B、C、D 四个等级，A、B 等级评价周期为 3 年，C、D 等级评价周期为 2 年，下表为韩国儿童之家的评价标准。[①]

---

① 韩国保育振兴院 . 儿童之家评价现状［EB/OL］.（2024 - 03 - 31）［2024 - 04 - 01］. https：//www. kcpi. or. kr/kcpi/cyberpr/childcarestat2. do.

表 5－14　韩国儿童之家评价标准

等级区分		等级评价标准	周期
A	在所有领域都符合国家评价提出的标准	四个领域全部为"优秀"的情形（满足必备指标及要素）	3 年
B	符合国家评价中提出的大部分标准	"优秀"领域三个以下，同时没有"需要改善"领域的情形	
C	与国家评价中提出的标准相比，需要部分改进	有一个"需要改善"领域的情形	2 年
D	与国家评价中提出的标准相比需要大幅改进	有两个以上"需要改善"领域的情形	

　　韩国儿童之家评价等级从高到低分 A、B、C、D 四个等级，A 等级要求四个领域全部为"优秀"，在所有领域都符合国家评价提出的标准；B 等级是符合国家评价中提出的大部分标准，获得"优秀"评价的领域为三个以下，同时不存在"需要改善"的领域；C 等级是需要部分改进，也就是有一个"需要改善"的领域的情形；D 等级是存在两个"需要改善"的领域，需要大幅改善的情形。根据儿童之家评价制度，下表是韩国保健福利部公布的各年度儿童之家评价统计数据。

表 5－15　韩国各年度儿童之家评价现状

单位：所，2024 年 2 月末基准

区分	2019	2020	2021	2022	2023	2024.2
全部儿童之家	37 371	35 352	33 246	30 923	28 954	29 010
认证维持的儿童之家	30 061	23 909	18 618	9 897	1 013	107
评价结果确定的儿童之家	2 070	6 844	12 069	19 571	26 809	27 571

　　上表中认证维持是参与实施评价制之前的评价并维持认证的儿童之家，评价结果确定的儿童之家是韩国 2019 年 6 月实施评价制度之后经过评价确定等级结果的儿童之家。韩国自 2019 年 6 月开始实施儿童之家评价制度，从 2019 年以来认证维持的儿童之家数量越来越少，相反参与儿童之家评价的儿童之家逐年增加，截止到 2024 年 2 月末在全部 29 010 所儿童之家中有 27 571 所儿童之家参与评价并确定了评价结果，占比高达 95%。下表是韩国各设立类型的儿童之家评价等级情况。

　　截至 2024 年 2 月末，韩国各类型儿童之家参与儿童之家评价并确定了评价结果，国公立儿童之家 6 303 所中有 5 720 所儿童之家确定了评价结果，占比 91%，社会福利法人儿童之家 1 203 所中 1 187 所确定了评价结果，占比高达99%，社会福利法人、法人团体等、民间、家庭、合作、职场儿童之家中确定评价结果的占比依次为96%、97%、96%、94%、94%。

表5－16 韩国各类型儿童之家评价等级确定现状

单位：所，2024年2月末基准

区分	全部	评价结果确定	国公立	社会福利法人	法人团体等	民间	家庭	合作	职场
全部	29 010	—	6 303	1 203	550	8 825	10 687	125	1 317
结果确定	—		5 720	1 187	529	8 530	10 249	118	1 238
首尔	4 446	4 270	1 780	16	60	871	1 224	25	294
釜山	1 450	1 391	290	73	23	496	445	6	58
大邱	1 093	1 008	255	103	14	342	251	5	38
仁川	1 657	1 516	289	11	8	509	620	2	77
光州	877	838	150	80	18	258	303	2	27
大田	912	873	117	36	9	192	453	5	61
蔚山	615	588	93	13	5	256	183	4	34
世宗	312	292	127	9	3	55	82	—	16
京畿	8 914	8 434	1 290	53	83	2 729	3 933	59	287
江原	921	811	148	95	30	246	236	2	54
忠北	1 431	869	130	100	24	309	268	2	36
忠南	952	1 335	183	107	39	397	553	1	55
全北	1 315	909	130	120	69	285	274	—	31
全南	1 902	916	197	147	43	259	232	2	36
庆北	424	1 276	190	72	33	514	412	1	54
庆南	846	1 835	309	82	30	650	703	2	59
济州	943	410	42	70	38	162	77	—	21

韩国各市、道儿童之家参加国家儿童之家标准评价，根据儿童之家评价制度的四大领域18个评价指标59个项目的评价结果获得相应的等级评价，下表是韩国各市、道儿童之家等级结果确定情况。

表5－17 韩国各市、道儿童之家各等级评价结果确定现状

单位：所，2024年2月末基准

市、道	合计（评价结果确定）	A等级	B等级	C等级	D等级
合计	27 571	20 624	6 124	588	235
首尔	4 270	3 458	715	71	26
釜山	1 391	1 003	350	23	15
大邱	1 008	802	186	14	6

市、道	合计 （评价结果确定）	A 等级	B 等级	C 等级	D 等级
仁川	1 516	1 107	345	43	21
光州	838	619	203	11	5
大田	873	679	177	12	5
蔚山	588	452	117	15	4
世宗	292	240	50	2	
京畿	8 434	6 365	1 793	194	82
江原	811	584	204	17	6
忠北	869	653	193	16	7
忠南	1 335	956	339	35	5
全北	909	622	258	19	10
全南	916	618	281	12	5
庆北	1 276	855	366	36	19
庆南	1 835	1 270	487	61	17
济州	410	341	60	7	2

截至 2024 年 2 月末，在全部 27 571 所儿童之家中获得 A 等级的儿童之家数量为 20 624 所，占比高达 75%，其次获得 B 等级的儿童之家为 6 124 所，占比为 22%，获得 A、B 等级的儿童之家占全部儿童之家的 97%，在韩国各市、道中 A 等级占 80% 以上的有首尔、打球、世宗、济州四个地方，A 等级评价结果占比最低的为全南和庆北，为 67%。韩国儿童之家评价是韩国保育振兴院根据《婴幼儿保育法》第三十条实施的儿童之家评价工作，儿童之家评价制度是为了加强保育、养育的社会责任，营造安心的保育环境，从国家层面对所有儿童之家进行定期评价，以确保日常保育服务质量的制度。截止到 2024 年 2 月末，韩国全国儿童之家 95% 以上参与了儿童之家评价，且 75% 以上获得了 A 等级评价结果，韩国儿童之家从保育课程及互动、健康安全、保育环境及运营管理、教职员四大领域确保了儿童保教质量，为儿童的健康发展提供了保障。

第四节　韩国 0—6 岁婴幼儿保育公共服务人才队伍

根据《婴幼儿保育法实施规则》，韩国儿童之家应当配置一定规模的保育教职员，保育教职员包括儿童之家园长、保育教师、护士、营养师、料理师、医生、社会工作者等其他保育教职员等。

一、韩国儿童之家教职员工配置

韩国儿童之家应当配置保育教职员。《婴幼儿保育法》第三章第十七条（保育教职员的配置）规定儿童之家应当配置保育教职员。根据第二十四条之 2 第 1 款规定区分保育时间运营的儿童之家，可根据同款同项规定的保育时间安排保育教师。儿童之家配置辅助教师等，以减轻保育教师的工作负担。因休假或保教等原因，保育教师的工作出现空白时，可安排可替代的教师。保育教职员及其他人力的配置标准等所需事项，由教育部令规定。《婴幼儿保育法施行规则》规定保育教职员的配置标准如下：

（一）儿童之家园长

儿童之家园长 1 名，但是保育 20 名以下婴幼儿的儿童之家可以由儿童之家的园长兼任保育教师。

（二）保育教师

原则上每 3 名 1 周岁以下婴幼儿配置 1 名保育教师，1 周岁以上 2 周岁以下婴幼儿每 5 个 1 名保育教师，2 周岁以上 3 周岁以下婴幼儿每 7 名配置 1 名保育教师，3 周岁以上 4 周岁以下婴幼儿每 15 名配置 1 名保育教师，4 周岁以上学龄前婴幼儿每 20 名配置 1 名保育教师，平均每 40 婴幼儿 必须配置一名具有保育教师一级资格的人。儿童之家设置辅助教师等，以减轻保育教师的工作负担。残疾儿童保育原则上每 3 名残疾儿童配置一名保育教师，每 9 名残疾儿童配置 1 名具有特教资格的人。

（三）护士

对于保育 100 名以上婴幼儿的儿童之家，设立护士（护士助理）一名。

（四）营养师

保育 100 名以上婴幼儿的儿童之家原则上设一名营养师，保育 100 名以上 200 名以下婴幼儿的儿童之家单独设立营养师有困难的，可以由相同或相邻的市、郡、区两个以内的幼儿园共同设立营养师。

（五）料理师

保育婴幼儿 40 人以上 80 人以下的儿童之家设 1 名料理师，婴幼儿每超过 80 人增加 1 名。

（六）其他保育教职员

根据儿童之家的规模和特点选择医生、社会工作者、办事员、管理员、卫生员、司机、治疗师等保育教职员。儿童之家园长有护士或营养师资格的，可以兼任护士或营养师。下表是韩国2018年至2022年儿童之家教职员数量现状。①

表5-18 韩国儿童之家教职员数量（2018—2022） 单位：名

职业类型（1）	2018 保育教职员现状	2019 保育教职员现状	2020 保育教职员现状	2021 保育教职员现状	2022 保育教职员现状
合计	333 419	331 444	325 669	321 116	311 996
园长	38 975	37 168	35 199	33 087	30 773
保育教师	239 996	239 973	237 966	236 085	231 304
特殊教师	2 017	2 014	1 908	1 684	1 510
治疗师	633	658	650	—	—
营养师	927	923	902	1 040	1 018
护士	1 170	1 121	1 055	419	376
护士助理	—	—	—	566	496
事务员	1 099	1 103			
料理师	30 634	31 090	30 182	29 575	28 402
其他	17 968	17 394	17 807	18 660	18 117

最近五年韩国儿童之家教职员整体数量小幅减少，2022年为311 996名，其中园长数量降幅最大，由2018年的38 975名减少为2022年的30 773名，保育教师、营养师等其他教职员工出现了小幅增减情况，儿童之家整体教职员数量比较稳定。保育教职员中儿童之家园长应当专职，不得兼任其他儿童之家、社会福利设施、幼儿园和宗教机构等工作。负责基本保育的保育教师的工作时间为工作日8小时，负责延长保育的保育教师为工作日4小时，其他前后延长的时间由儿童之家园长和保育教师轮流工作，并支付加班费。保育教职员的休假施行轮流制，以使保育空白最小化，出现儿童之家园长、保育教师或其他保育教职员的空白时，应分别安排代替其工作的替代园长、替代教师或其他人力，以确保儿童之家的正常运行。韩国延长保育设置延长保育专门教师，为婴幼儿提供稳定、高质量的照护服务，父母可以安心选择延长保育服务，韩国对提供延长保育服务的机构支援延长保育教师劳务费和延长保育费，缓解了儿童之家延长保育服务的运营负担，也减轻了基本

---

① 韩国保健福利部．韩国儿童之家保育教职员现状［EB/OL］．（2023-04-28）［2023-06-10］．https：//kosis．kr/search/search．do．

保育教师的工作负担，改善了保育教师的工作环境。①

二、韩国儿童之家保育教职员的职务职责任免

韩国儿童之家园长、保育教师等保育教职员工认真履行各自的职责。《婴幼儿保育法》第十八条（保育教职员的职务）规定儿童之家园长总管儿童之家，负责信访处理，指导和监督保育教师和其他职员，保育婴幼儿；保育教师负责保育婴幼儿，儿童之家园长因不可避免的事由不能履行职务时，代行其职务。

关于保育教职员的职责事项，《婴幼儿保育法》第十八条之 2（保育教职员的职责）规定保育教职员在保育婴幼儿时，不得对婴幼儿施加身体上的痛苦或大声、谩骂等精神上的痛苦；保育教职员在工作中，为保护婴幼儿的生命、安全和防止危险，应尽到注意义务。

国家保护保育教职员的保育活动。《婴幼儿保育法》第十八条之 3（保育教职员的保育活动保护）规定国家、地方政府及其他公共机关应积极协助保育教职员顺利进行保育活动；国家和地方政府为保护保育教职员的保育活动，应制定和施行下列各项相关的政策：制定和预防保育活动侵害行为的标准；对保育活动侵害行为的调查、管理及保育教职员工的保护措施；调解与保育活动有关的纠纷；对保育教职员工的保育活动保护相关法律、劳务及心理、情绪相关咨询；为保护保育教职员的保育活动，认为其他必要的事项。

为审议保育教职员保育活动保护，韩国在中央保育政策委员会下设立保育活动保护委员会。《婴幼儿保育法》第十八条之 4（保育活动保护委员会的设置、运营）规定，为审议保育教职员保育活动保护的下列事项，设立保育活动保护委员会作为中央保育政策委员会的专门委员会：制定保护保育教职员保育活动的措施；调解市、道保育活动保护委员会未调解的纠纷；教育部长官为保护保育教职员的保育活动，认为需要保育活动保护委员会审议的其他事项。

为审议关于保育教职员保育活动保护的下列事项，在市、道设立市、道保育活动保护委员会。但是，市、道保育活动保护委员会有其他适合承担其职能的委员会，且该委员会的委员具备规定的资格时，根据市、道条例的规定，该委员会可以代替市、道保育活动保护委员会的职能：保育教职员工保

---

① 李京民. 对延长保育支援制度的理解对福利认识和社会效果的影响 [D]. 釜山：釜山大学，2021：17.

育活动受到侵害的保护措施；调解保育教职员工的保育活动相关纠纷。

儿童之家的保育教职员对婴幼儿进行生活指导。《婴幼儿保育法》第十八条之5（保育教职员的婴幼儿生活指导）规定儿童之家的园长或保育教师为保护婴幼儿的人权和进行保育活动，必要时可根据法令和教育部长官告示，对婴幼儿进行指导。

关于保育教职员的任免事项，《婴幼儿保育法》第十九条（保育教职员的任免等）规定特别自治市长、特别自治道知事、市长、郡守、区厅长为保障保育教职员的权益和改善劳动条件，应当管理保育教职员的任免和经历等事项。根据教育部令的规定，儿童之家园长应当向特别自治市长、特别自治道知事、市长、郡守、区厅长报告保育教职员的任免事项。关于儿童之家保育教职员的缺格事由，《婴幼儿保育法》第二十条（缺格事由）规定，属于下列各项之一者，不得在儿童之家工作：属于第十六条各项之一的人；根据第四十六条或四十七条规定被停止资格的人；根据第四十八条第1款被取消资格后，未经过同条第2款规定的资格再交付期限的人。

三、儿童之家教职员的资格

在韩国的儿童之家，保育教师代替父母为促进婴幼儿的全面发展提供保育服务，保育教师负责婴幼儿的保育、健康管理及与家长的咨询、其他幼儿园的管理运营等工作。在婴幼儿成长发展的过程中，作为保育方面的专家，研究和适用教学方法，构建保育空间环境，作为指导婴幼儿的保育者，提供符合婴幼儿年龄和发展水平的适当刺激，以保证婴幼儿身体、社会、情绪、智力的发展和成长正常进行。[①] 保育教师在婴幼儿的成长过程中发挥着养育者、教师、观察者、保育项目计划者、交流者等多重角色作用，[②] 为发挥多重角色作用，保育教师的资格标准非常重要。

（一）儿童之家园长或保育教师的资格

儿童之家园长或保育教师应具备相应的资格。《婴幼儿保育法》第二十一条（儿童之家园长或保育教师的资格）规定儿童之家园长应为具有总统令规定资格的人，并获得教育部长官鉴定授予的资格证的人。保育教师必须是符合下列内容之一的人，并获得教育部长官鉴定颁发的资格证书：

---

① 金吉汉. 保育教师职务制度与保育服务质量的关系：组织社会资本的媒介效应分析 [D]. 大邱：启明大学，2016：28.

② 尹元子. 保育教师的工作压力对离职意图的影响：以社会支持和职业认同的依次媒介效应为中心 [D]. 大邱：岭南大学，2024：30.

第一、在《高等教育法》第二条规定的学校，修习教育部令规定的保育相关课程和学分，取得专业学士学位以上者。1 之 2. 根据法令被认定为与《高等教育法》第二条规定的学校毕业的人具有相同水平以上学历的人，修习教育部令规定的保育相关课程和学分，取得专门学士学位以上的人。

第二、高中或同等水平以上的学校毕业者，在市、道知事指定的教育培训机构中完成规定教育课程的人。

保育教师等级为 1.2.3 级，等级资格标准由总统令规定。《婴幼儿保育法施行令》附表 1 对儿童之家园长和保育教师的资格标准、保育教师的等级资格标准进行了明确规定。

1. 儿童之家园长的资格标准

（1）一般儿童之家园长的资格标准

1）取得保育教师一级资格后，有 3 年以上保育等儿童福利工作经历的人；

2）取得《幼儿教育法》规定的幼儿园正教师一级资格或同一法律规定的特殊学校（指幼儿园课程）的正教师资格后，有 3 年以上保育等儿童福利工作经历的人；

3）拥有幼儿园园长资格的人；

4）取得《小学、初中教育法》规定的小学正式教师资格或同一法律规定的特殊学校（指小学课程）的正式教师资格后，有 5 年以上保育等儿童福利工作经历的人；

5）获得《社会福利事业法》规定的社会工作者一级资格后，有 5 年以上保育等儿童福利工作经历的人；

6）取得《医疗法》规定的护士执照后，有 7 年以上保育等儿童福利工作经历的人；

7）在国家或地方政府担任 7 级以上公务员，有 5 年以上保育等儿童福利工作经验的人。

（2）家庭儿童之家园长的资格标准

1）符合一般标准规定的资格的人；

2）取得保育教师一级以上资格后，有 1 年以上保育工作经验的人。

（3）婴儿专门儿童之家园长的资格标准

仅保育未满 3 岁婴儿 20 人以上的儿童之家。

1）符合一般标准规定的资格的人；

2）取得护士执照后有 5 年以上儿童护理工作经验的人。

（4）残疾儿童专门儿童之家园长的资格标准

根据《残疾儿童福利支援法》第三十二条，残疾婴幼儿幼儿园中可以保育 12 名以上残疾婴幼儿的儿童之家。

1）作为符合一般标准规定的资格的人，在大学（包括专科大学）专攻残疾人福利及康复相关学科的人；

2）作为符合一般标准规定资格的人，在残疾婴幼儿儿童之家有 2 年以上保育工作经验的人；

（5）根据《高等教育法》规定的大学（包括专科大学）或法律第二十一条第 2 款第 2 项规定的教育培训机构运营（指委托或附属运营）的儿童之家园长的资格标准

1）符合根据科目的一般标准规定的资格的人；

2）作为运营儿童之家的大学的助理教授或教育培训机构的专职教授以上，对保育相关课程有 3 年以上教育经验的人；

从（1）到（4）的任何人都必须接受保健福利部令规定的岗前职务教育。

2. 保育教师等级资格标准

韩国保育教师共分 1.2.3 级，满足一定的条件可以晋升上一级，保育教师 3 级要求高中或以上学历的人，在保健福利部规定的教育培训机构完成规定教育课程的人，具体内容如下表。

表 5－19　保育教师等级资格标准

等级	资格标准
保育教师 1 级	（1）获得保育教师二级资格后，作为有 3 年以上保育工作经验的人，接受过保健福利部长官规定的晋升教育的人 （2）获得保育教师二级资格后，在保育相关研究生院获得硕士学位以上，有 1 年以上保育工作经验的人，接受过保健福利部长官规定的晋升教育的人
保育教师 2 级	（1）在专科大学或上述水平以上学校完成保健福利部规定的保育相关课程和学分并毕业的人 （2）获得保育教师三级资格后，作为有 2 年以上保育工作经验的人，接受过保健福利部长官规定的晋升教育的人
保育教师 3 级	高中或以上学历的人，在保健福利部规定的教育培训机构完成规定的教育课程的人。

备注

"保育等儿童福利工作经历"是指具有以下任一经历：

（1）符合下列任一条件的经历

1）在儿童之家担任过儿童之家园长、保育教师、特教教师（指根据《小学、中等教育法》第二十一条第二项的规定，拥有特殊学校的正教师、准教师或实践教师（仅限负责科目为康复福利科目的情况）资格证的人和保健福利部长官认可的相当于此资格证的人。以下亦同）或治疗师工作经历

2）在育儿综合支援中心担任育儿综合支援中心主任、保育专门要员、特殊教师、代替教师或兼职保育负责保育教师的经历

3）在法第 8 条规定的韩国保育振兴院担任保健福利部长官规定并告示的管理人员或正式职工的经历

4）在法第二十六条之 2 第 2 款规定的小时制保育服务指定机构担任机构负责人或兼职保育负责保育教师的经历

（2）在《幼儿教育法》规定的幼儿园担任园长、园监、首席教师、教师或合同制教师的经历

（3）在《儿童福利法》规定的儿童福利机构中担任机构负责人、总务、保育师、生活福利师、咨询指导员或自理支援专门要员的经历

（4）根据《残疾人福利法》，在残疾婴幼儿居住设施从事残疾婴幼儿相关工作的经历

（5）在《对残疾人等的特殊教育法》第 11 条规定的特殊教育支援中心担任特殊教育领域的专业人才的经历

（6）在《幼儿教育法》及《中小学教育法》规定的特殊学校（幼儿园课程）中担任特殊学校教员的经历

（7）因法律第 7120 号幼儿教育法制定而废止之前，根据《幼儿教育振兴法》在新农村幼儿园工作的经历

（8）（1）至（6）规定的从事儿童福利业务的机构等担任护士的经历

（9）曾在国家或地方政府担任 7 级以上公务员，从事保育等儿童福利相关行政工作的经历

"保育工作经历"是指有下列任一经历：

（1）符合下列任一条件的经历

1）在儿童之家担任儿童之家园长、保育教师、特教教师或治疗师的经历

2）在育儿综合支援中心担任育儿综合支援中心主任、保育专门要员、特教教师、代替教师或兼职保育负责保育教师的经历

3）在法第八条规定的韩国保育振兴院担任保健福利部长官规定并告示

的管理人员或正职劳动者的经历

4）在法第二十六条之2第2款规定的小时制保育服务指定机构担任机构负责人或小时制保育主管保育教师的经历

（2）在根据《幼儿教育法》举办教育课程和放学后课程的幼儿园担任园长、园监、首席教师、教师或合同制教师的经历

"儿童护理工作经历"是指在医院的小儿青少年科或新生儿室、保健所母婴保健中心、小学保健室等工作的经历。

关于儿童之家园长或保育教师资格证的颁发事项，《婴幼儿保育法》第二十二条（儿童之家园长或保育教师资格证的颁发等）规定：教育部长官应根据第二十一条第1款及第2款规定，鉴定儿童之家园长或保育教师的资格，并颁发资格证。教育部长官可根据教育部令的规定，向领取第1款规定的儿童之家园长或保育教师资格证或再交付证的人收取手续费。

保育教职员资格证不得出借。《婴幼儿保育法》第二十二条之2（禁止以名义出借等）规定儿童之家园长或保育教师不得让他人以自己的名义或儿童之家的名称履行儿童之家园长或保育教师的业务。取得资格证的人不得将其资格证借给其他人，任何人都不得借出其资格证。任何人不得为所禁止的行为牵线搭桥。

韩国儿童之家园长、保育教师施行国家资格证制度，在韩国儿童之家工作的教职员必须取得相应的资格证，韩国对于符合资格条件的人发放相应的资格证，下表是2015年至2023年12月31日韩国儿童之家园长、保育教师资格证发放情况。[①]

表5-20　韩国各年度儿童之家园长、保育教师国家资格证发放现状

单位：件

区分	2015	2016	2017	2018	2019	2020	2021	2022	2023	总计
园长	6 409	7 335	10 118	10 608	9 754	9 657	8 814	7476	6 250	413 157
教师	81 737	76 095	82 738	55 532	53 668	49 809	46 968	43 068	38 729	1 570 336
总计	88 146	83 430	92 856	66 140	63 422	59 466	55 782	50 544	44 979	1 983 493

韩国自2015年开始，2016、2017、2018年儿童之家园长资格证发放数量呈现增加态势，自2019年开始截至2023年开始逐年下降，保育教师除

---

① 韩国儿童之家园长、保育教师国家资格证统计数据参考韩国保育振兴院网站保育统计数据，韩国保育振兴院. 韩国保育教职员能力强化 [EB/OL]. (2023-12-31) [2024-02-20]. https：//www.kcpi.or.kr/kcpi/business/empower.do.

2017 年增加外，其他年度都是减少态势，与婴幼儿出生率持续降低相一致。韩国儿童之家园长资格根据儿童之家类型不同而不同，韩国儿童之家具体分为一般儿童之家、40 人以下儿童之家、家庭儿童之家、婴儿专门儿童之家、残疾儿童专门儿童之家等五种类型，下表是韩国各类型儿童之家园长资格证发放情况。

表 5－21　韩国各类型儿童之家园长国家资格证发放现状（2015—2023.12.31）

单位：件

区分	2015	2016	2017	2018	2019	2020	2021	2022	2023	合计
一般	3 651	4 373	5 946	6 518	6 637	6 915	6 471	5 680	4 834	263 589
40 人以下	2 268	1 349	1 151	968	759	636	432	326	310	84 579
家庭	421	1 489	2 844	2 931	2 125	1 789	1 605	1 205	796	55 256
婴儿专门	1	0	2	1	5	3	4	2	0	490
残疾专门	68	124	175	190	228	314	302	263	310	9 243
合计	6 409	7 335	10 118	10 608	9 754	9 657	8 814	7 476	6 250	413 157

根据韩国保育振兴院 2015 年—2023 年底韩国各类型儿童之家园长资格证发放情况统计数据，一般儿童之家园长资格证发放件数最多，其次为家庭儿童之家类型园长资格证件数，婴儿专门儿童之家园长资格证发放件数自 2015 年至 2023 年底一直保持较低水平，在 2016 年度与 2023 年度发放件数甚至出现了 0 的情况，但随着韩国残疾儿童保障的完善，韩国残疾儿童专门儿童之家园长资格证发放大多数年度呈现增加态势。韩国保育教师国家资格证分为一、二、三级共三个等级，下表是 2015 年至 2023 年底韩国儿童之家保育教师国家资格证发放现状。

表 5－22　韩国保育教师国家资格证发放现状（2015—2023.12.31）

单位：件

区分	2015	2016	2017	2018	2019	2020	2021	2022	2023	合计
一级	26 829	26 793	26 660	22 261	22 329	20 422	19 283	16 432	14 516	619 592
二级	50 295	46 651	53 826	31 560	29 917	28 219	26 762	26 088	23 889	841 635
三级	4 613	2 651	2 252	1 711	1 422	1 168	923	548	324	109 109
合计	81 737	76 095	82 738	55 532	53 668	49 809	46 968	43 068	38 729	1 570 336

根据上表韩国保育振兴院 2015 年至 2023 年底儿童之家保育教师国家资格证发放件数的统计数据，韩国保育教师三级的发放数量最少，尤其 2023

年仅发放了 324 件，其次为一级保育教师国家资格证发放数量，2023 年发放件数为 23 889 件，占比 62%，2023 年一级保育教师国家资格证发放件数为 14 516，占比 37%。

保育教师的素质是影响儿童之家保育质量的关键因素，根据韩国统计厅统计数据，韩国一、二、三级各级别保育教师在不同类型儿童之家分布比较均衡，下表是韩国各类型儿童之家各级别保育教师分布情况。[①]

表 5-23　韩国保育机构保育教师持有资格证情况

机构类型，所在地，规模（1）	机构类型，所在地，规模（2）	2021						
		调查人数（名）	园长（%）	保育教师一级（%）	保育教师二级（%）	保育教师三级（%）	其他（%）	未应答（%）
全体	合计	15 586	28.5	73.6	27.8	1.7	1.5	0.5
机构类型	国公立	3 387	29.0	74.8	32.4	0.7	3.1	0.1
	社会福利法人	862	25.6	73.2	31.0	0.4	4.7	—
	法人·团体	370	25.8	78.9	25.7	0.7	1.9	—
	民间	6 307	25.1	72.8	25.9	1.8	0.8	0.8
	家庭	3 804	36.7	74.8	22.2	3.2	0.6	—
	职场	856	18.5	67.0	46.9	0.6	0.5	1.9
所在地	大城市	5 904	27.3	73.2	27.9	1.1	1.6	0.4
	中小城市	6 486	29.2	71.1	27.4	2.1	1.6	0.8
	农渔村	3 196	29.0	79.2	28.7	2.0	1.0	—
规模	20 名以下	4 939	35.2	75.3	23.5	2.9	0.6	—
	21~39 名	3 142	28.2	71.6	28.7	2.1	2.1	0.5
	40~79 名	4 821	25.3	71.8	30.9	1.0	1.7	0.7
	80 名以上	2 685	22.0	75.8	29.3	0.4	2.0	0.8

在全部 15 586 名调查对象中，保育教师一级数量最多，占 73.6%，保育教师二级占 27.8%，在不同类型儿童之家中保育教师一级所占比重比较均衡，其中国公立儿童之家保育教师一级占 74.8%，社会福利法人儿童之家占 73.2%，法人·团体儿童之家占 78.9%，民间儿童之家占 72.8%，家庭儿童之家占 74.8%，职场儿童之家保育教师一级所占比重最低，也达到

[①]　韩国保健福利部. 韩国儿童之家保育教职员现状［EB/OL］.（2023-04-28）［2024-02-20］. https://kosis. kr/search/search. do.

67%，以上统计数据显示各类型儿童之家保育教师一级分布比较均衡，在师资队伍方面各类型儿童之家没有明显差距。根据所在地划分的大城市、中小城市、农渔村儿童之家各级别保育教师分布也比较均衡，保育教师一级占比最高的是农渔村儿童之家，占比高达 79.2%。根据规模区分的各种规模儿童之家保育教师一级占比也均在 70% 以上，尤其 20 名以下小规模儿童之家保育教师一级占 75.3%。根据不同类型儿童之家各级别保育教师分布情况调查数据，韩国各类型、各地区、各种规模儿童之家的保育教师一、二、三级配置比较均衡，在师资队伍方面没有明显差距。

3. 保育教师培养相关课程及学分

保育教师 3 级是高中或以上学历的人，在保健福利部规定的教育培训机构完成规定的教育课程的人。下表是保育教师 3 级在保健福利部规定的教育培训机构接受的教育课程及学分。

表 5 - 24　保育教师 3 级教育课程

区分	课程（学分）	完成课程（学分）
教师人性	保育教师（人性）论（3 学分）、儿童权利与福利（3 学分）	2 门课程（6 学分）
保育知识与技术	保育学概论（3 学分）；保育课程（3 学分）；婴幼儿发展与指导（3 学分）；儿童生活指导（3 学分）；婴幼儿问题行为指导与咨询（3 学分）；特殊儿童理解与辅导（3 学分）；游戏指导（3 学分）；语言辅导（3 学分）；儿童音乐与动作（3 学分）、儿童美术指导（3 学分）、儿童数学指导、儿童科学指导（3 学分）、婴幼儿教学方法论（3 学分）、教材教具开发（3 学分）、父母教育（3 学分）、婴幼儿健康指导（2 学分）、婴幼儿营养指导（2 学分）、儿童安全管理（3 学分）、幼儿园运营管理（3 学分）	18 门课程（52 学分）
保育实务	儿童观察与实习（3 学分）、保育实习（4 学分）	2 门课程（7 学分）

韩国保育教师 3 级教育课程包括教师人性、保育知识与技术、保育实务三个领域，教师人性领域共 2 门课程 6 学分，保育知识与技术共 18 门课程 52 学分，保育实务共 2 门课程 7 学分，每门课程评价分数达到 70 分以上的，才认定为完成。每个学分的时间以 15 小时为准。

保育教师 2 级需满足在专科大学或上述水平以上学校完成保健福利部规定的保育相关课程和学分并毕业的人，下表是保健福利部规定的保育相关课程。

表5-25　保育教师2级教育课程

区分		课程	修习课程（学分）
教师人性		保育教师（人性）论、儿童权利与福利	2门课程（6学分）
保育知识与技术	必修	保育学概论、保育课程、婴幼儿发展、婴幼儿教学方法论、游戏指导、语言指导、儿童音乐（或儿童动作、儿童美术）、儿童数学指导（或儿童科学指导）、儿童安全管理（或儿童生活指导）。	9门课程（27学分）
	选修	儿童健康教育、婴幼儿社会情绪指导、儿童文学教育、儿童咨询论、残疾儿童指导、特殊儿童理解、幼儿之家运营管理、婴幼儿保育项目开发与评价、保育政策论、心理健康论、人类行为与社会环境、儿童护理学、儿童营养学、父母教育论、家庭福利论、家庭关系论、地区社会福利论	4门课程（12个学分）以上
保育实务		儿童观察和行为研究、保育实践	2门课程（6学分）

　　保育教师2级还需要完成线下课程，线下课程包括教师人性、保育知识与技术、保育实务三大领域，下表为课程及学分内容。

表5-26　保育教师2级线下课程

区分	课程
教师人性	保育教师（人性）论、儿童权利与福利
保育知识与技术	游戏指导、语言指导、儿童音乐（或儿童动作、儿童美术）、儿童数学指导（或儿童科学指导）、儿童安全管理（或儿童生活指导）。
保育实务	儿童观察和行为研究、保育实践

　　韩国保育教师2级线下课程应不少于8小时出勤授课，不少于1次出勤考试。保育实务以理论课和保育现场实习的形式进行，保育现场实习以不少于6周240小时为原则，但可分2次进行。

（二）儿童之家教职员工的在职教育

1. 儿童之家园长在职教育培训

　　儿童之家园长必须接受在职教育培训。《婴幼儿保育法》第二十三条（儿童之家园长的在职教育）规定，教育部长要实施旨在提高儿童之家园长素质的在职教育。此时，在职教育以集合教育为原则。在职教育分为岗前培训和在职教育，在职教育应包括下列内容：预防性暴力和虐待儿童，预防和防止失踪、拐卖，传染病及药物的滥用预防等保健卫生管理，灾难预防安全，交通安全，儿童之家园长的人性培养（包括婴幼儿的人权保护教育），其他教育部令规定的事项。其他在职教育的期间、方法等所需事项，由教育部令规定。

2. 保育教师在职教育培训

保育教师也应该接受在职教育培训。《婴幼儿保育法》第二十三条之2（保育教师的在职教育）规定，教育部长应为提高保育教师的素质而实施在职教育。此时，在职教育以集中教育为原则。在职教育分为职务教育和升级教育，在职教育中，应包括下列内容：预防性暴力和虐待儿童，预防和防止失踪、拐卖，传染病及药物的滥用预防等保健卫生管理，灾难预防安全，交通安全，保育教师的人性培养（包括婴幼儿的人权保护教育），其他教育部令规定的事项。其他在职教育的期间、方法等所需事项，由教育部令规定。

保育教师培训教育对保育教师具有非常重要的作用，教育功能包括个人心理情感功能、社会功能、职务功能等方面，[①] 不仅可以保证保育教师学习专业知识和技能，还可以促进保育教师的职业稳定、职业满足感提升。

---

① 金正淑. 婴幼儿教师项目研究动向及相关因素效果分析 [D]. 高阳：中部大学，2022：20.

第六章　韩国3—6岁儿童学前阶段放学后课程体系

第一节　韩国3—6岁儿童学前阶段放学后课程法律政策体系

韩国通过确立幼儿教育的公共性对3—6岁儿童实施免费幼儿教育，幼儿教育公共性是指"所有幼儿为了获得同一起跑线，无论社会经济阶层如何，都提供优质的教育服务"。韩国幼儿教育的公共性确立经过了幼儿教育公共性议题设定期（1993年至1996年）、《幼儿教育法》及免费教育基础形成期（1997年至2000年）、《幼儿教育法》制定期（2001年至2004年）、低出生率应对及公共性基础形成期（2005年至2008年）、Nuri课程实施及公共性确立期（2009年至2014年）、幼儿教育公共性强化期（2014年至2019年）等时期。[①] 韩国通过《幼儿教育法》相关系列法律，确定了幼儿教育的公共性，对3—6岁幼儿施行免费幼儿教育。

一、《幼儿教育法》（法律第19737号，2023年9月27日部分修正，2023年9月27日施行）、《幼儿教育法施行令》（总统令第34229号，2024年2月20日部分修正，2024年2月20日施行）、《幼儿教育法施行规则》（教育部令第290号，2022年12月1日部分修正，2023年1月1日施行）

韩国《教育基本法》第一章总则第一条（目标）规定该法旨在规定国民对教育的权利和义务以及国家和地方政府的责任，并规定教育制度及其运营的基本事项。第八条（义务教育）规定1.义务教育分为6年初等教育和

---

① 张英勋.幼儿教育公共性相关媒体报道大数据分析［D］.首尔：建国大学，2020：7-8.

3 年中等教育。2. 所有公民都有权接受第 1 款规定的义务教育。由此可知，与我国施行 9 年义务教育相同，韩国也同样施行 9 年义务教育。

韩国《基本教育法》第九条（学校教育）规定设立学校进行幼儿教育、小学教育、中学教育及高中教育。学校具有公共性，除学生的教育外，还要努力维护和发展学术和文化传统，为居民的终身教育而努力。学校教育应注重培养学生的创新能力和培养包括人性在内的全人教育。学校的种类和学校的设立、经营等学校教育的基本事项另行法律规定。由上述法律条文可知，韩国从幼儿教育开始进行学校教育。第三章教育的振兴第二十条（幼儿教育）规定国家和地方政府应制定和实施振兴幼儿教育所需的政策。依据《基本教育法》的规定，韩国制定了《幼儿教育法》《幼儿教育法施行令》《幼儿教育法施行规则》等一系列法律。

韩国面向 3 周岁至小学的儿童进行的教育称为幼儿教育，规定幼儿教育相关事项的法律为《幼儿教育法》，韩国为规定《幼儿教育法》所委任的事项及实施所需事项制定了《幼儿教育法施行令》，同时为规定《幼儿教育法》及同法施行令中委任的事项及其施行所需事项制定了《幼儿教育法施行规则》。

韩国《幼儿教育法》第四章（费用）第二十四条（免费教育）规定 1. 小学入学前三年的幼儿教育实行免费，免费的内容及范围由总统令规定。2. 根据第 1 款规定免费实施幼儿教育的费用由国家和地方政府负担，原则上应向幼儿的监护人提供支援。3. 根据第 2 款规定，国家及地方政府负担的费用，以第 4 款规定的标准幼儿教育费用标准，由教育部长官在预算范围内与有关行政机关的首长协商后告示。4. 教育部长官通过第五条第 1 款规定的中央幼儿教育委员会的审议，确定标准幼儿教育费。5. 关于第 2 款规定的支援方法、第 3 款规定的费用告示及第 4 款规定的标准幼儿教育费计算等所需事项，由教育部令规定。由上述法律规定可知，韩国的幼儿教育施行免费教育，是正规的学校教育。本书主要探讨学校正规教育以外的照护服务，因此重点研究正规课程之后的放学后课程。

韩国《幼儿教育法》第十三条（教育课程等）规定幼儿园应当举办教育课程，在举办教育课程之后，可以举办放学后课程。国家教委规定教育课程标准和内容的基本情况，教育监①可以在国家教委规定的教育课程范围内规定适合当地实际情况的标准和内容。教育部长官规定放学后课程标准和内

---

① 教育监，首尔、各广域市、各道教育委员会的负责人。

容的基本事项，教育监可在教育部长官规定的放学后课程范围内规定适合地区实际情况的标准和内容。教育部长官有权制定和推广幼儿园课程和放学后课程运行的计划和教材。下表是韩国幼儿园放学后课程的发展历史。①

表 6-1　韩国幼儿园放学后课程发展历史

1993	以全日制的名称首次试运营
2000	开发、普及全日制项目
2004	为全日制项目运营提供设施环境改善费支援
2007	配置全日制辅助人员
2009	提出幼儿园全日制运营充实方案，在民间项目中引入教科部认证制度
2012	修正《幼儿教育法》，把名称变更为"放学后课程"

韩国幼儿园放学后课程自 1993 年开始试运营，到 2012 年正式通过《幼儿教育法》进行了法制化，放学后课程是包括特性化课程、照护活动、基本保育深化、扩展课程等在内的综合保育和教育服务。

二、韩国第三个（2023—2027）幼儿教育发展框架计划

为促进幼儿教育的发展，以强化国家责任和教育文化创新实现教育的公正性为愿景，韩国制定了《第 2 次幼儿教育发展基本规划（2018—2022）》，本规划的重点课题之一是继续扩大放学后课程。不断延长放学后课程时间，扩大放学后课程对象，2022 年实现韩国全体幼儿园 99.8% 开设放学后课程，国公立幼儿园 86.8% 的幼儿参与放学后课程。优先保障双职工等需要照护的幼儿的照护，2022 年韩国全国 9 个市道支持有需求的幼儿全部参与。全国 8 个市道运营放学后课程最少保障小时制度，釜山、大田、蔚山、庆北、济州最晚运营到 18：00，大邱、仁川、光州最晚运营到 19：00，首尔最晚运营到 20：00。基本规划提出运营以游戏、休息为中心的放学后课程。截至 2022 年，韩国为全国 16 个市道的 600 个幼儿园提供放学后游戏休息场所支援。同时为应对新冠疫情，2020 年 3 月 2 日开始到 2020 年 5 月 26 日期间，韩国提供紧急照护服务，为尽量减少因新冠疫情导致的幼儿园停业期间的照护空白，提供中餐及紧急照护运营至 19：00。

根据《第 2 次幼儿教育发展基本规划（2018—2022）》调查，为应对幼

---

① 金娜京. 通过分析私立幼儿园课后特性化美术教育现状的启示研究 [D]. 首尔：淑明女子大学，2021：37.

儿园放学后课程质量充实的社会需求，韩国 99.8% 的幼儿园开设了放学后课程，国公私立幼儿园放学后课程参与率由 2018 年的 74.4%，2020 年上升到 81.4%，2021 年达到 86.2%，2022 年继续提高到 89.1%。同时家长对放学后课程的满意度也持续上升，由 2019 年的 4.02 分，2020 年达到 4.06 分，2021 年继续上升为 4.26 分，2022 年最终家长满意度为 4.27 分。

韩国幼儿园全体幼儿的 89.1% 参与了放学后课程，实现了放学后课程数量的扩大。随着幼儿参加放学后课程的时间延长，放学后课程的社会重要性也日益增加。韩国幼儿园正规教育课程全年运营 180 天以上，每天 4—5 小时，而放学后课程全年运营 220 天以上，每天运营（含正规教育课程）8 小时以上，因此对放学后课程项目多样化及假期提供稳定的紧急照护、零食等运营质量的充实要求逐渐增大。此项需求也在 2021 年 7 月进行的国家公立服务改善家长问卷中得到了验证，充实放学后课程运营（时间计划）需求位列第一名。因此，为应对家长需求，韩国《第 3 次幼儿教育发展框架计划（2023—2027）》提出扩大放学后课程及推进放学后课程充实化的重点课题。

《第 3 次幼儿教育发展框架计划（2023—2027）》提出的扩大放学后课程及充实放学后课程战略目标为从 2022 年的 9 个市道为有需求的幼儿提供放学后课程服务，到 2027 年实现韩国所有市道为有需求的幼儿全面提供放学后课程服务。从过去养育子女是父母固有的责任和义务的时代，现在正在转变为在承认父母主体作用的同时，需要社会和国家支援的时代。为了弥补现代家庭弱化的功能和作用，对社会服务的要求正在增加，并且在更多的领域要求社会服务。[①] 韩国为适应这种时代变化的需求，持续推出了幼儿教育发展规划，为有需求的幼儿及家庭提供放学后课程公共服务。

第二节　韩国 3—6 岁儿童学前阶段放学后课程财政支持体系

韩国《幼儿教育法》第二十七条（对放学后课程等的支援）规定，国家及地方政府对运营放学后课程或根据第十二条第 3 款规定超过总统令规定的授课天数的幼儿园，可根据总统令规定补助运营所需经费。

----

① 南中乐. 关于母亲养育负担类型和减轻养育负担的支援对策研究—以龙仁市为例［D］. 首尔：庆熙大学，2019：13.

韩国《幼儿教育法施行令》第四章费用第三十三条（对放学后课程运营等的支援）规根据《幼儿教育法》第二十七条，教育部长官和教育监可将下列各项经费的全部或部分支援在预算范围内运营放学后课程或超过第十二条规定授课天数运营的幼儿园：教育环境改善费；劳务费；教材、教具；教育部长官和教育监认为有必要的其他经费。

特别市长、广域市长、特别自治市长、道知事、特别自治道知事及市长、郡守、区厅长可根据规则规定，将上述各项经费的全部或部分支援给开办放学后课程或超过第十二条规定授课天数的幼儿园。

韩国《第3次幼儿教育发展框架计划（2023—2027）》提出持续提高放学后课程费用支援，切实减轻3—5岁幼儿教育费负担。计划2024年对5岁幼儿进行支援，2025年扩大到4岁幼儿，2026年扩大至3岁幼儿进行放学后课程支援。在支援费金额方面，2022年对国公立幼儿园幼儿每月支援5万韩元，私立幼儿园幼儿每月支援7万韩元。韩国计划维持现有保育、幼儿教育预算（2022年基准，15万亿韩元），追加所需的预算由地方教育财政负担。下表为韩国幼儿放学后课程费支援情况。①

表6-2　韩国幼儿放学后课程费支援（2024.3.1起）

区分	支援年龄	出生日期	支援金额（韩元/月）		
			国公立幼儿园	私立幼儿园	儿童之家
放学后课程费	3—6岁	2018.1.1—2021.2.28	50 000	70 000	70 000

第三节　韩国3—6岁儿童学前阶段放学后课程供给体系

韩国幼儿园放学后课程是在正规课程之后提供的课程服务，放学后课程的目的是通过提供教育和保育综合服务，谋求幼儿的全面发展，通过缓解双职工父母的养育负担及减轻课外辅导费，解决低出生率等社会问题，同时满

① 韩国教育部.2024学年度幼儿学费支援计划（包括5岁追加支援）[EB/OL].（2024-2-22）[2024-2-25].https：//www.moe.go.kr/boardCnts/viewRenew.do? boardID=312&lev=0&statusYN=W&s=moe&m=0301&opType=N&boardSeq=98140.

足家长的各种需求，提高幼儿教育的满意度。① 韩国学前阶段放学后课程服务的供给主体为幼儿园。韩国《第3次幼儿教育发展框架计划（2023—2027)》提出了扩大幼儿优质教育机会的行动，研究赋予幼儿园教育课程放学后课程等领域的自主性等，支持各地区设置、运营多样的教育模式。韩国现行幼儿园正规课程为每天4—5个小时，放学后课程（含正规课程）每天8小时以上，在赋予地方自主权后，各地区可以根据当地条件、父母需求灵活调整教育内容及运行时间。

根据韩国《第3次幼儿教育发展框架计划（2023—2027)》调查显示，48.5%的幼儿在早晨8点30分前入园，为应对这种需求，韩国对幼儿园的课程开始时间由原来的9点调整为8点开始运营。早晨8：00—13：00为正规教育课程时间，13：00以后运行放学后课程，之后为有需求的幼儿提供晚间照护服务。即现行幼儿园时间安排为正规教育课程每天4—5小时，放学后课程（包含正规教育课程）为每天8小时以上，幼儿园入园时间调整后为正规教育课程每天5小时，放学后课程（正规教育课程结束后）为每天4—5小时以上。在人力配置上，正规教育课程由教师负责，放学后课程由专任教师或单独教师负责。教师仍然实行八小时工作制，同时施行弹性工作制。下表是韩国幼儿园放学后课程运营时间。②

表6-3 韩国各市、道幼儿园放学后课程运营时间

市、道教育厅	运营时间
世宗特别自治市	考虑幼儿园的实际情况及家长的上下班时间等因素，灵活运营；放学后课程在标准教育课程结束后实施，包括标准保育课程（4小时）在内，每天运营8小时以上。
江原道	根据幼儿园运营计划，包括标准保育课程在内，每天运营8小时以上，但在监护人同意下，可在1小时内调整放学后课程使用时间；为双职工家庭提供不同时间段的放学后课程—照护对接服务。
忠清北道	根据幼儿园运营计划，包括标准保育课程在内，每天运营8小时以上，但在监护人同意下，可在1小时内使用放学后课程。
全罗南道	根据幼儿园运营计划，包括标准教育课程在内，每天运营8小时以上，但在监护人同意下，可以在1小时内调整放学后课程的使用时间；积极利用放学后课程教师（正规教师、补缺期间制教师）及正规教师的弹性工作制，考虑父母的下班时间等因素运营。

---

① 李善花. 幼儿园教育课程教师和放学后课程教师之间教育课程联系的实施研究 [D]. 首尔：韩国教员大学，2020：10.

② 韩松. 公立幼儿园教师课后课程运营经验 [D]. 公州：公州大学，2021：21.

市、道教育厅	运营时间
庆尚南道	根据幼儿园运营计划，包括标准教育课程在内，每天运营8小时以上，但在监护人同意下，可以在1小时内调整放学后课程的使用时间。
蔚山广域市	根据幼儿园运营计划，包括标准教育课程在内的一天8小时以上运营至18：00，但在监护人同意下，可以在1小时内调整放学后课程的使用时间；单设及配置专职园监的并设幼儿园在有需求者的情况下，义务运营放学后课程1学级以上到19：00。

　　韩国各市、道教育厅普遍规定幼儿园放学后课程（包括标准教育课程）每天至少运营8小时以上，在结束时间上考虑家长下班时间，以实现放学后课程结束时间与家长下班时间的衔接，韩国幼儿园放学后课程运营时间基本能满足幼儿家长的需求。但韩国现行的小型幼儿园在正规课程及放学后课程中普遍实行混合年龄班，游戏指导、生活指导存在困难，缺乏同龄儿童之间的互动，韩国期望通过第三个五年计划，实现变革，即根据家长需求，设置单龄班，充实以游戏为中心的教育课程，激活同龄儿童之间的互动。

　　韩国推进正规教育课程和放学后课程的综合衔接改革，2023年推进多种放学后课程项目的开发。同时加强对放学后课程的现场运行支持，为加强照护能力，2023年开发进修项目，并推进人员进修。根据2022年的专家问卷，韩国幼儿教育放学后课程服务中排名第一位最紧迫的课题为加强放学后课程专门人才力量。韩国2023年开发制定了放学后课程运营支持指南，具体内容如下表。

表6－4　韩国放学后课程运营支持指南

构成方案	详细内容（方案）
放学后课程运行体制	放学后课程运行概述及各阶段工作处理 放学后课程运行人员等
放学后课程运行内容	放学后课程教育、照护活动 特色项目运行及质量管理
放学后课程管理与支持	健康、安全、营养管理 设施及环境管理 放学后课程运行评价及回流

　　除利用幼儿园提供放学后课程服务外，韩国积极利用常春学校、小学、地方儿童中心等其他照护、教育机构的作用，充分发挥退休教师、家长等地方人才库的作用，以提供放学后课程服务。韩国《第3次幼儿教育发展框架计划（2023—2027）》还提出推广社区联系放学后课程运作模式，于2023

制定事业计划，2024 年—2026 年开展示范事业及制度改善。具体提出了三项措施，第一、挖掘、推广在假期中很难找到放学后课程人力的农渔村等小规模幼儿园和地区内多种机构间放学后联结运营模式。第二、为保障家长对幼儿的照护需求，促进社区内提供照护服务的幼儿教育保育机构与小学等联办。例如加强各种机构之间的联系，①指定定点幼儿园并进行运营的方式，②并设幼儿园—小学（常春学校）之间的联系，③地方保育机构的联系（幼儿园、地方儿童中心等）；利用地方人才库，利用退休教师、家长人才库。第三、通过教育部—保健福利部—文旅部等相关部门的合作及教育（支援）厅—地方政府的合作体系的构建，制定事业计划及开展事业运营支援。

　　韩国 3—6 岁儿童参加幼儿园放学后课程的比例非常高，不同类型幼儿园、不同类型家庭参加放学后课程的原因各不相同。根据幼儿园放学后课程使用比例和使用理由的调查，使用幼儿园放学后课程的比率为 85.3%，其理由是"为了使用特性化课程"占 40.2%，"也想体验放学后课程"占 29.4%，"家里没人照顾"占 29.1%。从设立类型看，公立单设幼儿园课后课程使用比例 79.2%，低于平均水平，"家庭无人照顾"的理由占 39.1%，与其他设立类型相比相对较高。私立私人幼儿园的情况是"为了利用特性化项目"占 45.2%，比其他设立类型高。另外，公立并设幼儿园（36.0%）和私立法人幼儿园（31.1%）的情况是"想体验下放学后课程项目"的理由比其他机构高。根据是否双职工家庭的情况，单职工家庭中"为了使用特性化项目"的家庭比例最高，达到 52.4%，"家庭中没有人照顾"的家庭比例非常低，仅为 7.3%。相反，双职工和未就业的情况下，"家庭无人照顾"占比最高，分别为 37.6% 和 57.8%。从家庭收入来看，收入水平低于200 万韩元的家庭中，"家庭无人照顾"的比例非常高，占 44.0%。韩国幼儿园放学后课程运营时间为正规课程结束后 13：00—18：00 左右，根据对课后课程运行时间的满意度调查，结果显示认为开始时间合适的占 98.1%，认为结束时间合适的占 92.6%，对课后课程运行时间的满意度较高。认为结束时间太晚的比例为 7.0%。根据家庭收入的不同而有所差异，对于未满200 万韩元的家庭来说，结束时间比较合适。回答高的比率为 70.0%，与其他组相比非常低，回答太晚的比率为 28.6%。①

---

　　① 韩国育儿政策研究所．2022 年幼儿教育实态调查［R/OL］．（2024 - 03 - 12）［2024 - 03 - 16］．https：//www. moe. go. kr/boardCnts/viewRenew. do？boardID = 312&lev = 0&statusYN = W&s = moe&m = 0301&opType = N&boardSeq = 98317.

第四节　韩国3—6岁儿童学前阶段放学后
课程师资队伍

韩国3—6岁儿童学前阶段放学后课程是根据《幼儿教育法》第十三条第1款规定，在正规课程结束后进行的其他教育活动和照护活动，也就是指在课程之后进行的课程深化、扩展活动和特性化项目及照护活动。关于韩国幼儿园放学后课程负责教师，《幼儿教育法施行令》第三章教职工第二十三条（幼儿园教师的配备标准）第3款规定开设放学后课程的幼儿园除各班级任课教师外，还可配备一名以上负责放学后课程运营的教师，各幼儿园放学后课程运营任课教师的配备标准由管辖厅规定。韩国幼儿园放学后课程普遍由放学后课程专门教师负责，但韩国各市、道放学后课程专门教师标准不同。下表是韩国各市、道放学后课程专门教师使用现状。①

表6-5　韩国各市、道放学后课程专门教师利用现状

市、道教育厅	类型	要求条件	一天工作时间	类型
首尔特别市	教育公务职	幼儿园正教师、保育教师	8小时	教育照护（educare）教师
仁川广域市	教育公务职	幼儿园正教师、保育教师	8小时	放学后课程讲师
釜山广域市	教育公务职、期间制教师	幼儿园正教师	8小时、3~5小时	放学后课程讲师、期间制教师
大田广域市	教育公务职	幼儿园正教师	8小时	放学后课程讲师
大邱广域市	期间制教师、教育公务职	幼儿园正教师	8小时	期间制教师、放学后课程讲师
蔚山广域市	教育公务职	幼儿园正教师、保育教师	8小时	放学后课程讲师
光州广域市	期间制教师、教育公务职（少数）	幼儿园正教师	6小时、8小时	期间制教师、放学后课程讲师
世宗市	期间制教师	幼儿园正教师	4小时	期间制教师
京畿道	临时讲师、期间制教师、教育公务职	幼儿园正教师、保育教师	8小时5小时5~8小时	临时讲师、期间制教师、放学后专门教师

---

①　金顺贞. 对幼儿园教育现场课程教师和放学后专职人员之间矛盾内容的分析：以放学后专职人员的认识为中心［D］. 首尔：檀国大学，2022：16.

续表

市、道教育厅	类型	要求条件	一天工作时间	类型
忠清南道	期间制教师	幼儿园正教师	4 小时	期间制教师
忠清北道	期间制教师、 教育公务职	幼儿园正教师、 保育教师	4 小时	期间制教师
			8 小时	放学后教育师
江原道	期间制教师、 正规教师、 教育公务职	幼儿园正教师	4 小时	期间制教师
			8 小时	正规教师
			8 小时	放学后教育师
庆尚南道	期间制教师、 正规教师	幼儿园正教师	4 小时、 8 小时	期间制教师、 正规教师
庆尚北道	期间制教师、 正规教师	幼儿园正教师	4 小时、 8 小时	期间制教师、 正规教师
全罗南道	期间制教师	幼儿园正教师	3～5 小时	期间制教师
全罗北道	期间制教师	幼儿园正教师	4 小时	期间制教师
济州岛	期间制教师	幼儿园正教师	4 小时	期间制教师

　　幼儿园放学后课程的质量主要取决于放学后课程教师的水平。韩国各市、道幼儿园放学后课程教师配置事项由市、道教育厅规定，各市、道放学后课程专门教师的聘用呈现多种类型，放学后课程教师的工作时间也不同，但在资格标准上，韩国各市、道基本都要求具备幼儿园正教师资格，首尔特别市、仁川广域市、蔚山广域市、京畿道、忠清北道五个地方要求或具备保育教师资格。韩国幼儿园放学后课程通过配置专门教师，一方面减轻正规教育课程教师工作负担，提高幼儿教育质量，同时也有助于提高放学后课程的质量。

　　韩国幼儿园放学后课程运营的教职员现状进行调查的结果显示，配置放学后课程专门教师的比例最高，占 68.9%，其次是放学后课程专门教师和班主任加班混合运营，占 16.8%，班主任加班占 13.3%，其他也有使用合同制教师、外部讲师、园长等人员的情况。其中公立幼儿园的放学后课程专门教师配置最高，高达 96.2%，而私立幼儿园的混合运营最高，为 36.5%。从设立类型来看，公立并设幼儿园和公立单设幼儿园、私立法人幼儿园最高，分别为 96.1%、96.7% 和 46.2%，私立私人幼儿园混合运营最高，为37.8%。[1] 韩国公立幼儿园普遍配置幼儿园放学后课程专门教师，放学后课

　　① 韩国育儿政策研究所.2022 年幼儿教育实态调查［R/OL］.（2024－03－12）［2024－03－20］.https：//www.moe.go.kr/boardCnts/viewRenew.do? boardID＝312&lev＝0&statusYN＝W&s＝moe&m＝0301&opType＝N&boardSeq＝98317.

程专门教师是指在公立幼儿园教师聘用候选人选拔竞争考试中最终合格后，接到管辖厅正式下达的任命通知，根据市、道教育厅放学后课程专门教师配置情况，只负责放学后课程履行职务的正教师。[①]

韩国放学后课程包括课程深化拓展、特性化课程和照护活动，各幼儿园可以根据条件自行运营。根据放学后课程中比重较大的活动调查，混合经营照顾、课程深化拓展、特性化项目的比例最高，约为50%，私立幼儿园回答特性化项目的比例为25%，是公立幼儿园（9.9%）的2.5倍。考虑到放学后课程的混合运营中包含了特性化程序，私立幼儿园的放学后课程中特性化项目所占比重相当高。[②]

韩国放学后课程内容包括特性化项目，特性化项目中根据课程的不同使用的师资人员也不同。对幼儿园运营的特性化项目的各类型使用师资人员比重进行分析的结果显示，作为外部人力运营的比率最高的项目是体育，占78.3%，其次是音乐（63.7%）、英语（50.5%）、美术（25.7%）、舞蹈（13.3%）、积木（12.3%），其余项目都不到10%。同时，自有人力运营比例最高的项目中美术占16.3%，其次是科学实验（15.1%）、积木（8.8%）、阅读（8.5%）、韩文（8.0%）、英语（7.8%），其他的项目都不足5%。公立幼儿园和私立幼儿园的外部师资运营比率最高的特性化项目是体育，分别为80.3%和75.7%，公立幼儿园自身师资运营比率最高的特性化项目是科学实验（17.4%），私立幼儿园是美术（19.5%）。与设立类型无关，以外部师资运营的比率较高的项目是体育，以自身师资运营的比率较高的特性化项目是公立并设幼儿园和公立单设幼儿园的科学实验（各占18.3%、9.9%），私立私人幼儿园和私立法人幼儿园的美术（各占19.8%、17.3%）。与机构所在地无关，由外部人员运营的比例最高的特性化课程是体育，而以自身师资运营的比率较高的特性化课程是大城市和中小城市幼儿园的美术（各占16.4%和17.2%），邑面地区幼儿园的科学实验（16.5%）。不管机构规模大小，由外部人力运营的比率最高的特性化项目是体育，50人以下的是科学实验（18.9%），50～100人以下的和100人以

① 李瑟雅．关于公立幼儿园放学后课程专职教师放学后课程运营经验的研究［D］．首尔：韩国教员大学，2019：20．

② 韩国育儿政策研究所．2022年幼儿教育实态调查［R/OL］．（2024-03-12）［2024-03-20］．https：//www．moe．go．kr/boardCnts/viewRenew．do？boardID＝312&lev＝0&statusYN＝W&s＝moe&m＝0301&opType＝N&boardSeq＝98317．

上是美术（分别为13.2%和18.8%）。①

韩国《第3次幼儿教育发展框架计划（2023—2027）》提出改善幼儿教育机构教学条件，增加放学后课程人员配置，减轻教师工作负担，提高教育质量。根据家长需求，扩充夜间照护专职人员。充分利用地方人才库，利用退休教师、家长人才库的作用。

---

① 韩国育儿政策研究所. 2022年幼儿教育实态调查［R/OL］.（2024－03－12）［2024－03－21］. https：//www. moe. go. kr/boardCnts/viewRenew. do? boardID = 312&lev = 0&statusYN = W&s = moe&m = 0301&opType = N&boardSeq = 98317.

第七章　韩国幼保统合改革

第一节　韩国幼保统合改革历史

韩国托幼一体化被称为幼保统合①，作为整合教育的一部分，是把儿童之家和幼儿园的保育和教育合二为一的计划，幼保统合的本质是为婴幼儿提供无差别的、高质量的保育、教育服务，② 将儿童之家（保健福祉部）和幼儿园（教育部）二元化的主管部门整合为单一机构是幼保统合的主要目标。韩国进行幼保统合有其独特的历史及现实背景，下面就韩国幼保统合的背景进行探讨。

一、韩国幼保统合推进背景

（一）韩国低出生率危机，要求婴幼儿教育、照护发生划时代的变化

为了低出生率危机，让每个儿童都成长为珍贵的人才，婴幼儿教育、照护需要进行划时代的变革。韩国的新生儿呈现逐年下降的趋势，下表是韩国统计厅 2022 年发布的近年新生儿出生人数。

表 7-1　2021 年出生统计（统计厅，2022 年）

年份	2011 年	2013 年	2015 年	2017 年	2019 年	2021 年
出生人口数	47.1 万名	43.7 万名	43.8 万名	35.8 万名	30.3 万名	26.1 万名

根据韩国统计厅 2019 年预计，韩国 5 周岁以下的婴幼儿人口数量也呈现下降趋势，预计到 2025 年韩国 5 周岁以下婴幼儿数量仅有 181 万名。下表是韩国统计厅 2019 年发布的未来人口推测数量。

---

① 本章幼保统合内容参考了韩国教育部与保健福利部共同制定的《幼保统合促进方案》。

② 韩在琴. 婴幼儿保育政策网络的政策游戏结构和"政策竞技场（policy arena）"局面分析——通过对保留统合讨论的批判性考察，以适用"DIAD 模式"为中心 [D]. 首尔：檀国大学，2023：41.

表 7 - 2　韩国未来人口预测（2019 年基准，统计厅）

年份	2005 年	2010 年	2015 年	2020 年	2021 年	2022 年	2023 年	2024 年	2025 年
数量	314 万名	271 万名	273 万名	222 万名	207 万名	193 万名	184 万名	181 万名	181 万名

韩国认为在每名儿童都很重要的时代，从养育儿童的第一个阶段—婴幼儿时期开始，创造良好的养育环境是当今时代的重要课题。

（二）双轨制下机构选择的差异导致儿童之间的差距

虽然韩国对幼儿园和儿童之家的3—5岁儿童实行共同的教育、保育课程（Nuri 课程），但是因为现实中存在的二元化管理体系，导致支援水平不同，因此学生及家长感受到的教育、照护条件也不同。

表 7 - 3　韩国私立幼儿园与儿童之家差异

	私立幼儿园	儿童之家
家长额外负担	13.5 万韩元（幼儿学费标准，全国平均，2022 年 4 月统计调查）	保育费额外负担（2021 年，保育实况调查）
餐费	免费供餐（单价：2800 韩元—3435 韩元，2022 年） 除 Nuri 课程支援金外，单独支援	单价 2500 韩元（2022 年） 包含在 Nuri 课程支援金内

教师资格、待遇、设施标准等方面存在差别，导致教育、照护环境的差距，进而可能导致婴幼儿发展的差异。根据韩国幼儿教育保育福利学会2022 年举办的幼保统合论坛调查，幼儿园、儿童之家庭教师、学界专家中有 42.4% 的人认为幼保统合的最大理由是消除婴幼儿教育及保育的差距。

（三）从小学入学前开始的教育、照护差距逐渐累积

韩国使用幼儿园和儿童之家的婴幼儿的比率越来越高，首次使用机构的时间也呈现越来越早的趋势。根据行政安全部的居民登记人口统计、教育部的幼儿学费支援系统、保健福利部的保育统计数据显示，0—5 周岁婴幼儿使用幼儿园、儿童之家的使用率逐年上升，下表为 2011—2021 年婴幼儿使用幼儿园和儿童之家的情况。

表 7 - 4　婴幼儿（0—5 周岁）幼儿园、儿童之家使用率（2022 年 4 月）

年份	2011 年	2013 年	2015 年	2017 年	2019 年	2021 年
使用比率	69%	76%	78%	81%	84%	86%

韩国儿童之家面向0—6岁儿童提供保育服务，幼儿园则面向3—6岁儿童提供幼儿教育，儿童之家主管部门为保健福利部，幼儿园主管部门则为教

育部，两者在财政支援、法律体系等方面存在不同，导致 3—6 岁儿童选择儿童之家或幼儿园享受到的待遇也不同。下表是韩国幼儿园和儿童之家各年龄段使用率。①

表 7-5 各年龄段幼儿园与儿童之家使用率（2022）

单位：名，%

区分	人口数	儿童之家 B	幼儿园 C	合计 B+C	儿童之家使用率 B/A	幼儿园使用率 C/A	整体使用率 B+C/A
0 岁	509 038	126 606		126 606	24.9		24.9
1 岁	277 529	239 157		239 157	86.2		86.2
2 岁	307 975	285 937		285 937	92.8		92.8
0~2 岁合计	1 094 542	651 700		651 700	59.5		59.5
3 岁	333 048	165 335	132 496	297 831	49.6	39.8	89.4
4 岁	364 198	135 413	189 748	325 161	37.2	52.1	89.3
5 岁	413 162	138 322	230 375	368 697	33.5	55.8	89.2
3~5 岁合计	1 110 408	439 070	552 619	991 689	39.5	49.8	89.3
0~5 岁合计	2 204 950	1 090 770	552 619	1 643 389	49.5	25.1	74.5

韩国 3 岁儿童使用儿童之家比率为 49.6%，使用幼儿园的比率为 39.8%，使用儿童之家的儿童要远远多于幼儿园，但 4 岁儿童使用幼儿园的比率为 52.1%，高于使用儿童之家的 37.2%，5 岁儿童使用幼儿园的比率为 55.8%，远远高于使用儿童之家的 39.5%，但也有相当比率的儿童使用儿童之家。根据 2009 年—2021 年度的保育实况调查，婴幼儿使用儿童之家的年龄越来越早，下表是首次使用儿童之家的婴幼儿年龄情况。

表 7-6 首次使用儿童之家的婴幼儿年龄

年份	2009 年	2012 年	2015 年	2018 年	2021 年
月龄	30 个月	26.7 个月	24.1 个月	22.7 个月	21.8 个月

---

① 韩国育儿政策研究所.2022 年婴幼儿主要统计［EB/OL］.（2023-09-21）［2024-01-10］. https：//kicce. re. kr/main/board/view. do？ menu _ idx = 35&board _ idx = 49615&manage _ idx = 43&old_ menu_ idx = 0&old_ manage_ idx = 0&old_ board_ idx = 0&group_ depth = 0&parent_ idx = 0&group _ idx = 0&group_ ord = 0&viewMode = NORMAL&authKey = &search_ type = title&yearData = &search_ text = &rowCount = 10&viewPage = 1.

随着婴幼儿使用保育机构的比例越来越高、越来越早，现行的双轨制导致的机构间差距持续下去，可能导致韩国儿童在小学入学前就出现比较大的教育差距。

（四）通过幼保统合和常春学校实现 0—11 岁国家负责的教育、照护体系

现在国际范围内普遍实行托幼一体化，以提供高质量的教育、照护服务。OECD 国家在 2006 年就把幼儿教育和保育统称为 ECEC（Early Childhood Education and Care），强调通过托幼一体化及教育课程统合而提供高效的政策。例如瑞典、英国、新西兰、挪威等国家通过幼保统合推进统一管理和提高质量水平。幼保统合与小学阶段的长春学校衔接，从出生开始到小学阶段毕业为止，韩国努力构建国家负责、国民放心的教育、照护体系。即通过幼保统合，实现适合婴幼儿的高质量新教育体系，避免从生命起跑线阶段的婴幼儿时期就开始出现教育、照护差距。

韩国一直以来的儿童之家婴幼儿保育和幼儿园幼儿教育相关法律体系及管理部门的二元化体系导致了保教机构、保教人员、婴幼儿及家长等保教利益各方的差别，婴幼儿保育和幼儿教育在行政、财政、质量上存在差距，从保教人员层面上，资格标准及待遇存在差异；从婴幼儿父母层面上，儿童之家和幼儿园的运营时间、教育、保育费用不同。[①] 韩国为消除 3—6 岁年龄段儿童之家婴幼儿保育和幼儿园幼儿教育的差距，推进了面向 0—6 岁儿童的幼保统合政策。

二、韩国幼保统合推进过程

韩国在李明博政府和朴槿惠政府时期就一直努力推动幼保统合，李明博政府时期引进了 3—5 周岁共同教育课程（Nuri 课程，2012 年），并支援地方教育财政拨款，为幼保统合创造了条件。此后，朴槿惠政府在国务协调室设立了幼保统合促进团（2014 年 2 月—2018 年 1 月），制定了三个阶段的任务目标，第一阶段为马上能做的事情，第二阶段为整治制约条件，第三阶段为教师资格和管理部门（包含财政），但是只推进了前两个阶段，第三个阶段没能推行就取消了幼保统合计划。

朴槿惠政府推进的幼保统合虽然只进行了前两个阶段，但为幼保统合确定了基本方向，从 2014 年开始，政府在未来 3 年内推进综合政策，包括管

---

① 房以斯. 2019 修订 Nuri 课程艺术经验领域中幼儿教师对音乐活动的认识及运营情况研究——从 2025 年幼保统合实施的角度分析 [D]. 全州：又石大学，2023：8.

理部门、财政支持、评估认证、机构类型、财务会计规则在内的财政管理、教育课程、信息公示、使用保教机构的对象年龄、保教机构设施标准、教师资格及待遇等各项内容。[①] 朴槿惠政府以后的韩国历届政府推进幼保统合基本是在以上框架范围内进行，下表是朴槿惠政府幼保统合政策推进内容。

表7－7　朴槿惠政府幼保统合促进团任务

朴槿惠政府幼保统合促进团促进任务		2022年基准现状
阶段	主要成果	
第一阶段（2014年）	学费、保育费结算卡（儿童幸福卡）统一 制定共同公示信息项目及评价项目 为进行财政状况比较、分析而对法令进行整顿	评价及财政管理系统各自运行
第二阶段（2015年）	配合保育费上限制，实施幼儿学费上限制 共同设施标准（避难器具、警报设备）设置（法令修改）	在成本上限内独自运行
第三阶段（2016年）	幼特会计国库支援	幼特会计国库持续支援

尹锡悦政府上台后继续推进幼保统合，第一、尹锡悦政府把幼保统合（教育部、福利部）纳入110大施政课题之中，第84个施政课题是强化国家教育责任缩小教育差距，第46个施政课题是营造安全高质量的育人环境。第二、2022年9月14日，印发了《关于为准备推进幼保统合的组织设置及运行的规定》，据此，在教育部内部设立了幼保统合促进准备组，全面负责幼保统合准备工作。在教育部、福利部参与下，召开了12次工作协调会，及召开了11次专家咨询会议。第三、2022年12月15日至16日，在教育部与福利部的组织下，召开了以教师、家长和机构团体代表为对象的座谈会。第四、2022年11月24日召开了全国市道教育监协议会总会进行了讨论，2022年12月18日进行了高层党政协商会。第五，2023年1月为设立幼保统合促进委员会及促进团制定了总理训令。

尹锡悦政府通过各种座谈会、讨论会等多种渠道听取了教育现场的意见，根据主要争论点进行了充分的讨论，最终关于幼保统合的推进方式，共

---

① 高佳温. 教师和家长对幼儿教育和保育机构整合（保留整合）政策的认识研究［D］. 首尔：中央大学，2019：18－19.

同提出了以下建议：

第一、优先考虑婴幼儿、家长等需求者的需求，以提高教育、照护质量为导向，切实保障需求者的选择权。

第二、需求者正在经历的幼儿园和儿童之家之间的差距亟待解决，在以教育为中心的一元化管理体系中负责任地推进后续课题。

第三、以现场提出的要求为基础推进幼保统合，但对争论点（教师培训、资格、设立标准等）经过充分的征集意见后，提出合理的解决方案。

第四、要慎重解除幼保统合的主要内容及推进过程引起的混乱及误会

经过前期的讨论及准备，韩国明确了幼保综合政策的推进方向。韩国幼保统合的目的是建立以婴幼儿为中心的高质量的新教育、照护体制。建立以教育为中心的管理体制，奠定考虑婴幼儿发展连续性的稳定的政策基础。幼保统合推进主要分两个阶段，第一阶段主要在现行体制下致力于缩小幼儿园和儿童之家之间的差距，对主要争论点进行充分讨论后调整。第二阶段主要是在一元化管理体制下推进幼保统合。幼保综合政策主要是从强化国家教育、照护责任的角度出发，主要以0—5周岁的儿童为对象。在推进方式上，主要在社会总理担任委员长的委员会中进行充分的讨论，第一阶段主要运行示范教育厅，为第二阶段的正式统合提供支持。

第二节　韩国幼保统合政策内容

一、幼保综合政策概念及推进方向

（一）幼保综合政策概念

幼保统合是指为0—5周岁的所有婴幼儿无差别地获得优质的教育、照护服务而提供支持的政策。幼保统合意味着儿童之家和幼儿园法律根据的统合、财政支持的统合、管理部门及行政体系的统合、教师资格及培养课程统合、设施标准的统合等婴幼儿保育和幼儿教育的全面统合，[①] 以彻底改变现有的儿童之家婴幼儿保育和幼儿园幼儿教育的二元化问题。

（二）幼保综合政策推进方向

韩国幼保综合政策的愿景是从出生开始国民安心、国家负责的教育、照

---

① 房以斯.2019 修订 Nuri 课程艺术经验领域中幼儿教师对音乐活动的认识及运营情况研究——从 2025 年保留综合实施的角度看［D］. 全州：又石大学，2023：8.

护。幼保统合的目标是通过提高需求者中心的服务质量，分阶段地整合幼儿教育和婴幼儿教育，支持所有婴幼儿实现无差别地发展。幼保统合的战略分两个阶段，第一阶段以幼保统合促进委员会及促进团为中心，消除幼儿园与儿童之家之间的差距，并为行政、财政整合奠定基础。第二阶段以教育部、教育厅为中心正式开始幼保统合。

表7-8 韩国幼保统合政策阶段内容

	第一阶段（2023年—2024年）	第二阶段 2025年—
	委员会、促进团，消除差距及奠定基础	教育部、教育厅，幼保统合正式施行
家长	教育、照护负担阶段性降低	教育费用负担大幅减轻
教师	改善待遇，制定资格、培养体系改善方案	适用修改的资格、培养课程
设施	创建安全的环境	适用设施标准改善方案
组织	以教育为中心的管理体制一元化	以一元化的管理体系进行统一支援
财政	财政移交及推进统合	利用统合的财政资源
法律	促进相关法律修正	实施制定和修改的法律体系

二、幼保统合促进委员会及促进团组织、运行

（一）幼保统合促进委员会设立、运行

为推动幼保统合，依据国务总理训令《关于婴幼儿教育、保育统合促进委员会及促进团的设立、运行的规定》韩国设立婴幼儿教育、保育统合促进委员会，由副总理兼教育部长担任委员长，政府委员由次官级担任，负责应对重大决策。委派委员由机构团体、教师、教师团体代表等幼儿教育界和保育界的人员担任，为均衡收集幼儿教育界和保育界的意见，两边的代表人数相同。所有委员人数包括委员长在内限制在25名以内。

表7-9 韩国幼保统合促进委员会组成

委员长：副总理兼教育部长
委员：24名
政府委员（5名）：企划财政部、教育部、行政安全部、保健福利部、国务协调室次官级
委派委员（19名）：机关团体、教师、教师团体、研究机构、管理组织（地方政府、教育厅）、家长、学界、专家等

委员会主要承担的功能有审议、调整幼儿教育、保育统合主要政策，检查幼保统合年度推进计划及促进成果，幼保统合相关意见收集及现状调查相关的事项等。所有委派委员的任期为两年，可连任一次。委员会每半年举行

一次定期会议，当有需要讨论的事项时可召开不定期会议，会议公开与否由委员会决定。下面是 2023 年度委员会会议记录。

表 7 - 10　委员会召开及讨论事项（事例）

第 1 次，2023 年 2 月，议案：幼保统合年度推进计划（颁发委任状）
第 2 次，2023 年 4 月，议案：管理体系统合方案，缩小服务差距方案
第 3 次，2023 年 6 月，议案：综合模式方向，示范教育厅运行方案
第 4 次，2023 年 8 月，议案：教师资格、培养体系改革方向
8 月以后议案：共同设施标准、教师待遇改善、业务减少、标准保育课程 - Nuri 课程衔接等（召开时间和议案可能会有所调整）

（二）幼保统合促进团设立、运行

韩国设立婴幼儿教育、保育统合促进团，作为在教育部设置的跨部门协作组织（教育部、福利部、企划财政部、行政安全部、国调室），由地方政府、教育厅、研究机构等 30 余名构成。为均衡考虑幼儿教育界和保育界，促进团作为教育部、福利部等主要部门之间的协作机制开展工作，促进团团长由保健福利部人员担任，企划支援官由教育部所属公务员担任。

幼保统合促进团的主要履行下列职责：为幼儿教育及保育统合的法律及制度改善（包括残疾婴幼儿相关事项）相关的事项；制定《管理体系统合方案（组织、财政)》《服务差距缩小方案》等各种推进方案；制定教师资格、培养体系、设施设立标准相关改善方案，检查、管理具体课题推进情况；利益相关者及现场意见收集，讨论会及问卷调查实施等；协助委员会的有效运行，处理各种事务等。

为制定各项政策课题的推进方案，以促进团为中心，组建了由教育部和福利部的相关部门负责人组成的事务协商会，隔周运行，从 2023 年至 2025 年持续三年。韩国还组建了咨询团，咨询团由幼儿教育和保育领域的专家组成，分为 4 个专业委员会。即教师资格、培养体系改善委员会，教育课程改善委员会，组织、财政统合委员会，统合模式、设施标准制定委员会。咨询团随时讨论教师资格、培养体系改编、标准教育课程 - Nuri 课程衔接、管理体制一元化、幼保统合财政来源、统合模式方向、共同设施标准制定等核心课题。

韩国一直实行儿童之家婴幼儿保育和幼儿园幼儿教育的二元化体制，为实现幼保统合，首先，需要修改保育、教育法律法规或引入新制度；其次，幼保统合需要统一保教机构设施，改造现有设施或建立新设施等；第三，为了成功运营幼保统合系统，需要对教职员进行培训，加强教师对婴幼儿的不

同发展阶段和教育方法的理解和专业性；第四，幼保统合需要父母及地方社会参与，父母及地方社会的联合和参与对韩国幼保统合的成功发挥着重要作用；最后，持续评估和改进幼保统合集成系统非常重要，实时监测幼保统合的成果，提高婴幼儿的保教质量。① 韩国幼保统合是提高婴幼儿保育和教育质量、增强教育系统有效性的重要战略。

第三节　韩国幼保统合促进方案

韩国幼保统合促进方案分为两个阶段，第一个阶段从 2023 年至 2024 年，为期两年，这一阶段为准备阶段，主要目标为缩小儿童之家和幼儿园之间的差距，为推动儿童之家和幼儿园的真正一体化奠定基础。第二个阶段从 2025 年开始，真正施行儿童之家和幼儿园一体化后的保育教育课程。

一、第一阶段（2023—2024 年）：缩小差距及为奠定一体化奠定基础

为正式实施幼保统合，首先实行管理体系一元化，在实现管理体系一元化（2025 年）之前，为强化国家负责的教育、照护服务，先行实施缩小差距的课题。为推进幼儿教育和保育管理体制的一元化，韩国修正了政府组织法。2023 年 12 月 8 日，国会全体会议通过了政府组织法修正案。从 2024 年 6 月开始，保健福利部的婴幼儿保育工作将移交教育部，由教育部统一负责婴幼儿的保育和教育。韩国副总理兼教育部长官李周浩强调此次政府组织法修正是成功实现保留统合的第一步，也是所有儿童获得高质量教育和公平起步保障的坚实基础。②

（一）运行幼保统合示范教育厅

为缩小幼儿园和儿童之家之间的差距，韩国先选出 3.4 个幼保统合示范教育厅开始运行，构建以地方为中心的示范先导模式。示范教育厅根据条件对儿童之家供餐支援、照护时间、照护对象扩大、设施改善支援等支援项目进行挖掘、预算等工作。促进推进示范教育厅运行所需的法律、行政支

---

① 金承业. 对利用大数据进行幼保统合的各政府时期社会认识分析［D］. 釜山：东义大学，2024：10.

② 韩国教育部. 幼保统合的第一步，"政府组织法"修正案在国会全体会议上通过［EB/OL］.（2023-12-08）［2023-12-19］. https：//www. moe. go. kr/boardCnts/viewRenew. do？ boardID = 72779&boardSeq =97359&lev =0&searchType = null&statusYN = W&page =1&s = moe&m =0317&opType = N.

援，分析示范教育厅的运行事例，并活用在构建幼保统合新模式上。

表7-11 韩国幼保统合示范教育厅运行事例

示范教育厅运行事例	新模式适用事例
A教育厅：在儿童之家也支援幼儿园标准的供餐。	整理和整合支援项目
B教育厅：扩大幼儿园课后课程，填补幼儿园在园儿童的照护空白。	扩大照护功能
C教育厅：支援幼儿园、儿童之家安装消防栓等安全设施改善费用。	提高安全标准
D教育厅：增加Nuri课程费支援，提高教育、照护质量。	大幅降低家长经济负担，改善教师待遇。

示范教育厅运行日程：
市道教育厅进行需求调查（~2023年3月）
管理体制统合方案（组织、财政）（2023年6月左右）
《示范教育厅运行计划》发布（2023年上半年）
各教育厅施行支援（2023年下半年）

（二）推动教育费等家长负担阶段性降低

1. 家长负担减轻

为减轻家长教育费负担及改善教育、照护机构的条件，韩国将扩大教育费、保育费支援范围。据统计，2022年4月韩国私立幼儿园父母负担教育费每个月全国平均为13.5万韩元，儿童之家的保育费没有额外负担。对0—2岁儿童继续推行现行的免费保育，并随着物价上涨进行调整支援条件。对3—5岁儿童，从2024年开始追加除Nuri课程支援金（现在28万韩元）以外的支援，到2026年实现每年扩大支援对象，即2024年支援5周岁儿童，2025年扩大至4周岁儿童，2026年扩大至3周岁儿童。追加的支援从教育厅的阶段性统合出发，充分利用财政拨款等市道教育厅的预算进行支援。提高的幅度需要综合考虑幼儿标准教育费（55.7万韩元）和实际家长额外负担的费用（全国平均13.5万元，首尔20.3万韩元，2022年4月标准），由市道教育厅协商、委员会讨论后决定。同时改善管理体系、园费、保育费体制、支援项目法制化等制度，2023年进行制度改善相关的咨询团讨论，并将改善方案纳入《服务差距缩小方案》中。

2. 加强照护服务

首先，推进照护支援费的落实，例如幼儿园的课后课程费、儿童之家的Nuri运行费，从2013年开始一直保持公立幼儿园每个月5万韩元，私立幼儿园、儿童之家每个月 7 万韩元，至今没有任何调整。其次，韩国积极引导幼儿园扩大照护对象和照护时间，强化儿童之家的小时制保育及夜间延长、休息日保育等脆弱照护。

（三）奠定管理体制一元化及财政统合基础

1. 管理体系一元化

在管理体系方面，韩国积极推进以教育部、教育厅为中心的管理体系一元化，分析业务移交、人员、组织等因素，在完成管理体系一元化后，仍然需要进行良好的制度设计，以保障在地方层面的人口政策等实施过程中，地方政府能够持续地进行合作、支援。例如，首尔市政府施行的儿童之家辅助人力支援事业、设施维修预算支援等。要求地方设立促进团等，促进市道教育厅和地方政府之间的合作。

2. 奠定财政统合基础

在财政方面，为应对幼保统合正式推进，实现中央政府财政的有效统合，需要探讨设立单独的特别会计，例如教育—照护责任特别会计等。在预算方面，暂时移交、维持现有的保育、幼儿教育预算规模（2022 年基准，15 兆韩元），但以后追加的额外预算由地方教育财政负担。在管理体制及财政统合之前，维持幼特会计支援等现行体系。

表 7–12　韩国幼保统合管理体制统合日程

《管理体制统合方案（组织、财政）》制定（2023 年 6 月左右）
推进相关法令制定、修正（2023 年 9 月左右）
教育部、教育厅管理体制一元化及财政统合（2025 年~）
（组织）《地方教育自治相关法律》《职责及职责施行规则（教育部、福利部）》等
（财政）《地方教育财政拨款法》、（暂定名）《国家教育—照护特别会计法》等

（四）构建新统合机构模式

1. 构建新统合机构模式的原则

幼保统合不是机构间单纯的物理整合，而是根据婴幼儿发展和特点，重新设计的高质量的新统合机构。把统合模式的核心要素通过法令的形式进行制度化，但同时要采取保障机制确保机构运行的多样性、自主性。通过社会讨论、征求意见等方式，决定能够代替幼儿园、儿童之家的新名称。

2. 构建新统合机构模式的方案

以幼保统合促进委员会及咨询团等为中心，在 2023—2024 期间对新的统合机构进行充分的讨论、征集意见。在讨论结果的基础上，于 2024 年制定教师资格、培养体系等新统合机构的核心要素的改善方案。

3. 主要统合要素探讨方向

关于统合机构，主要综合讨论制定统合法律、机构名称、转换过程规定等。关于教师方面，通过加强教师专业性、改善工作条件等，以改善教育、照护质量为方向，推进资格、培养体系等的改编。

表7－13　韩国新统合机构模式

（改善待遇及工作条件）持续向私立幼儿园教师及保育教师发放待遇改善费，研究国公立教师等的工作减负方案。
（教师资格、培养）与《第4次中长期保育基本计划》（2022年12月，福利部）等衔接，推进相关工作。
（资格）废除保育教师3级资格，重新设计3级培养机构（保育教师教育院）的功能。
（培养）施行学科制方式（面对面）进行培养。

与国公立幼儿园、国公立儿童之家的教师相比，私立幼儿园教师和保育教师的社会地位和待遇较低，韩国的幼保统合过程中，应努力提高私立幼儿园教师和保育教师的待遇，提高保教师资人员的职业稳定和工作满意度，[①]以提高保教服务的质量。

在教育课程方面，加强从标准保育课程到 Nuri 课程，再到小学低年级等教育课程之间的衔接，在国家教育委员会的协助下，推进政策研究。在设施标准方面，积极讨论制定能够保证教育、照护环境质量水平的标准化共同标准。

表7－14　韩国幼保统合核心要素统合日程

幼保统合核心要素统合日程：
委员会、咨询团讨论，政策研究，实况调查等意见收集（2023年～）
研究结果等试行方案公开（2023年末）
补充事项等完善（2024年末）

二、第二阶段（2025年～）幼保统合正式施行

经过第一阶段研究、讨论制定的新统合机构主要坚持国民安心、多样、自律的原则，体现地方为中心的思想。

---

① 申容淑. 保育教师的情绪调节能力、教师效能感对工作满意度影响的研究—组织投入的媒介效应验证［D］. 高阳：中部大学，2023：103.

（一）地方主导的新统合机构出台、运行

1. 地方主导

在一元化体制下，有效支持婴幼儿教育和照护，根据地方婴幼儿预测及需求制定供需计划，根据地方条件推进机构配置及质量管理等。例如现在的"幼儿配置计划"和"儿童之家供需计划"是单独制定实行的，但是在一元化体制改善后，统一制定婴幼儿配置计划，实现管理的统一、高效。

2. 统合机构运行

在统合机构方面，以第一阶段讨论结果为基础，成立和运行统合机构，下面是统合机构运行事例。

表 7－15　韩国幼保统合机构运行事例

统合机构运行事例
对象：原则上以0—5岁为对象，但可根据机构特点、需求调整各年龄段的班级数。考虑到地方的人口结构等因素，可以探讨、研究灵活开设班级的形式（例如0—5岁、4—5岁、0—2岁等）。
法律地位：整合机构界定为新型的"教育、照护机构"。
名称：听取家长、教育保育现场意见等，使用适合新模式的名称。
教师资格、培养、设施标准等：适用能够保障教育、照护质量方向的教师资格、培养改编方案、设施标准改善方案，同时考虑机构的特殊性。
转型：在过渡规定后，在满足标准条件的教育保育机构内推进转型。通过过渡规定等促进与现行体制的有机联系，在过渡期间支援幼儿园、儿童之家等的设施改善。

（二）幼保统合核心服务统合及阶段性适用

1. 教师资格、培养体系统合

首先积极推进修正后的教师资格与培养体系的应用，然后加强教师专业技能、改善教师工作条件。计划2024年末制定改编方案，2025年准备培养课程改编，2026年适用培养课程。另外对保育教师及私立幼儿园教师的待遇改善费，计划从2024年开始分阶段进行上调，但与资格体系改变挂钩进行支付。

2. 教育课程统合

在教育课程方面，国家教育委员会修正标准保育课程及 Nuri 课程，计划2026年适用到教育现场。2023年进行基础研究，2024年制定修正方案，2025年2月进行修正告示，2026年计划应用到教育保育现场。

3. 设施设立标准统合

在设施设立标准方面，在提高安全标准的同时，推进能够保障教育、照护质量的标准化空间、设施的种类和标准建设。对不满足标准的保育教育机构，为让其转型为统合机构，研究、探讨对其进行设施改善的预算支援等。

设立标准经过委员会等的探讨后，阶段性地适用已经制定的标准。根据不同机构的需求、条件等重点领域，有选择性地加以应用，对不同机构运行的状态提供运行支持。

表 7 - 16　韩国幼保统合设施标准改善事例

		各机构自行选择		
	共同标准	照护重点	身体活动重点	教育活动重点
室内	教室、保育室、教师室、供餐、烹饪室、卫生间	喂养室午睡室浴室	室内游乐场体育室教具制作室	音乐室工艺室
室外	游乐场可由附近或室内、屋顶游乐场替代（强化安全）	休闲区	沙滩游乐场、院子、花园	园地
安全	安装喷水灭火系统、强化空气质量标准、引进环保材料标准、设置应急灾害应对设施等	共同适用		

设施标准改善事例

4. 系统统合

实现入学（入园）系统等的统合，实行信息公示项目、标准日期、时间等的一元化管理，提高需求者便利，强化学生、家长的实质性机构选择权。幼儿园的公示信息包括 7 个项目、18 个范围，儿童之家的公示信息则包括 6 个项目、34 个范围，幼儿园的公示信息统计基准日为当年 4 月，儿童之家的则为前一年 12 月底。

韩国幼保统合目前已经完成了《婴幼儿保育法》的修正，把婴幼儿保育主管部门由保健福利部改为教育部，完成了法律上的修改，2024 年主要通过试点教育厅推进设施、师资等幼保统合，2026 年正式适用幼保统合政策。

第四节　韩国幼保统合改革预期成果

韩国推进幼保统合之后与之前相比出现了新变化，韩国推进幼保统合的最终目的是婴幼儿无论使用哪个机构，都能获得无差别、高质量的保育与教育服务，无论是幼儿园还是儿童之家都能营造家长能安心托付儿童的优质环境。

表 7 - 17　韩国幼保统合改革预期成果

区分	以前	新变化
家长	每个机构的补交金额都不一样； 希望儿童能在更安全的环境中得到教育和照护； 幼儿园和儿童之家好像都差不多，又好像不一样，所以家长们很苦恼该把儿童送到哪里去。	额外负担大幅减少，养育负担减轻。 可以放心托付儿童； 听说儿童的成长从 0 岁开始就由国家负责支持，我很踏实； 国家扩大教育费、保育费支持，协助改善教育、照护环境； 教育部—教育厅管理体系一元化。
教师	虽然喜欢儿童，但是因为教师待遇太低，所以会考虑跳槽； 因为资格和培养体制不同，作为教育、保育专家，似乎得不到尊重。	工作条件改善了，所以更加关注儿童； 以提高教育和照护质量为方向，共同思考教师资格和培养改善方案。改善教师待遇等工作条件，以提高教育、照护质量为方向，制定教师资格和培养体制改善方案。
机构工作人员	由于管理和支援水平不同，在提供家长期待的服务方面存在局限性； 担心机构合并后会受到更多的限制。	确保优秀的教师和教育、照护环境，可以提供高质量的教育和照护； 运营负担减轻了，自主性提高了。政府统一制定保障服务质量的共同标准方案。

　　韩国政府计划通过推进幼保统合政策将给家长、教师、机构工作人员带来全新改变，幼保统合的本质目的是为婴幼儿提供无差别、高质量的保育、教育服务，确保每一名婴幼儿都能健康、安全成长。韩国目前已经对儿童之家婴幼儿保育和幼儿园教育统一实行免费教育，实现了财政支持体系的一元化，但还缺少对儿童之家和幼儿园私教育的规制，[①] 韩国儿童之家和幼儿园时期就开始的私教育导致了生命初期婴幼儿时期的教育不平等现象，为实现真正的每一名儿童的无差别保育与教育平等，韩国应施行对 0—6 岁儿童时期私教育的国家控制。

---

① 宋致淑. 从历史角度看幼保统合的动向和课题 [D]. 首尔：东国大学，2020：138.

第八章　韩国6—12岁儿童小学阶段春常学校服务体系

韩国通过常春学校①为6—12岁儿童小学阶段提供课后服务，常春学校是韩国充分利用学校和地方社会的多种教育资源为小学阶段学生提供正规课程外的课外服务推出的综合教育项目，常春学校的目标是为学生提供由国家负责的世界最高水平的教育和照护综合服务，建设学生健康成长、家长放心、教师满意的如春天般温暖的学校。

第一节　韩国常春学校推出背景及简介

一、韩国常春学校推出背景

常春学校的推出有其现实需求。首先，韩国出生率创下历史新低，仅为0.78名，每一名儿童都非常珍贵，切实需要国家承担公共责任。韩国2023年小学生数量仅为261万名，今后5年持续减少，预计到2030年会减少至161万名，降低幅度高达38.3%，需要韩国在课后也提供优质的资源以促进每一名儿童都成长为具备未来能力的优秀人才。下表是韩国2023年小学学生数量2024—2029年的预测统计结果。②

---

① 本部分常春学校的内容参考了韩国教育部《2024年常春学校运行指南》、《2024年常春学校推进方案》。

② 韩国教育部.2023年学生数量预测统计结果（2024—2029）［R/OL］.（2024－02－10）［2024－02－23］. www. moe. go. kr.

表8-1 韩国2023年小学学生预测数据（2024—2029年）

年度		2024年	2025年	2026年	2027年	2028年	2029年
年级	合计	2 481 248	2 329 381	2 194 987	2 041 781	1 870 580	1 729 805
	1年级	347 950	319 935	290 686	271 282	258 447	244 965
	2年级	385 034	346 229	318 421	289 363	270 129	257 402
	3年级	428 911	385 094	346 325	318 599	289 608	270 414
	4年级	423 926	429 112	385 330	346 596	318 932	289 960
	5年级	424 435	424 181	429 519	385 772	347 028	319 401
	6年级	470 992	424 830	424 706	430 169	386 436	347 663

其次，小学入学后低年级学生照护空白现象严重，引起小学生家长，尤其小学生母亲的职业生涯出现中断现象，另外也引起教育费增加的现象。第三、韩国社会急需减轻家长养育负担的教育费减少政策。沉重的养育费负担是引起低出生率现象的主要原因之一，过去十年，小学生教育费均呈现增加趋势。第四、韩国现行的放学后课程与照护体系交叉混乱，既有重复现象，也有两者都未覆盖的死角地带，因此迫切需要一个管理科学、覆盖全部学生、满足全部需求的课后服务体系，在这种背景下，韩国政府开始推行常春学校课后服务项目。下表是韩国小学阶段照护政策的历史发展情况。[①]

表8-2 韩国小学阶段照护政策的历史

年度	推进政策及推进经过
2004年	引进小学低年级"放学后教室"，在28所学校试运行 学期中12点至晚上7点，假期中上午8点到晚上7点
2009年	全天照护教室（小学保育教室）在300所学校夜间试运行
2010年	将小学保育教室更名为小学照护教室，并扩大到6200间
2011年	妈妈怀抱全天照护教室试运营至2013年，早上照护6：30—9：00，下午照护放学后—17：00，晚上照护17：00—22：00
2013年	小学放学后照护强化模式学校78所学校示范运行 课后照护服务泛政府综合支援6个地方示范运行（首尔芦原区、京畿城南市、釜山西区、蔚山蔚州郡、全北镇安郡、全南罗州市）
2014年	以小学1~2年级有需求学生为对象运营10966间照护教室 2014年第二学期小学照顾教室运营改善支援（8月），项目运营材料费、晚间照顾安全管理系统、辅助人员支持 2014年12月制定2015年满意度较高的小学照顾教室运营计划

---

① 金善珠. 关于小学照护政策的研究［D］. 京畿：信韩大学，2024：13.

年度	推进政策及推进经过
2015	运营满意度高的照顾教室（以低收入层、单亲家庭、双职工家庭学生为对象） 1，2年级是照顾教室，3~6年级是放学后学校放学后联系型照顾教室
2016	制定2016年1月小学照护教室运营方案 将照护扩大至全年级，运营反映年级特点的照护教室 为利用照护教室的低年级学生开发、普及游戏项目标准模式
2017	制定2017年小学照护教室运营方案（1月） 2017年7月确定"全天照护体系构建"为施政课题 计划扩大运营至小学全年级 我们小区养育中心10所示范设立并运营 2017年8月组建和运营中央政府—地方间合作的泛政府共同推进团
2018	2018年4月发布全天照护政策 计划到2022年将小学照护教室扩充到3500间
2020	因新冠疫情导致小学生紧急照护运营
2021	2021年1月制定新学期小学照护教室运营方案，8月发布改善方案
2022	运营学校照护点
2023	以1年级为对象示范运营常春学校

二、韩国常春学校性质

常春学校是除了学校常规课程外，将学校与社区的多种教育资源联系起来，为学生成长发展提供的综合教育项目。常春学校整合、改善了既有的小学课后课程和照护体系，实行单一管理体制，今后小学放学后课程和照护体系将逐渐被取消，只运行春日学校一个课后服务体制。截止到2024年3月18日韩国全国小学普遍参与常春学校，下表是韩国各市道参与常春学校运营的小学统计数据。

表8-3 韩国各市道小学参与常春学校运营数量

单位：所，2024年3月18日基准

市、道教育厅	数量
仁川广域市教育厅	60
首尔特别市教育厅	38
京畿道教育厅	975
江原特别自治道教育厅	84
忠清北道教育厅	100

忠清南道教育厅	119
大田广域市教育厅	45
世宗特别自治市教育厅	25
全罗北道教育厅	143
光州广域市教育厅	32
全罗南道教育厅	425
釜山广域市教育厅	304
蔚山广域市教育厅	24
大邱广域市教育厅	70
庆尚北道教育厅	180
庆尚南道教育厅	159
济州特别自治道教育厅	55

（一）有需求的小学生人人都可以利用常春学校

韩国常春学校支持所有有意愿的小学生都能经常使用学校，从 2024 年起，小学一年级开始人人都可以使用，以后逐渐扩大到小学各个年级。计划 2024 年，小学一年级开始使用，到 2025 年二年级学生可以使用，到 2026 年扩大到小学全年级，所有小学生都可以使用，在 2024—2025 年间，其他年级学生暂时使用现有的课后服务课程和照护服务。

（二）为小学一、二年级学生每年免费提供 2 小时定制课程

常春学校全年每天免费提供 2 小时适合低年级学生成长和发展的多种多样的、有趣的项目。2024 年面向小学一年级学生提供，计划 2025 年扩大到二年级，向小学一、二年级提供课程。为小学一年级学生提供的项目为低年级定制项目，也就是以游戏为中心的艺术、体育、社会、情感等项目。

（三）面向小学三至六年级运行优质项目

常春学校为小学三年级至六年级的学生提供有别于课外辅导的具有竞争力的项目，致力于未来能力培养、前途探索等的项目。例如，体育、文化、艺术、人工智能、数字、社会、情感、基础学习、前途体验项目等。

（四）各市道教育厅、各学校根据自身特点选择、使用各种项目

韩国地方政府、公共机关、大学、企业等关联项目，满足学生需求的早晚照护，利用地方空间等的照护学校项目等运行模式多种多样，各地因地制宜。

（五）减少教师因常春学校带来的行政负担

学校设立专门负责常春学校行政工作的组织"常春支援室"，专门负责常春学校的日常运行，处理各项常春学校日常事务。

三、韩国常春学校项目

韩国常春学校面向不同年级的学生提供不同的项目，主要分下列三种项目。

（一）小学一年级定制型项目

小学一年级定制项目面向的对象为小学一年级的学生，全年每天2小时内免费为有意向的小学一年级学生提供优质的定制型项目，内容主要包括小学一年级学生适应学校项目、成长支援项目，以及以游戏为中心的艺术、体育、社会、情感项目等。

（二）常春（放学后）项目

常春（放学后）项目面向小学一至六年级全部年级学生，改进和完善现有的放学后学校项目。

（三）常春（照护）项目

常春（照护）项目共有早晨照护、下午照护、晚间照护、衔接型照护四种类型。早晨照护项目的对象为一至六年级全年级学生，是为过早上学而需要正常课前照护的学生提供的项目。下午照护项目的对象为一至六年级全年级学生，包括一年级定制项目，定制项目逐渐扩大至全年级，各学校综合考虑学校条件，有序开展服务。下午照护项目是在正规课程后，向双职工家庭、低收入家庭、单亲家庭、多子女家庭、多文化家庭、班主任推荐对象等学生提供的项目。晚间照护项目的对象为一至六年级全年级学生，是为参加下午常春项目及衔接型常春项目学生中还需要额外照护的学生提供的项目。衔接型照护的对象为一至六年级全年级学生，是在参加常春（放学后）项目的同时，为下午不能享受常春学校的学生提供的项目。即使学生没有参加常春（放学后）项目，但是在需要照护的时间，也可以参加该项目。

四、韩国常春学校的愿景、目标及政策行动

韩国常春学校的愿景是建设世界上最高水平的常春学校，目标为所有有需求的学生和家长提供全面的培训计划，让学生和家长放心。常春学校的政策方向为人人享有、人人满意。人人享有即有需求的任何学生都可以使用，针对不同对象进行针对性帮扶支援。人人满意即根据不同年级提供不同的项目，为低年级学生提供定制型免费的项目，实现项目质量的提升及多样化，并为学生提供安全、健康的餐食。

韩国的常春学校计划实现有需求的学生 100% 全覆盖，2024 年实现小学一年级学生 100% 全覆盖，2025 年一、二年级学生全覆盖，2026 年最终实现小学一至六年级全覆盖。常春学校覆盖时间为正常上课前的早晨，正常课后到学生希望的时间，最晚运行到晚上八点。在费用方面，韩国计划实行免费课后服务，现在全年每天 2 小时内免费，2024 年只面向小学一年级，计划 2025 年扩大到一、二年级。常春学校的主体也抓紧扩大到专业机构、大学、企业等优秀场所，并积极构建在线项目供给平台，计划 2025 年构建、运行常春学校线上综合平台。常春学校开展的场所既利用学校里的各种空间，例如照护教室、特别教室、普通教室等，也积极利用校外社区教育空间，例如定点型常春中心、社区照护机构、图书馆、公共机构、大学等。常春学校不增加学校教师负担，在小学设置常春学校专门机构常春支援室，在教育厅设立常春支援中心。

第二节　韩国常春学校的运行

一、韩国常春支援中心

韩国在各地教育厅设立常春学校支援中心，目的是构建以教育厅为中心的运行体系及安排专职人员，统筹支援常春学校运行。通过教育厅常春支援中心和各学校常春支援室之间的分工，对各学校的常春学校运行进行对口支援，实现常春学校办学案例及研修等的共享，缓解学校之间常春学校办学差距，引导常春学校项目高效落实实施。

常春支援中心的调查职责主要有下列四项：第一、构建常春学校协商机制和社区照护协商机制。组织以市道为单位及以地区为单位的协商共同体（地方政府、村庄、大学、地方照护机构等）。第二、地方条件及实况分析。对常春学校衔接大学及区域资源现状进行分析，对各地区课后及照护参与率、照护等待情况、运行情况进行分析。第三、现状分析及常春学校需求调查。调查小学一年级定制型、常春（放学后）项目、常春（照护）项目、大学衔接项目等的情况。第四、各学校常春学校所需预算调查。为小学一年级定制型、常春（放学后）项目、常春（照护）项目等增加学校年度预算支持等。

常春支援中心还承担计划职责。第一、指定常春学校基本计划及编制预算。创建学校基本计划，组建常春学校支教团并制定运行计划；制定一年级定制型帮扶计划等。制定咨询支持、检查计划；制定年度宣传计划、研修计划等；编制常春学校预算。第二、制定常春学校支援中心运行计划。制定减轻和支持学校工作的方案，制定常春学校计划及预算。

二、韩国常春支援室

韩国在学校设立常春学校的专门管理组织常春支援室，实行与教师分离的常春学校体制，将常春学校工作与教师分开运行，为教师集中精力进行教学创造条件。常春支援室负责人由常春支援中心行政人员兼任，常春实务职员全权负责现有教师的课后行政业务，将现有的课后业务从教师中分离出来。计划到2025年实现所有小学都设立常春学校专门组织常春支援室，并配备专门行政人员—常春实务职员（公务员，公务职），教师不再承担课后、照护工作。常春学校支援室由支援室负责人及各业务负责人组成，比较大的学校的常春学校支援室负责人由地方公务员调任，其他学校由常春支援中心行政人员（公务员等）兼任。常春学校讲师，将原课后服务讲师的名称改为常春学校讲师，并根据需要调整角色。

表 8－4　韩国常春支援室人员配置

区分			人员配置	角色
常春支援室	支援室室长		教育公务员	负责管理后勤工作、负责学校相关信访管理与矛盾调解、成员之间的角色协调
		2024 年	常春学校业务负责人或常春支援中心公务员（兼）等	
		2025 年	地方官员（专职）或常春支援中心公务员（兼）等	
	常春实务职员		公务员、公务人员、短期合同制行政人员、合同制讲师等（1校安排1人）	专门负责学校行政业务 ※包括现有课后承担的业务
	常春专员		教育公务员	常春课堂运营管理 ※现有的照料专职人员
	常春项目讲师		外部讲师、教员等	管理执行计划、管理学生和教室
	常春支援人力		志愿者、家长志愿者、安全员等	学校管理支持

常春学校支援室配置支援室室长、常春实务职员、常春专员、常春项目讲师、常春支援人力等工作人员。常春学校支援室室长负责管理常春学校行政信访、调整常春学校相关人员之间的职责分工、组建常春学校支援室人员人事和服务管理、统筹正规教育课程和常春学校课程衔接等教育照护综合服务、统筹教育厅（常春支援中心）与地方政府之间的合作等事项。

常春实务职员主要负责下列各项事务：第一、专门负责常春学校整体行政会计工作。各学校内原来课后部长的工作，常春课堂相关行政业务中不属于常春专员业务范围的业务，推进常春学校带来的新业务等。第二、调查常春学校学生和家长需求。第三、制定年度常春运行计划，及提交校办委员会审议。与常春学校专员互相协助，在常春专员在拟定常春学校计划时，使常春学校能够正常有机运行。常春学校运行计划包括下列事项：年度日程、运行方法、教室确保计划、项目运行计划、运行时间、参与学生人数、志愿者等人力利用计划、讲师确保计划、工资待遇、零食及安全管理计划、家长指南计划、预算执行计划等。如果利用校外机构，包括校外流动学生的行动路线和安全管理计划。第四、常春学校办学准备。第一、项目编制及教室确定、讲师招募、选定、签约、按项目分配参与学生、家长指南、确保人力（支援者等）等事项。以企业委托方式运行的，需要负责委托企业的招募、选定、签约、委托企业的项目质量管理等。专门负责与常春支援中心的沟通合作。定期（每月、每季度）将常春学校项目运行计划登载在网站上，并向学生、家长介绍。第二、常春学校办学事项。常春学校计划活动日志的制作、管理，讲师服务管理。例如参与学生出勤等管理常春学校运行情况，管理参与常春学校项目的各时间段学生的行动路线和容纳人数，向校外移动时，学生移动指导及安全指导，与校外机构相关人员交接学生等管理，预算编制等。第三、评估和回流。在制定下一年度运行计划时，对满意度进行调查，并将调查结果反映到调查报告中。第四、专门处理与常春学校有关的各类投诉。第五，负责常春学校对学校讲师进行的进修、培训等。第六，在放假期间，执行相关行政工作，以确保常春学校能够稳定运行。

常春学校专员主要负责常春学校课堂运行管理，学生照护及管理、推进常春课堂相关工作，照护计划的制定、运行和预算管理，推进零食及供餐业务等其他与常春课堂相关的业务等。常春项目讲师主要负责开展优质的常春课后项目，参加常春学校相关研修，参与学生出勤及安全管理、教室管理等。

常春学校志愿者是常春学校运行支援相关的志愿人力。配置志愿者的目的是通过减轻与常春学校相关的学校业务，促进常春学校运营的质量提高；通过确保志愿人力，支援多样的工作岗位及社会活动。志愿者的招募要提前进行规划，对志愿者的使用目的、活动时间、作用、人员等提前制定计划。志愿者的活动内容以公益为目的，但禁止以代替正常劳动者为目的使用志愿者。

志愿者在招募时，要以彻底的奉献精神为首要条件，不能以年龄、性别、资格、学历等限制招募条件，但考虑工作的特殊性，可以限制招募条件。招募公告中必须明示无报酬，避免同一群体重复参与，应该为多数人提供活动机会。志愿者的作用主要是支持常春学校课堂管理，协助准备物品，协助管理学生，帮助准备分发零食，支持常春学校其他相关工作等。

第三节　韩国常春学校课外服务项目

韩国常春学校开展的课外服务项目包括小学一年级定制型项目、常春（放学后）项目和常春（照护）项目三大类。

一、常春学校小学一年级定制型项目

（一）常春学校小学一年级定制型项目目的

小学一年级定制项目是向有需求的一年级学生全年每天提供2小时以内免费课后服务的项目。常春学校项目分一年级定制型项目（每天2小时以内免费提供）和选择型项目，选择型项目由常春（放学后）项目和常春（照护）项目两类组成。

（二）常春学校小学一年级定制型项目政策

常春学校人员（短期合同制行政人员、定员外合同制教师等）负责小学一年级定制型项目工作，避免小学一年级定制型项目行政工作成为教师的负担，原则上为小学一年级定制型项目讲课的讲师为外部讲师，但个人自愿参加的教师除外。项目运行可采用常春学校项目讲师，在签订常春学校项目讲师合同时，根据学校条件可参加小学一年级定制型项目。

为保障小学一年级定制型项目顺利运行，常春支援中心主管学校的行政工作、财务工作。例如聘用常春学校人力（常春实务职员、常春专员、定员外合同制教师等），发放常春学校人力劳务费、项目讲师费、教材及材料费等，实施常春学校政策说明会、短期合同工行政人员能力提高培训、一年级定制型项目运行咨询等。

小学一年制定制型项目原则上在开学、新学期开始前按学期进行调查学生的参与意愿，但是在暑假、寒假开始前也可以进行调查。但追加的申请、常春（放学后，二至六年级）课程的运营时间等由各学校自主决定。

（三）常春学校小学一年级定制型项目时间和对象

小学一年级学生中有需求的学生，到2025年，计划扩大到小学一、二年级学生中有需求的学生。

（四）常春学校小学一年级定制型项目规模

学校根据需要决定教室数量，每间教室人数建议在 25 人左右。参与小学一年级定制型项目的学生人数较少，假如只运行一个班，允许人数较少。

（五）常春学校小学一年级定制型项目运行管理

开学初期主要由学校生活适应活动、身体游戏、特长适应项目等组成，但在正规课后以游戏为中心开展丰富有趣多种多样的项目，下表是小学一年级定制型课程及常春课程（一至六年级）构成（事例）。

表 8－5　韩国小学一年级定制型课程及常春课程构成（事例）

区分		时间	星期一	星期二	星期三	星期四	星期五
一年级	适应期（3月）免费	09：00～12：00	常规课程（以3节课为准）				
		12：00～13：10	午休时间自由娱乐休息				
		13：10～13：50	游戏数学	广播舞蹈	人性阅读	广播舞蹈	创意美术
		13：50～14：00	休息				
		14：00～14：40	游戏韩文	创意游戏	棋盘游戏	乐器游戏	创意美术
	成长期（4月～）免费	09：00～13：10	正规课程（以3节课为准）→午餐→自由游戏·休息				
		13：20～14：00	游戏数学	（第五节课）	（第五节课）	（第五节课）	信息教室
		14：10～14：40	游戏韩文	创意科学	创意数学	韩文游戏	儿童编码
		14：50～15：30	图书艺术	游戏体育	人性、论述	游戏美术	编码培训
二～六年级	成长期（3月～）	14：40～15：20	环境教育	儿童瑜伽	创意科学	水彩画（低年级）	计算机应用教学
		15：20～16：00	环境教育（高年级）	儿童瑜伽	无人机培训（高年级）	水彩画（高年级）	足球教室（低/高年级）
		16：10～16：50	【地方衔接】	创意汉字	地方衔接	创意围棋	【民间衔接】

二、常春（放学后）项目

常春（放学后）项目包括常春学校定制型项目和受益者负担的放学后学校项目。下面以常春学校定制型项目为例介绍其目的等内容。

（一）常春（放学后）项目目的

常春学校的设立目的是完善学校常规课程，提供应对未来新需求的优质项目，培养具有未来能力的创意复合型人才。开设反映学生、家长需求的小规模、不同水平的讲座，有针对性地支持学生成长，缓解过热的课外辅导需求。

（二）常春（放学后）项目政策

第一、持续扩大大学、企业、地方政府等多种项目优质供给机构，充分利用在线项目供给平台，开放项目供给处。

第二、免费提供学生和家长需求较高的体育、文化和艺术、社会和情感、创意和科学、气候和环境领域的多种定制型项目。

第三、编制、运行应对未来社会新需求及学生成长针对性支援项目。

第四、面向学生、家长提供宣传、介绍资料等信息后，实施需求调查，

（三）常春（放学后）项目目标

常春学校定制型项目的目标对象为一至六年级中有需求的学生。面向一年级的学生提供适应学校生活、身体游戏、特长项目等以游戏为中心的丰富多样、有趣的项目。面向二至六年级的学生，针对学生的需求及未来新需求（体育、文化艺术、社会情感、创意科学、气候环境等五个领域），提供各种适用的、民间衔接等合作模式的优质项目。

（四）常春（放学后）项目时间

常春学校定制型项目的开展时间为课后、周六日和假期。为灵活应对学生超额需求，可将运行时间多样化，例如假期运行 SW、AI 教育营地、周六日开设足球教室等。

（五）常春（放学后）项目场所

常春学校项目教室、校内闲置教室等根据项目性质进行多样化运行。

（六）常春（放学后）项目规模

根据学生、家长需求调查结果进行多样化运行。以班级为单位运行时，每班 20 名左右，或可以扩大到学校每班学生人数。但当参与学生人数较多时，可根据学校项目，选取参与的学生。

（七）常春（放学后）项目内容

1. 常春学校定制型项目领域

韩国常春学校定制型项目领域包括体育、文化艺术、社会情感、创意科学、气候与环境等领域，各领域开展的活动如下：

体育：运动与体能、健康的生活习惯、安全的活动、体育类型与表现等

文化、艺术：音乐演奏与欣赏、审美体验与表达、文艺创作、戏剧、电影、摄影等

社会、情感：社会与语言、健康与安全、冥想、读心等

创意、科学：AI、数字、技术与生活、地球与宇宙、科学与社会、数学思考等

气候与环境：生态、气候危机、气候行动、共同体性、可持续性等

（1）体育、文化、艺术项目

韩国扩大适合小学水平的游戏、游戏型体育活动项目。举办文化、艺术项目，让学生参与文化、艺术活动的全过程，例如策划、表演、发布等环节。开展以学生为中心的艺术活动演出或展示、音乐—舞蹈—科学等多个领域融合的复合型项目。

（2）AI 和数字程序

韩国扩大培养学生数字能力的官民合作"数字新芽"项目。为培养面向未来社会的能力，扩大未来教育新需求项目，例如开设人工智能、编码、大数据、无人机等面向未来社会需求的新产业领域项目，扩大数字教育机会。考虑到小学生发展阶段，运行以体验为中心的数字基本素养项目，诸如VR 体验、Metabus 虚拟现实、机器人（AI）教室。

（3）职业体验项目

利用地方社会前途体验机构，支持学生们在常春学校内外参与多种前途体验项目。

（4）基础学习能力项目

除正规课程外，还实施"基础学习能力增进项目"，与常春学校衔接，统一运行。

（八）常春（放学后）项目运行人员

常春学校定制型项目原则上由外部讲师（个人、委托）组成，自愿参加的学校教师也可以担任讲师。讲师指导津贴按每小时（60 分钟为标准，上课时间 40 分钟 + 准备、整理时间 20 分钟）制定。

三、常春（照护）项目

常春（照护）项目是在具备单独设施（专属教室或兼用教室、特别室等）的空间内，以需要专属照护服务的学生为对象，在正规课程以外进行的项目。

（一）常春（照护）项目目的

常春（照护）是通过学校与地方社会之间的有机合作与联系，提供严密的照护服务；在正规课程前后提供优质教育和照护整合服务；减轻家长养育负担，通过个性化教育和关怀支持培养创意人才。

（二）常春（照护）项目政策

常春（放学后）项目与常春（照护）项目衔接运行。根据各地区的条件，与常春（放学后）项目合并运行，扩大教育与常春学校的融合供给。

提高常春学校的零食质量。扩大粮食支援，为避免各地区、学校出现差距，制定标准金额并执行。营造儿童友好型常春教室空间。改善以前的常春教室环境，支持构建休息及教育综合空间；以校内移动需要特别指导的低年级普通教室为中心，改善为儿童友好型空间，提供教育和照护一体化服务。推广据点型常春（照护）模式。由教育厅主管，共同应对多所学校的常春教室需求，解决常春学校超额需求和校内空间不足等问题。支援学校以减轻学校的工作，如据点型常春学校项目运行计划、需求调查、选定常春学校服务对象学生、支援学校间的转运方式、安全管理、常春学校专职人员及项目管理等工作内容。加强社区与常春（照护）项目联系。在学校内难以腾出空间的情况下，积极引导与地方常春项目和常春（放学后）项目等的衔接，并提供安全的转运方式等。

（三）常春（照护）项目类型

韩国常春（照护）项目类型有五种，早晨照护、下午照护、晚间照护、衔接型照护和假期照护。

表8-6　韩国常春（照护）项目类型

类型	区分	内容
早晨照护	对象	因为过早入校而在正规课程之前需要照护服务的小学一至六年级学生
	运行场所	常春专用教室或特别室
	年级编制	建议每年级按照20人左右编制
	运行时间	在正规课程前，根据学校条件，弹性运行。
	项目	根据学校条件组织活动，例如读书、体育活动等
下午照护	对象	从一、二年级开始逐步扩大至小学全部年级，考虑各个学校条件。双职工家庭、低收入阶层家庭、单亲家庭、多子女家庭、多文化家庭、班主任推荐对象等学生
	运行场所	常春专用教室或兼用教室
	年级编制	建议每年级按照20人左右编制
	运行时间	根据市道条件及常春需求等因素，建议从放学后开始运行到17：00或19：00，没有需求的情况下，可以自行调整运行时间。
	项目	提供一个以上的特长项目，每天开展或每周5次左右。
晚间照护	对象	参加下午照护及衔接照护的学生中需要追加照护服务的学生
	运行场所	常春专用教室或兼用教室
	年级编制	推荐每年级按照20人左右编制班级（参与学生人数不足5人的情况下，需要与地方照护机构之间进行衔接运行方案）
	运行时间	17：00（或19：00）到20：00，根据学校条件可以弹性运行。
	项目	个人或集体活动，自律活动等项目

类型	区分	内容
衔接型照护	对象	参加常春（放学后）项目，同时不能利用常春教室的学生。
	运行场所	常春专用教室或兼用教室
	年级编制	建议每年级按照 20 人左右编制。
	运行时间	放学后到 17：00，根据学校条件可以弹性运行。
	项目	利用志愿、支援等人力，管理常春学校活动及自律活动。
假期照护	对象	学期中参与常春学校学生或计划新加入的学生
	运行场所	常春专用教室及兼用教室，衔接型常春教室
	年级编制	建议每年级按照 20 人左右编制
	运行时间	与学期中运行时间一致（也可以根据需求自行调整）
	项目	与常春（放学后）项目衔接

（四）常春（照护）项目各类型内容

韩国常春（照护）项目包括早晨照护、下午照护、晚间照护、衔接型照护和假期照护五种类型。

1. 早晨照护服务

（1）早晨照护服务目标学生

因上学时间较早，需要在正常上课之前提供长年照护服务的小学一至六年级学生，需求较多时，优先选择双职工家庭、低收入家庭、单亲家庭当家庭子女，低年级学生。

（2）早晨照护服务运行时间和地点

早晨照护考虑学校条件及目标学生需求等，在正常上课前运行。地点可在常春专用教室及特别室运行。

（3）早晨照护服务工作人员

教育捐赠者、志愿者、学生家长等学校根据不同的条件利用不同的人员。使用志愿者作为服务人员时，必须在查询犯罪（性犯罪及虐待儿童）经历后颁发委任状，在管理时间内每周使用 15 小时以上。

（4）早晨照护服务编班

单个班级内的人数为 20 人左右，或根据学校每个班级的学生人数编班，但可以不分年级进行运行，根据教室空间大小、学生发展阶段等因素进行班级编制。

（5）早晨照护服务工作指南

根据常春学校服务指南调查相关需求，在学生、家长有需求时进行运行。

（6）早晨照护服务工作方法

在不影响正常教学的前提下，根据学校条件组织活动。例如阅读活动、体育活动（跳绳、足球等）、数字素养强化活动（编码、计算机应用等）、一人种一盆花等。

表8-7　学校主导型常春活动内容（事例）

区分	操作内容	
目的	为早到校学生提前到校后提供安全照护服务	
目标	因上学时间较早，在正常上课之前需要照护的小学1～6年级学生 ※需求较多时优先选择双职工家庭或低年级学生	
时间	07：00～09：00※可根据需求者及学校条件灵活运营	
地点	常春学校专用教室、闲置教室、特别室等	
班级编排	根据学校条件每班20名左右或根据学校每班学生数编制※不分年级	
常春人力	教育捐赠者（退休教师等）、家长、志愿者、外部讲师等	
操作类型	计划运行型	简单照护型
	运行常春课堂计划（如身体活动、美术活动、编码等）	学生自主活动等单纯常春运营（例如读书等个别自主活动）
	提供简易食品（成品）（※简易食品标准金额参考相关地方教育厅预算编制指南）	
业务支持	讲师聘用、志愿服务者委派支援、行政业务支援、委托企业选定及合同支援等※根据各地区常春支援中心的作用而有所不同	
集体活动	音乐跳绳、鼓乐艺术、传统游戏、生活体育、创意机器人、乐器演奏、烹饪、戏剧、与家长一起进行的体验活动、人性项目、安全教育等	

表8-8　学校、地方合作型常春运行内容（事例）

区分	运行内容
概述	在学校和地方合作的基础上，地方机构到学校直接策划和运营有特色的项目的农村常春学校
持续时间 （一小时）	2000年3月至2000年2月（周一至周五7：50至8：50）（60分钟，每周5次）（包括10分钟准备时间、10分钟整理时间、40分钟上课时间，共60分钟）
内容	机构（团体）承办的特色项目，策划运营提供早间学习和照护
方法	以教育相关非营利机构及团体为对象，公告并选定项目运营机构
预算	机构（团体）直接执行和核算预算

区分		运行内容
各机构作用	机构（集体）	到学校去的农村"常春学校"公开征集申请 到学校去的农村常春学校项目运营计划 教师选择与签约、项目宣传与指导 招生与评选、项目运营与教师管理、开展满意度调查
	教育（支持）厅	制定常春学校计划及公开征集 机构选择和运营支援 —业务协议和联系人培训—机构和学校联系支持 —运营费用交付和运营支持—运营检查和监控 —满意度调查和问卷指南
	学校	查询性犯罪经历及与虐待儿童有关的犯罪前科、校董会审议 为指导上学安全安排安全管理人员（利用陪读员等） 协助宣传及其他事项

学校、地方合作型常春学校是学校和地方合作的基础上，地方机构到学校直接策划和运营有特色的项目的农村常春学校。学校、地方合作型常春学校周一到周五早7：50到8：50运行一小时，由机构（团体）承办特色项目，为儿童策划运营提供早间学习和照护。早间照护服务机构由教育相关非营利机构公开竞争选出，服务机构制定"到学校区的农村常春学校"项目运营计划，选择教师并签约，进行项目宣传与指导，并开展招生与评选、项目运营与教师管理、满意度调查等工作。教育厅负责制定常春学校计划及公开征集、服务机构选择和运营等。学校为指导上学安全安排安全管理人员及协助宣传及其他事项等。

2. 下午照护服务

（1）下午照护服务目标学生

覆盖年级：小学一至二年级（逐步扩大至小学全年级，根据家长需求及学校条件选定覆盖年级），在正式授课后，以双职工家庭、低收入家庭、单亲家庭、多子女家庭、多文化家庭等学生为中心进行运行。

确定目标学生：有需求的学生提交资料，双职工家庭、低收入家庭、单亲家庭、多子女家庭、多文化家庭、班主任推荐对象等相关证明材料。如果提交相关材料有困难（例如暂时失业、求职中、残疾人父母家庭、与疾病斗争中的家庭等），可通过与学生及家长面谈等方式提供班主任推荐书。

（2）运行时间和地点

运行时间：考虑到市道条件及常春服务需求等，建议在放学后至17：00

（或 19：00）运行，学校可考虑家长的需求及常春教室条件等，灵活调整运行时间。运行地点为常春专用教室及兼用教室。

（3）班级编排

单个班级内人数在 20 人左右，或根据学校每个班级的学生人数编排，但是要考虑教室空间大小、每个年级的学生人数、离开教室时间、学生发展阶段特点等多个因素进行班级编制。

（4）工作指南

根据学校条件采取多种方法引导常春课堂运行，与新学年同步稳定运行常春课堂。通过面向家长的定向教育、常春服务指南、新学年运行"常春课堂体验期"等，进行充分的事前引导。根据学校的条件，可针对家长利用周六进行集中入学教育；利用学校网站提供常春教室视频、向幼儿园派发介绍资料、地方儿童中心等衔接型全天常春服务介绍等；新学年运行"常春教室体验期"时，与学期内运行项目相同，但需要向学生和家长提供充分的指导。

（5）工作方法

根据年级的特点和学校的条件，通过各种"个人活动"和"团体活动"项目，运行以游戏为中心的项目，培养学生的创意和人性。利用外部讲师等，免费运行"集体活动"项目，每天开展一个以上项目或每周 5 次左右。学生、家长对受益人负担的常春教室团体项目运行有需求时，经学校运行委员会审议，可单独开设或运行项目。鼓励统一编排项目时间表，以使学校常规课程与常春（照护）项目顺利衔接运行。

表 8 - 9　下午照护服务运行内容（事例）

区分	操作内容
目的	为双职工家庭子女等需要照护的学生提供安全照护
目标	从小学 1～2 年级为主逐步扩大到小学全年级 ※以双职工家庭、低收入层家庭、单亲家庭、多子女家庭、多文化家庭、班主任推荐对象等学生为中心进行运营。 ※根据家长需求及学校条件选定对象年级
时间	建议在正常课程结束至 17：00（或 19：00）之间操作 ※可根据需求者及学校条件灵活运营（包括放假、少量休息日） ※可通过与专员商议调整工作时间及延长工作时间
地点	常春专用教室及两用教室
班级编排	根据学校条件编制每班 20 名左右或根据学校每班学生数
常春人力	常春专员

续表

区分	操作内容
操作内容	举办个人活动、集体活动项目 每日运营 1 个以上团体活动项目
业务支持	讲师聘用、志愿者委派支援、行政业务支援、计划委托企业选定及合同支援 ※根据各地区常春支援中心的作用而有所不同

表 8-10 "个人活动"和"集体活动"节目类型及内容

类型	计划内容
个人活动	参加常春教室的学生们在常春专职人员、常春工作人员等的支援和管理下进行的活动，包括做作业、写日记、读书、画画、写作、观看 EBS 等各种活动。
集体活动	以参加常春教室的学生为对象，由外部讲师及教师运营的各种艺体、创意性增长的特长项目活动。如音乐跳绳、鼓乐艺术、传统游戏、生活体育、创意机器人、乐器演奏、趣味料理、戏剧、家长体验活动、人性项目、安全教育等。 禁止运营教科学习项目，利用在学校内外的各种设施或场所进行"愉快而欢快的小学照护游戏活动"（教育部、韩国教育开发院，2016）

表 8-11 下午照护节目编排、运行（事例）

区分 ＼ 星期	星期一	星期二	星期三	星期四	星期五
13：00～13：40	常规课程	常规课程	参与常春定制、照护教室或常春（放学后）项目	常规课程	参与常春定制、照护教室或常春（放学后）项目
13：40～13：50	移动和休息时间				
13：50～14：30	参与常春定制、下午照护或常春（放学后）项目	参与常春定制、下午照护或常春（放学后）项目	参与常春定制、下午照护或常春（放学后）项目	参与常春定制、下午照护或常春（放学后）项目	参与常春定制、下午照护或常春（放学后）项目
14：30～14：40	移动和休息				
14：40～15：20	个人活动（包括零食）				
15：20～15：30	移动和休息				
15：30～16：10	（集体活动）图书艺术	（集体活动）创意机器人	（集体活动）音乐跳绳	（集体活动）烘焙	（集体活动）陶笛
16：10～16：20	移动和休息				
16：20～17：00	（个人活动）安全教育观看 DVD	（个人活动）做作业/写日记	（个人活动）做作业/写日记	（个人活动）做作业/写日记	（个人活动）做作业/写日记
17：00～17：10	休息时间				
17：10～17：50	（个人活动）个别游戏活动、做作业、自主活动（读书、画画、写作）				

续表

星期 区分	星期一	星期二	星期三	星期四	星期五
17：50～18：00	休息时间				
18：00～18：40	（个人活动）个别游戏活动、做作业、自主活动（读书、画画、写作）				
18：40～19：00	整理并准备回家				
19：00～	回家				

3. 晚间照护服务

（1）晚间照护服务目标学生

晚间照护的目标学生覆盖小学一至六年级，是参与下午照护及衔接型照护的学生中需要额外照护的学生，及一至六年级中需要紧急临时照护的学生（至少提前3天申请）。

（2）晚间照护服务运行时间和地点

晚间照护的运行时间从17：00（或19：00）至20：00，可根据学生、家长的需求及学校条件，调整运行时间进行弹性运行，并可与地方常春机构联系运行。运行场所为常春专用教室及兼用教室等。

（3）晚间照护服务班级编排

单个班级内人数在20人左右，但要根据教室空间大小、每学年学生人数、下课结束时间、学生发展阶段等多个因素进行分组。晚间照护参与人数在5人以下时，可寻求与地方常春机构进行衔接型运行的方案。

（4）晚间照护服务工作指南

事先告知目标学生及家长，充分进行需求调查和征求意见，并明确告诉学生回家相关事项。以家长陪同回家为原则，但为应对家长不能陪同回家的情况，实行代理人（成年人）事先指定制，制定沟通体系，如常春课堂运行时间变更提前引导、回家情况检查等。

（5）晚间照护服务工作方法

1）组织学生自主参与、快乐活动的活动中心。

2）开展简单的运动、游戏、观看教育广播等个人活动，以及根据学校的条件举办集体活动项目。

3）将晚间照护的设施安全、回家及应急情况对策等纳入安全管理计划制定中。

4）通过设置警铃、视频对讲机、移动路线传感器等安全管理系统，以及大学生、家长、教师等志愿服务人员加强晚间照护安全管理。在常春教室

保安单位及附近派出所或派出所、教务室、行政室、卫生室、值班室等设置
警铃、对讲机、灭火器等。

表 8-12　晚间照护运行内容（事例）

区分	运行内容	
目的	提供安全的晚间照护服务，消除照护空白，减轻家长养育负担	
目标	小学一至六年级※需求较多时，可根据学校条件调整目标年级、目标学生。	
时间	操作时间为 17：00（或 19：00）至 20：00※可根据需求者及学校条件灵活运营	
地点	常春专用教室及兼用教室、根据项目运营的特别室等	
班级编排	根据学校条件每班编制 20 人左右※参与人员少于 5 人时，研究与地区常驻机构的联系运营方案	
常春人力	志愿者、常春专职人员、退休教师、地方常春工作人员等。	
运行类型	学校型	据点学校型
	需求旺盛学校的办学类型 —以休息和游戏为中心的简单照护 —以需求者为中心的计划运营 —提供晚餐及课题、个人兴趣活动等	在需求有限、学校之间容易接触的地区运行 —构建据点型常春中心，附近学校之间共同应对照护需求等。
	地方衔接型	复合型
	通过地区常春协议体及常春机构间的合作，可在地方儿童中心等地运营的情况。 —提供地区常春机构的常春课堂和常春计划，可实现预算挂钩运行；	根据预期时间和可用基础架构进行选择
安全管理	学生回家时家长陪同回家原则，实行代理者（成人）提前指定制 建立设施安全等安全管理系统、应急情况对策等安全管理计划 （协助附近警署及支队，进行安全教育，设置警铃、视频对讲机、移动路线传感器等）	

表 8-13　地方常春项目运行案例（事例）

区分	运行内容
概述	地方、学校、农村共同应对晚间照护服务需求的模式。 利用校外地方社会空间扩大以项目为中心的照护项目
目标	小学一至三年级（住在与试点学校和教育援助厅协商的地方空间周边的学生）
时间	每周 14：00—18：00※可根据需求者及学校条件灵活运营
地点	地方空间，如学校、乡村学校、地方常春机构、青少年空间、公寓等。
班级编排	每所 20 名左右
运行方法	联系村校及地方常春照护机构支持晚间照护运营 利用当地青少年空间开展晚间照护 运营农渔村地区农忙时期限时晚间照护等符合地区情况的常春（照护）项目

续表

区分	运行内容				
常春人力	志愿者、常春专员、退休教师、地方常春机构人员等。				
各机构作用	居民自治会、地方政府		地方衔接型		
	提供居民自治中心学习室、小区地方中心等空间，协助安全管理		*推进可与学校联系的地方政府、居民自治空间及制定其他计划 *推进与学校、教育支援厅、居民自治会、公寓入住者代表会的业务协议		
	地方大学及文化艺术团体等				
	文化、艺术、体育、数字驱动运营计划的开发和运营				
	学校		*志愿人员选拔及配置（安全管理等） *必须开设地方大学衔接项目 *必须进行儿童虐待及暴力预防教育 *准备安全事故应急机制		
	*学生介绍和招募 *计划咨询 *协助查询犯罪经历				
安全管理	学生回家时应遵循家长陪同回家的原则，实行代理人（成人）事先指定制。运用管理服务人员、保安劳务等制定学生安全管理方案。				
运行内容	时间 13：30~14：00 14：00~15：20 15：20~16：00 16：00~17：20 17：20~18：00	星期一	星期二	星期三	星期四	星期五
		移动、问候、出勤确定				
		大学衔接（艺术）	大学衔接（体育）	大学衔接（数字）	大学衔接（艺术）	大学衔接（数字）
		零食及休息（免费支援零食）				
		乐高	棋盘游戏	大学衔接（体育）	乐高	棋盘游戏
		学生个别活动/回家时间				

4. 衔接型照护服务

（1）衔接型照护服务目标学生

衔接型照护服务的目标学生为参加常春（放学后）项目，但下午不能利用下午照护的学生。确认对象学生与下午照护相同，即使是不参加常春（放学后）项目的学生，在需要照护的时间内也可以进入衔接型常春项目。

（2）衔接型照护服务运行时间和地点

衔接型照护服务的运行时间为放学后至17：00。根据学校条件及常春（放学后）项目运行时间，可以灵活调整。运行地点为常春专用教室或兼用教室，例如普通教室、图书馆、特别室等。

（3）衔接型照护服务运行人员

教育捐赠者、志愿者、家长等学校根据不同的条件利用不同的人员。作为志愿人员使用志愿者时，必须在查询犯罪（性犯罪及虐待儿童）经历后颁发委任状，在管理时间内 15 小时内使用志愿者。鼓励尽可能使用与学生教育活动相关的经验丰富的人员，鼓励志愿人员和支援人员之间进行协调联系。

（4）衔接型照护服务编班

单个班级内人数在 20 人左右，但要根据教室空间大小、每学年学生数、放学时间、学生发展阶段等多个方面进行分组。

（5）衔接型照护服务运行指导

提前向参加常春（放学后）项目的学生及家长进行提示，以便进行充分的需求调查和意见征集。明确告知学生及家长与下午照护的差异，例如不提供零食及供餐，不提供免费项目等情况。

（6）衔接型照护服务运行方法

安排管理学生的常春课堂活动及自律活动的志愿人员及支援人员，根据学校的条件，利用地方衔接资源等，可以进行衔接型常春学校运行。

表 8-14　衔接型照护运行内容

区分	操作内容	
目的	利用常春学校项目之间的空隙，提供以休息、游戏为中心的照护	
目标	小学一至六年级※根据学校条件，即使是未参加常春（放学后）项目的学生，在空闲时间内需要联系照护时也可以参加。	
时间	放学后至 17∶00※可根据需求者及学校条件灵活运营	
地点	常春专用教室及两用教室（普通教室、图书馆、特别室等）	
班级编排	（定员型）将各时间段的使用人员（20 名左右）平均分散进行定员管理。（开放型）在比普通教室更大的空间内不限人员的出勤及安全管理。	
常春人员	志愿者等	
运行类型	常春学校及间隙活动	自主活动
运行类型	＊志愿人员确认出勤后参与常春学校项目或间隙项目 ＊利用"一天一天自己填补的温暖的间隙资料集"（教育部、韩国教育开发院（2017））	在不参加常春（放学后）项目的时间内，进行作业、读书等个别活动。
学生管理	通过签到簿、管理日志管理学生入、退及安全 建议个别学生使用管理卡：上课结束时间、参加春日学校项目、衔接型常春利用时间、放学时间等记载	
零食和伙食	不提供额外的零食等，但根据需要可以单独携带	

区分	操作内容
其他	即使在不运营常春（放学后）项目的学期末、自由休息日、各种灾害及灾难发生时，也制定了让常春服务无空白地运营的方案。 鼓励利用教育捐赠项目、附近地方支援教育活动场所或项目讲师，与照护项目联系运营等
运行事例	
业务支持	协助委派志愿者，协助地方衔接项目等※根据各地方常春支援中心的作用而有所不同

运行事例流程：确认出勤 → 任务执行事例、复习 / 常春（放学后）→ 写读书活动日记 / 常春教室 → 间隙项目：传统游戏 → 集体游戏 / 常春教室 → 整理放学

5. 假期照护服务

（1）假期照护服务对象学生

假期照护服务的对象学生是小学一至六年级学生，学期中参加下午照护及衔接型常春学校的学生或假期中新加入的需要照护的学生等。

（2）假期照护服务运行时间和地点

假期照护服务的运行时间为上午9：00至下午17：00。开始时间和结束时间可以根据学生、家长的需求和学校的条件灵活运行。鼓励从上午开始到学期中的常春教师运行时间为止，也可根据学校的条件及活动灵活运行。运行地点为常春专用教室及兼用教室等。根据容纳人数，可积极使用适合项目运行的场所。

（3）假期照护服务班级编排

单个班级内人数在20人左右，但要根据教室空间大小、每学年学生数量、下课时间、学生发展阶段等多个因素进行分组。根据学校条件，可以编入现有的常春教室或以衔接型常春学校的形式编制和运行单独的班级。

（4）假期照护服务运行指南

提前告知目标学生及家长，充分进行需求调查并征求学生及家长意见，注意不要遗漏新增的目标学生。

（5）假期照护服务运行方法

1）以学生、家长的需求和学校条件为基础，与常春（放学后）项目联

系起来，利用相关机构等的免费项目，编制、运行自由游戏和自主项目。例如联系教育捐赠、社区、大学生服务夏令营等。

2）在制定常春（照护）计划年度计划时，应该包括假期中的常春课堂运行计划。通过对假期中常春学校运行期间及时间、对象学生、受益人负担范围（项目、零食及供餐等）、项目运行方法等的事前引导，提前实施需求调查。

3）原则上每天提供 2 小时、一个以上或每周 5 次左右无偿照护团体项目，必要时与受益人负担照护（课后）项目衔接运行。家长要求追加额外的常春（放学后）项目时，与学期中相同，通过家长的要求及学校运行委员会的审议，由各学校自主运行。

4）在学校条件运行困难的情况下，从教育厅的角度出发，在放假期间指定运行据点学校及地方儿童中心、附近学校等进行衔接，探索运行方案。

5）加强假期中的常春教室安全管理：对运行人员进行安全培训，共享区域内安全计划，开展常春机构间联合培训，开展设施安全检查等。

6）零食及供餐：除教育费支援对象以外，由受益人负担，根据各学校的运行时间，决定零食及供餐的提供方法及范围

7）实施学校外部体验项目时，原则上必须有专员同行。

表 8－15　假期中常春学校运行内容

区分	运行内容
目的	消除假期需要照护学生的照护空白并提高学生满意度
目标	小学一至六年级※考虑到学校条件，在学期中参加下午常春学校及衔接型常春学校的学生或假期中新增需要照护的学生等。
时间	建议09：00 至 17：00 运行※可根据需求者及学校条件灵活运营※通过与专员商议，可调整工作时间及延长工作时间
地点	常春专用教室及两用教室等
班级编排	根据学校条件每个班级适当规模编制
常春人力	常春专职人员、志愿者、家长、大学生、校外教师等
运行内容	自由游戏及自主项目、团体无偿项目等 教育捐赠及地方衔接计划、以学生为中心的体验活动等

四、韩国常春支援中心的工作内容

韩国为推进常春学校的运行，在各市道教育厅设立常春支援中心，常春支援中心的工作分准备、计划、运行、评估四个阶段，在准备阶段，主要组

建中心和了解相关情况。即组建常春支援中心推进组织，并对地方及辖区内学校照护项目条件及现状进行调查分析。在计划阶段，主要制定并运行计划。具体来说，第一、建设人力、空间、预算、地方社会（工作协议）等基础。第二、制定并推广学校运行指导方针。第三、制定市道教育厅基本运行计划及指南（包括根据各教育厅支援中心条件开展的学校业务支援事项等）。在运行阶段，主要进行具体的业务支持。主要有下列内容：第一、相关人员聘用、委派支援及进修支援，会计管理，常春教室管理，委托业务等学校业务支援。第二、组织地方常春协议会及激活协议会（地方政府、地方照护机构等一起制定统一照护应对方案等）第三、开展对学校常春学校业务咨询及对口支援。第四、处理与常春教室运行相关的信访。第五，挖掘与学校、社区衔接的照护项目运营模式。最后在评估阶段，主要开展评估工作。即进行满意度调查及运行结果的分析评价，制定下一年度计划，并出版、宣传推广优秀案例集。

五、韩国常春支援室的工作内容

韩国各学校设立常春支援室，常春支援室的工作内容主要有下列五项：

（一）需求调查和结果分析

常春支援室首先要开展需求调查，调查内容包括是否参加常春教室、参与时间及回家时间、是否参加常春（放学后）项目等。其次要分析使用结果。包括了解参加的学生、确认教室数量、各时间段的参加学生，在此基础上制定运行计划。确定需要照护但不参加照护项目的学生，并向这些学生提供照护项目。研究学校与地方照护机构之间衔接的照护项目。

（二）制定并准备年度运行计划

运行计划应该包括下列内容：学期中、放假中、延休期间、灾后休息日等期间的运行计划；运行组织的组成和职责；早晨照护、下午照护、晚间照护、衔接型照护运行教室的数量、运行时间、参与学生人数；常春学校人员使用计划，包括常春专员、志愿人员等；零食和供餐的方式和内容，包括企业选定标准和方法、零食和供餐费、零食和供餐方案、食物中毒预防活动及保存食品管理方案；安全管理计划，包括家长同行回家等安全管理方案，发生安全事故时的应对要点，传染病预防及灾难安全注意事项，常春教室生活守则，设施条件及管理方法等；评价和回流计划，把满意度调查结果反映在下一年度计划中；年度预算执行计划。

（三）预算运行

常春（照护）项目会计管理要遵守会计基本原则，所有会计必须遵循《国立中小学会计规则》《公立中小学会计规则》《私立学校财务会计规则》，并按照常春照护项目的目的和用途执行会计规定。禁止将"照护项目"支出预算执行结余结转到其他项目使用。

常春（照护）项目计划预算要按规定运行。针对劳务费，要编制专门的劳务费（包括工资、出差、加班费等）。关于运行费，包括物品、教具、项目、供给、零食、安全、志愿者活动费等。设施费作为构建常春教室及环境改善费用编制。

常春学校的会计要实行透明会计管理。考虑各学校条件，经学校运行委员会审议后自主决定。预算编制和执行由学校成员协商决定，并公布结果。学校要做好前期规划和运行，确保执行零余额。照护项目运行结束后要开展精算过程。

（四）学生生活指导

1. 制定学生生活指导计划

学校常春支援室应该制定学生生活指导计划，将学生生活指导计划内容纳入常春学校项目运行计划之中，制定适合本校的常春教室使用限制规定，并将生活守则与常春教室使用限制规定张贴在常春教室明显的位置。

表 8−16　生活守则及常春教室使用限制规定

区分	内容
生活守则	遵守常春教室上课时间，缺勤时务必事先请假。 离开常春教室时，一定要通知常春学校专员。
常春教室使用限制规定	经常缺课或早退时，监护人应通过短信或电话事先联系。 无故不参加（早退、缺课）每月 3 次以上时，限制使用常春教室，此后一个月内限制再次进入教室。每月 3 次以上反复出现问题，对常春教室的运行造成影响时，要求改正；此后仍未改善时，限制使用，此后一个月内限制再次进入教室。

2. 构建学生生活指导机制

建立学校内所有成员参与的合作性生活指导机制，建立常春学校专员—常春学校业务人员之间密切沟通的沟通机制，实施与家庭相关的生活指导、常春教室生活守则及使用限制规定指南，在常春课堂内发生问题行为时，各方要合作解决问题。

3. 实施学生生活指导

全面禁止对学生进行体罚，要用教育管教的方法进行指导。如果发现对学生的性犯罪和虐待犯罪事实，迅速向校长报告，并立即向侦查机关和相关机构举报。

4. 学生生活指导内容

学生生活指导内容包括基本生活习惯及常春课堂生活规律、交友关系和卫生及清理整顿、预防虐待儿童和校园暴力，建立与家长的合作机制。

（五）学生安全指导

1. 制定安全计划及安全检查

建立常春课堂安全管理计划及安全规则，营造安全的常春课堂环境；每天进行电气、火灾等检查，每周进行一次综合安全检查。

2. 营造安全的常春课堂环境

确保出入口在出现紧急情况时可以疏散，在出入口上按照防夹手装置，在窗户上安装安全网或安装安全栏，在插座上安装安全盖等；在出入口安装锁、对讲机，管理外来人员出入；在常春教室周边安装监控录像；每学期开展2次灭火器使用方法，对相关人员开展发生火灾时的应对方法培训。

3. 实施安全指导

通过具体实践提高提前预防和疏散险情的能力，对学校全体职工开展常春教室安全管理全覆盖研修，每月进行一次（低年级每周）以上的安全教育及案例应对模拟。

4. 安全指导内容

安全指导内容包括活动安全、回家安全、疫情安全、急救知识等内容。

表8-17 常春学校活动安全内容

室内活动	教具	带 "KC" 标记的教具，安全使用无刀刃、无棱角、无裂缝的教具
	文具	使用刀、剪刀等时的安全指导，使用含有害色素的文具时的指导
室外活动	操场	指导学生只在指定的地点活动，指导学生不要在教师视线外的场所玩耍
	游乐设施	选择适合学生年龄特点的游乐设施，检查游乐设施是否有破损、锈蚀、破损或油漆脱落，注意夏季使用游乐设施时可能会烫伤
	室外活动	遵守游戏规则，做好准备活动，预防受伤。

在常春学校活动安全内容包括室内活动安全内容和室外活动安全内容，室内活动安全内容包括使用教具、文具时的安全指导等，室外活动安全内容包括使用操场、游乐设施时的安全指导等，指导学生在指定的地点活动，选择适合学生年龄特点的游乐设施等，在室外活动时，要指导学生遵守游戏规则，做好准备活动，预防受伤等。

表 8 - 18   常春学校学生回家安全内容

安全回家	监护人陪同回家原则：监护人不能陪同回家的，由监护人指定的代理（成年人）陪同回家；制定归家管理台账，监护人以外的代为归家的同行者必须在监护人同意后采取归家措施；填写学生个人管理卡（填写方法按小学托管教室运行指南）及填写安全回家日志；通过短信服务指导学生安全回家；在陪读人员协助下实施安全回家指导；使用车辆回家时，必须与上下车助手同乘；配合学校附近警察支队加强学生回家时间巡逻。

常春学校学生回家安全内容包括学生回家时必须有监护人陪同，监护人不能陪同的，由监护人指定的成年代理人陪同回家，监护人以外的代理同行者必须征得监护人同意后采取回家措施。使用车辆回家时，必须由上下车助手同乘，在需要时，配合学校附近警察人员加强学生放学时间巡逻等。

表 8 - 19   常春学校疫情安全内容

预防性检查	指导个人卫生管理要领，特别是洗手和咳嗽礼仪指导。 教室内或常春教室洗手间要常备洗手液（肥皂）。 有传染病病史的学生，从家长那里了解症状。
确认和措施	正确认知传染病的主要症状，限制外来人员进入教室。 克制集体活动，持续观察情况。 发现学生出现传染病症状时，立即让其回家，并引导其正确诊断和治疗。 确认可疑症状时，联系保健教师和班主任，观察或让其回家。

常春学校疫情安全内容包括预防性检查、确认疫情和采取措施两部分内容，在预防性检查方面，要指导学生进行个人卫生管理，在教室内要常备清洁用品，并了解有传染病病史的学生。常春支援室要正确认知传染病的主要症状，限制外来人员进入教室，并克制集体活动，持续进行观察。发现学生出现传染病症状时，应立即让学生回家，并引导学生进行正确的诊断和治疗。

表 8 - 20   常春学校急救内容

应急情况	常春学校专员：完成急救法和伤害预防、传染性疾病预防训练。 将学生紧急联络网、应急机构联系方式、应急处理程序张贴在常春课堂上。 体验活动时，准备便携式急救箱及紧急联络网。
处置程序	判断是否紧急报警或实施急救后送往医疗机构。 紧急情况报告后联系家长。 查明原因和经过记录（日期、时间、地点、事故现状、患者状态、急救内容等）并向教育厅报告。
急救基本原则	确保急救人员自身安全和现场情况安全。 在专家诊断之前，不得滥用药品。 为了防止气道阻塞和急救手术或重要检查的延误，禁止给食物，即使在现场急救，恢复意识后，仍交给专业医务人员。 无法联系家长或家长无法前来时，通常由实务职员、班主任或保健教师移送。

常春学校专员要参加急救法、伤害预防、传染性疾病预防训练。将学生紧急联络网、应急机构联系方式、应急处理程序张贴在常春教室内，在开展体验活动时，需要准备便携式急救箱，并建立紧急联络网。在紧急情况发生时，常春学校支援室需要判断是否需要报警或实施急救后送往医疗机构，并将紧急情况报告后联系家长，事后将事情经过向教育厅报告。常春学校支援室需要掌握急救基本原则。

第四节　韩国常春学校地方衔接型照护服务

一、地方衔接型照护服务目的

与区域内可利用的儿童中心、地方政府、有关机构等多种照护主体合作，提供优质的教育照护服务；填补照护空白地带，支持家长安全工作；通过提供以学生为中心的丰富而富有创意的教育体验，增强学生的创造力和未来社会所需要的核心能力；通过利用学校内外的教育资源和建立联系网络，构建共同的教育共同体。

二、地方衔接型照护服务运行方案

（一）地方衔接型照护服务业务处理流程图

地方衔接型照护服务包括准备、计划、选定、签约、运行、活动公开、评价、反馈共六个阶段，下表是地方照护衔接运行业务处理流程。

表 8 - 21　地方照护衔接运行业务处理流程

阶段	主要内容
准备	组建常春学校地方衔接合作会
计划	分析学生、家长的教育需求 学校、地方条件及现状分析 挖掘地方衔接机制和资源
选定、签约	教育厅或学校与地方机构签订合作协议 引入其他衔接资源及委派项目讲师
运行	根据学校实际情况组织地方衔接项目 为扩大家长及学生参与，宣传常春学校计划 项目介绍及参与人员招募 常春学校地方衔接型项目运行及随时监测

阶段	主要内容
活动公开	常春学校地方衔接项目活动公开（每年一次以上）
评价、反馈	常春学校地方衔接型项目运行评价（开展学生、家长需求方满意度调查） 常春学校地方衔接型项目运行结果分析及反馈

为运行地方衔接型照护服务在准备阶段需要组建常春学校地方衔接合作会，在计划阶段，主要分析学生、家长的教育需求，对学校、地方条件及现状进行分析，挖掘地方衔接机制和资源等。在选定、签约阶段，教育厅或学校与地方机构签订合作协议，引入其他衔接资源及委派项目所需的讲师等。在运行阶段，根据学校实际情况组织地方衔接项目，为扩大家长及学生参与，宣传常春学校计划，招募项目介绍及参与人员，常春学校地方衔接型项目的运行并进行随时监测。每年至少一次以上对常春学校地方衔接项目活动进行公开，最后通过对学生、家长进行满意度调查对常春学校地方衔接项目运行评价，并对常春学校地方衔接型项目运行结果进行分析及反馈。

（二）地方衔接型照护服务可衔接的资源

地方衔接型照护服务可与当地有关部门、地方资源、教育共同体等主体进行衔接合作，通过与地方区域内的常春有关机构签订协议，实现部分项目或常春学校整体衔接。教育厅为运行常春学校项目，可联系和利用地方社会、人力物力资源等。也可以通用教育共同体的教育捐赠活动，运营常春照护项目。下表是地方可衔接的资源。

表 8 - 22　地方衔接照护服务可衔接的资源

教育厅	当地有关机构	通过与区域内的常春有关机构签订协议，实现部分项目或常春学校整体衔接
	地方资源	为运行常春学校项目，联系和利用地方社会和各种人力、物力资源等。
	教育共同体合作	通过教育共同体的教育捐赠活动，运行常春照护项目。

地方衔接型照护服务分为与地方有关机构的衔接、与地方社会资源之间的衔接、通过教育共同体合作的衔接等类型。

1. 与地方有关机构的衔接

下表是地方有关机构衔接服务运行事例，市政府与教育厅签署全天照护体系建设协议，共同运行"我们小区的养育中心"项目，等待照护服务学生较多的情况，地方政府可以将已有的设施进行改造装修，鼓励家长、居民志愿提供服务。

表 8 – 23　与地方有关机构衔接服务运行事例

区分	内容
地方衔接常春服务运行事例	1. 运行"我们小区的养育中心" —市政府—教育厅签署《全天照护体系建设工作协议》 —等待照护教室学生较多的地方政府，将已有的设施（商业街、单独住宅等）进行改造装修，用作照护空间，家长、居民志愿奉献技能、村庄共同体参与。 2. 未来型照护教室（教育支援厅—村庄合作模式） —利用居民讲师，通过形成家长亲自教育和照护地方儿童的教育共同体，打造自力更生的终身学习村 3. 优先在人口密集、照护需求剧增地区设置和运营照护生长基地（3 所） —运行地方资源衔接才艺捐赠项目
使用地方政府可利用的教室的事例	（特征）地方政府通过与地区内小学（2 所学校）签订协议，利用可利用教室，改造为照护设施，为本校及附近小学的学生提供照护服务 （运营时间）下午常春学校运行时间（~17 时）后至 19 时 （支援内容）为附近小学学生转移提供车辆支持、提供晚餐供餐等

　　2. 与地方社会资源之间的衔接

　　下表是地方社会资源的种类，地方衔接型照护服务的预算由地方政府支援，人力资源包括项目指导讲师、生活指导及安全支援人员等、企业家、大学教授、家长、大学生、研究员等地方各类人力资源等。物力资源包括教育、体验场所、教育所需的器材及物品、交通工具等。常春学校还可以利用地方不同机构、组织或个人拥有的各种项目等。最后可以利用地方政府等地方的各种机关或团体、个人等所拥有的可以在常春课堂上利用的有用信息。

表 8 – 24　地方社会资源的种类

区分	内容
预算	地方政府支援等
人力资源	项目指导讲师、生活指导及安全支援人员等 企业家、大学教授、家长、大学生、研究员等地方各类人力资源。
物力资源	教育、体验场所、教育所需的器材及物品（如乐器）、交通工具等
项目	地方不同机构、组织或个人拥有的各种项目。
信息	地方政府等地方的各种机关或团体、个人等所拥有的可以在常春课堂上活用的有用信息。

表 8−25　地方项目活用事例

机构、团体	项目
研究生院（终身教育院）	常春项目、职业培训、现场体验等
博物馆、文物展览馆、农渔山村展览馆	参观博物馆展品、举办展览及文物展、运营历史文化体验、农副产品种植及收获体验等
文化会馆、艺术中心、文化院、树木院	运行艺体（舞蹈、美术、音乐）教室、观看音乐会及展览、举办社团演讲竞赛、支援乐器演奏及学习、举办各校演奏发表会等。
警察、消防所图书馆及办公大楼	交通安全教育、防火及水上娱乐事故预防法、艺体能活动支援、读书项目等

地方衔接型照护服务可以利用地方机构开展项目，或直接利用地方机构的各种项目，例如研究生院开展的常春项目、职业培训、现场体验项目等。利用博物馆、文物展览馆、农渔山村展览馆等设施，开展参观博物馆展品、举办展览及文物展、运营历史文化体验、农副产品种植及收获体验等项目。利用文化会馆、艺术中心、文化院、树木院运行艺体教室，观看音乐会及展览，举办社团演讲竞赛，支援乐器演奏及学习，举办各校演奏发表会等。利用警察、消防所图书馆及办公大楼开展交通安全教育、防火及水上娱乐事故预防法、艺体能活动支援、读书项目等。

3. 通过教育共同体合作的衔接

下表是利用人力资源的运行事例，鼓励家长进行才艺捐赠，利用家长志愿服务运行晚间照护项目等。鼓励志愿者进行才艺捐赠，开展家长教育项目、读书教育项目、创意美术项目、音乐项目等。

表 8−26　利用地方人力资源的运行事例

类型	事例
家长才艺捐赠	利用拥有特长讲师资格证的家长银行项目 利用家长志愿服务运行晚间照护项目
志愿者及才艺捐赠	利用市立图书馆的家长教育免费志愿活动：每周 1 次 2 个领域（阅读、汉字）指导 利用读书志愿团（实施读书教育等） 利用才能捐赠者（创意美术及美术治疗等），交响乐团为管弦乐队项目运营提供讲师才艺捐赠。

（三）地方衔接型照护服务运行事例

1. 地方机构衔接型照护服务

下表是地方机构衔接型照护服务运行事例，地方机构衔接型照护服务是学校和机构建立联系，以项目设施和场所的衔接、将常春学校运营委托给当地儿童中心、时间衔接等多种形式联合运行和管理的形式。其中社区儿童中心和常春学校衔接包括项目、设施、场所的衔接，例如学校和社区儿童中心联合举办各种项目，共同使用各机构设施、场所及项目讲师，由项目运营主体负责运营。也可以将常春学校运营委托给当地儿童中心，学校与地方儿童中心签订委托运营合同，利用学校或地方儿童中心空间提供常春服务。

表8-27 地方机构衔接型照护服务运行事例

区分		内容
运行内容		学校和机构建立联系，以多种形式联合运行和管理
运行案例	社区儿童中心——常春学校衔接	1. 项目和设施、场所的衔接 —学校、社区儿童中心联合举办各种项目 —共同使用各机构设施、场所及项目讲师，项目运营主体负责运营 —项目衔接事例：社区儿童中心讲师每周三在学校进行一小时折纸专题辅导 —设施、场所衔接事例：在地方儿童中心运营周六农场学校 2. 将常春学校运营委托给当地儿童中心 —学校与地方儿童中心签订委托运营合同 —利用学校或地方儿童中心空间提供常春服务 —事例：利用学校闲置教室，通过社区儿童中心委托运营常春学校→提供不移动场所就能获得安全常春服务的机会 3. 时间衔接 —利用学校的"常春学校项目"后，分时段运营社区儿童中心
	青少年放学后学院——常春学校衔接	1. 仅委托项目 —青少年放学后学院运行作业辅导、补习、特长培养、回家指导等所有项目 —校长对设施负责，委托机构负责人对其他学生的指导和保护负责 2. 全部委托 —将放学后用车辆转移学生、作业辅导、补习、供餐、特长项目、回家指导等运营全部委托给机构 —由委托机构全部负责指导的方式 —学校协助项目介绍、招生等
	共同照护中心 青少年放学后学院——常春学校衔接	仅委托程序 —设施：学校常春教室、常春项目教室、大家一起利用照护中心空间 —运营时间：1—2年级使用下午照护服务后，16—19时使用共同照护中心，3年级以上学生在放学后—19时使用共同照护中心或学校内青少年放学后学院等。

区分	内容	
前途体验机构衔接	前途教育、体验运行事例 —把全国 223 个前途体验运行支援中心确定为前途体验机构 —以 22 年为准，已通过检验的职业体验机构数为 24 078 个，开展的项目数为 178 094 个。	
	※衔接机构之间在保障移动时的安全、回家时的安全等前提事项后，推进机构之间的衔接。 —在推进照护机构间工作协议和合同时，明确保险等学生安全管理等相关条款，通过确保常态沟通渠道加强学生管理 —需要制定并执行机构间移动的安全指导计划	
可衔接机构 （事例）	保健福利部（学校照护中心、地方儿童中心、共同照护中心等）、女性家庭部（青少年放学后学院等）公共育儿机构、私人企业、地方大学、地方内可签约机构	

2. 村庄衔接型照护服务

下表是村庄衔接照护服务运行事例，村庄衔接型照护服务是学校与当地居民、家长、村庄共同体、地方政府等共同合作运行的服务，其中村庄学校成长地是村庄照护衔接型常春学校的典型代表，利用学校空间，在 13：00 至 19：00 之间运行，由包括家长在内的村庄教育共同体运行，村庄照护衔接型常春学校的特点是不直接运行常春学校，而是以被选为教育支援厅劳务项目的村庄教育共同体提供照护的形式运行，与学校的教育课程相联系，由体验为中心的教育活动组成。

表 8 - 28　村庄衔接照护服务运行事例

区分	内容	
运行内容	学校与当地居民、家长、村庄共同体、地方政府等共同合作运行	
运行案例	村庄照护衔接型常春学校	村庄学校成长地 —设施：利用学校空间（出入口分离，可独立运行） —运行时间：13：00 至 19：00 —人力：由包括家长在内的村庄教育共同体运行 —特征：不运行常春学校，而是以被选为教育支援厅劳务项目的村庄教育共同体提供照护的形式运行。与学校教育课程相联系，由体验为中心的教育活动组成。 —案例：作为学校照护点项目的一部分，利用学校建筑，在村庄学校提供照护服务
	公寓衔接型常春学校	公寓衔接型照护 —设施：利用公寓小区内闲置空间 —人员：正常课程结束后前往常春项目运行场所时，安排安全助手或利用小区志愿者 —特点：学校与公寓合作开展项目 —案例：利用公寓小区内老人院、小图书馆提供照护服务

区分		内容
	首尔道峰型村庄课后学校照护	16所小学课后学校直接运行（按受益合同共同委托） —道峰型村庄课后学校运行：道峰区政府直接运行以文、艺、体为中心的非教学课后学校 —课后衔接照护运营：利用（租赁）3所小学的学校空间运行课后活动，运行课后休息区并提供空隙照护。
	与郡政府合作的梦想中心	梦想中心1号（从2022年开始运营） —衔接机构：郡政府（改造项目）、教育支援厅、学校照护教室 —空间：附近幼儿园改造及增建，郡厅提供预算支持 —参与学生：小学一至六年级有意向者 —运行人员：5名乡村教育活动家（周一至周五） —梦想中心2号：预计2024年上半年开始
可衔接机构（例）		利用家长读书会、体育会等地方共同体 利用退休教师、家长、地方人士等的才艺捐赠 乡村教育活动家、乡村教育共同体、社会性合作团体等。 市、郡、区政府等

3. 大学、企业衔接型照护服务

下表是大学、企业衔接型照护服务运行事例，大学衔接型照护服务利用地方大学优秀的人力物力等基础设施，可开展艺体能、社会、情感项目和大学生辅导项目等。企业、大学等可与教育厅、一般地方政府等成立财团法人，为常春学校提供优质项目等。

表8－29　大学、企业衔接型照护服务运行事例

区分		内容
运行内容		利用地方大学优秀的人力物力等基础设施，开展艺体能、社会、情感项目和大学生辅导项目 企业、大学等与教育厅、一般地方政府等成立财团法人，为常春学校提供优质项目
运行案例	艺体能、社会和情感项目及大学生辅导	案例1：大学在校生以附近小学为对象，利用AI辅导等，根据课后服务学生水平提供有针对性的学习支持 案例2：大学在校生以附近小学为对象进行课程学习指导、学习任务执行支援和管理、学习指导与咨询支援 案例3：与地方大学衔接，提供多种有针对性的艺术和体育类项目
	设立财团法人	案例：通过企业与教育厅、一般地方政府等设立的财团法人，以地方小学为对象运行项目
可联系机构（实例）		私人企业、地方大学、地方内可合作的机构。

4. 据点照护中心型照护服务

据点照护中心型是在人口密集的学校密集地区或小规模学校附近地区建立据点中心，开展照护服务，或利用附近学校内的可用空间或地方的交流中心等可以共同运行的空间，建立据点常年照护空间。下表是据点中心衔接照护服务运行事例。

表 8－30　据点中心衔接照护服务运行事例

区分		内容
运行内容		在人口密集的学校密集地区或小规模学校附近地区建立据点中心并运行 利用附近学校内的可用空间或地方的交流中心等可以共同运行的空间，建立据点常年照护空间
运行案例	教育（支援）厅中心的据点常春中心	教育支援厅运行的照护中心 —在校内外可用空间，共同应对附近学校的常春（放学后）和常春（照护）需求 —为学生安全出行提供校车 —学校协助招生及其他学生管理
		通过改造已有设施建立的据点型常春学校案例 —对象：附近2公里以内7所学校1—4年级需要照护的学生 —运营时间：学期放学后~20：00，假期08：00~20：00，周六08：00~13：00 —出行工具：对徒步出行有困难的学生支援入园校车 —人力：主管、常春专员、陪读员、志愿者等
	以据点学校为中心的常春学校	以据点学校为中心，小规模学校可以合作运行常春学校

教育（支援）厅为中心的据点常春中心是教育厅运行的照护中心，利用校内外可用空间，共同应对附近学校的常春（放学后）和常春（照护）需求，为学生安全出行提供校车，学校协助常春中心招生及其他学生管理等。

5. 通过与教育共同体合作的运行照护服务

与教育共同体合作，利用校外地方社会优秀的人力物力资源支持常春学校项目，下表是教育共同体合作运行事例。

表 8－31　与教育共同体合作运行事例

区分		内容
运行内容		利用校外地方社会优秀的人力物力资源支持常春学校项目
运行案例	利用地方社会优秀的人力物力资源	案例1：教育部衔接机关（韩国科学创意财团、KBO、文化体育观光部、KB金融集团等）直接计划、运行项目 案例2：地方机构到学校直接策划、运行具有特色的项目。 案例3：利用国乐文化院等11个地方资源运营项目 案例4：利用教育支持者团体的教育捐赠运行项目

6. 学校中心型照护服务

下表是地方衔接时以学校为中心的运行事例，学校中心型照护服务以学校为中心运行，常春学校项目运行时，通过可衔接的体验机构衔接多种项目，例如在校内开展常春特长培养项目，在校外开展体验项目等。

表8-32 学校中心型照护服务运行事例

区分	内容
运行内容	1. 以学校为中心运行 2. 常春学校项目（照护、课后等）运行时，通过可衔接的体验机构衔接多种项目。 3. 运行形式：校内常春特长培养项目、校外体验项目等
运行案例	1. （00市）前往KBO的T球教室、芭蕾舞教室、篮球教室等项目运行 2. （△△市）地方衔接前途体验活动、阅读文学游记、生态探访、昆虫体验等 3. 连接地方图书馆、博物馆等项目 4. 与教大相关的各水平针对性学习、与工科相关的软件混合课后项目等
可衔接的机构（例）	韩国科学创意财团、KBO、足球教室等体育相关团体、韩国文化艺术教育振兴院、前途体验运营支援中心及经验证的前途体验机构、多元文化支援中心、地方文化财团、地方大学和大学生辅导、博物馆、图书馆、科学馆和体验设施、市、郡、区政府、非营利法人、民营企业等

（四）韩国政府各部门常春学校（放学后照护）相关服务运行现状

韩国教育部、保健福利部、女性家庭部主要针对小学阶段开展了常春学校（放学后照护）服务，教育部开展了常春教室，保健福利部开展了共同照护中心和地方儿童中心，除此之外还与教育部合作开展了学校照护处项目，女性家庭部则开展了青少年放学后学院项目，各部门开展的课后照护服务在支援对象、支援标准、支援内容、支援形式、运营时间、法律根据等方面存在不同，下表是韩国政府各部门课后照护服务运行现状。

表8-33 韩国政府各部门课后照护服务运行现状

区分	教育部	保健福利部		女性家庭部
项目名称	常春教室	学校照护点（教育部协助）	共同照护中心	地方儿童中心	青少年放学后学院
支援对象	小学一至六年级	6—12周岁	6—12周岁	18周岁以下	小学四年级至初中三年级
支援标准（收入）	以双职工家庭为中心（无）	以双职工家庭为中心（无）	以双职工家庭为中心（无）	优先照护弱势群体儿童（低收入、残疾、多文化、单亲、祖孙家庭等）	优先照护弱势群体儿童（低收入、残疾、多文化家庭等）

区分		教育部	保健福利部			女性家庭部
支援内容		常春教室支援，供餐、零食支援等	课后照护，项目支援，供餐、零食支援等	课后照护，项目支援，供餐、零食支援等	保护、教育，文化、情感支援，地方衔接、供餐、零食支援等	体验活动，补习支援，咨询、供餐、零食支援等
支持形式		免费（零食费等部分自理）	免费（零食费等部分自理）	自付使用费（参与项目等每月10万元以内，零食费根据实际支付）	免费（按收入分类，使用费在10万韩元以内负担）	免费
运营时间	学期	放学后开始至17—20时（部分运行早晚照护）	标准运行时间14—20点	标准运行时间14—20点	必须运行时间14—20点	放学后~21点
	放假	根据条件自主决定	标准运行时间09—18点	标准运行时间09—18点	必须运行时间12—17点	根据条件自主决定
法律根据		中小学教育课程总论、教育部公告	儿童福利法	儿童福利法	儿童福利法	青少年基本法

韩国教育部开展的常春教室项目以双职工家庭的小学一至六年级学生为对象，免费提供常春教室支援、供餐、零食支援等，运行时间为放学后17：00到20：00。

韩国《儿童福利法》（法律第19554号，2023年7月18日部分修正，2025年7月19日施行）第四章对儿童的支援服务第3节放学后照护服务支援第44条之2（共同照护中心）规定，市、道知事及市长、郡守、区厅长可以在小学正规课程以外的时间内，为实施下列各项照护服务（以下简称"放学后照护服务"），设置、运行共同照护中心：儿童的安全保护；提供安全、均衡的餐食及零食；上学、放学前后、夜间或发生紧急情况时提供照护服务；体验活动等教育、文化、艺术、体育项目的联系及提供；照护咨询、相关信息的提供及服务的联系；其他保健福利部令规定的放学后照护服务的提供。

市、道知事及市长、郡守、区厅长可以把共同照护中心的设立及运营委托给保健福利部长官规定的法人或团体，国家可以向地方政府支援共同照护中心的设立及运行所需费用的一部分。根据市、道知事及市长、郡守、区厅长的规定，共同照护中心的负责人可以让儿童的监护人承担提供第一款各项放学后照护服务所需费用的一部分，共同照护中心的设置标准和运营、从业人员资格等相关事项由保健福利部令规定。保健福利部根据韩国《儿童福利法》中关于放学后照护服务的规定开展了共同照护中心、学校照护点、地方儿童中心三个项目。共同照护中心的对象为双职工家庭的 6—12 岁儿童，提供课后照护、项目支援、供餐、零食支援等，支援费用限定在 10 万元内。下表是 2017—2022 年韩国共同照护中心现状。[①]

表 8 – 34　韩国共同照护中心现状（2017—2022）　　单位：所

区分	2017	2018	2019	2020	2021	2022
全国	10	17	173	424	694	829

共同照护中心自 2017 年在 10 个所开始试运行，2018 年扩大至 17 个所，2019 年开始正式设置、运行，2020 年发展到 424 个所，到 2021 年已经达到 694 个所。下表是韩国共同照护中心的发展历史。[②]

表 8 – 35　韩国共同照护中心事业发展历史

年度	内容
2017 年 7 月	在 10 个所开始试点，行政安全部—福利部共同公开募集项目
2018 年 4 月	有关部门联合发布全天照护政策
2018 年 12 月	设立、运营 17 共同照护中心
2019 年 1 月	共同照护事业支援团成立
2019 年 1 月	共同照护中心设置、运营相关的《儿童福利法》修正
2019 年 12 月	共同照护中心 173 个所设置、运营
2020 年 1 月	共同照护事业支援团委托给儿童权利保障院
2020 年 12 月	共同照护中心设置、运营 424 个所
总统令修正，2021 年 1 月 12 日施行	根据住宅建设标准等有关规定，500 户以上住宅小区内义务设置共同照护中心。
2021 年 12 月	2021 年共同照护中心设置、运营 694 个所

社会对小学照护服务的需求剧增，而面向小学生的照护与婴幼儿保育支

---

① 韩国育儿政策研究所.2022 婴幼儿主要统计 [EB/OL].（2023 – 09 – 21）[2024 – 01 – 15].https：//kicce. re. kr/main/board/view. do? menu_idx = 35&board_idx = 49615&manage_idx = 43&old_menu_idx = 0&old_manage_idx = 0&old_board_idx = 0&group_depth = 0&parent_idx = 0&group_idx = 0&group_ord = 0&viewMode = NORMAL&authKey = &search_type = title&yearData = &search_text = &rowCount = 10&viewPage = 1.

② 金善珠. 关于小学照护政策的研究 [D]. 京畿：信韩大学，2024：30.

援相比相对不足，由于有限的照护设施，无法提供以需求者儿童为中心的照护，所以小学照护的死角依然存在。为消除小学照护的死角地带，缓解双职工家庭的养育负担，教育部和保健福利部 2018 年共同推出了全天照护服务"学校照护点事业"，计划到 2022 年将小学照护人数扩大到 53 万人。[①] 保健福利部与教育部合作开展的学校照护点主要以双职工家庭的 6—12 岁儿童为对象，提供课后照护、项目支援、供餐、零食支援等，在学期中标准运行时间为 14：00 到 20：00，假期中运行时间为 9：00—18：00。

地方儿童中心则以 18 周岁以下的未成年儿童为对象，优先照护低收入、残疾、多文化、单亲、祖孙家庭等弱势群体家庭儿童，主要免费提供保护、教育、文化、情感支援、地方衔接、供餐、零食支援等综合性福利服务，以促进地方社会儿童的健康发展，学期中运行时间为 14：00—20：00，假期中运行时间为 12：00 到 17：00。保健福利部对地方儿童中心的支援内容主要包括儿童保护（安全保护、供餐等）、教育功能（日常生活指导、学习能力提高等）、情感支援（咨询、家庭支援）、文化服务（体验活动、演出）等地方社会内儿童照顾的事前预防性功能和事后联系支援等。地方儿童中心自 2004 年推出以来，经过逐步完善，推动了地方儿童照护服务的发展。下表是韩国地方儿童中心发展历史情况。[②]

表 8 - 36　韩国地方儿童中心发展历史

年度	内容
2004 年	修改《儿童福利法》，将地方儿童中心（区，学习室）作为儿童福利设施进行法制化，共在 895 个设施为 23347 名儿童提供服务支援
2005 年	地方儿童中心的数量增加及扩大运营，全国扩大运营至 1709 个（共支援 43749 名儿童）
2006 年	地方儿童信息中心设置、运营（2006 年 1 月），调查研究事业、教育事业、信息提供事业等综合性运营、支援推进；因《建筑法施行令》修订扩大可设置建筑物用途（2006.6），老年人设施（教育研究及福利设施，8 个用途）→第一种近邻生活设施（15 个用途）
2007 年	实施儿童福利教师支援项目及设置和运营儿童福利教师支援中心（2007.1），为支援各专业领域的教育项目，在 7 个月内派遣 2，700 名儿童福利教师，以项目运营体系设置和运营"儿童福利教师支援中心"（中央 1 个，地方 14 个）

---

① 尹玉芬．小学照护服务的据点统合模式案例分析—以庆尚南道教育厅据点统合照护中心"常春"为中心［D］．首尔：韩国教员大学，2023：24.

② 韩国保健福利部．2023 年地方儿童中心支援事业指南［EB/OL］．（2023 - 01 - 09）［2023 - 11 - 21］．https：//www．mohw．go．kr/board．es？mid = a10409020000&bid = 0026&act = view&list_ no = 374502.

年度	内容
2008 年	地方儿童中心试点评价实施（2008.8）；儿童福利教师支援事业扩大到持续事业
2009 年	实施全国地方儿童中心评价（共 3 224 所）及咨询项目实施；为加强从业人员能力实施教育（共 7 700 人）；因《建筑物施行令》附表 1 的修正，扩大了建筑物的用途（2009.7），由 1 种近邻生活设施→1 种近邻生活设施、单独住宅、共同住宅
2010 年	追加支援地方儿童中心评价优秀设施运营费（916 所，每月 30 万韩元）；社会福利设施信息系统应用义务化（2010.1）
2011 年	地方儿童中心支援团（中央 1 所，市道 15 所）统一设置及运营；地方儿童中心评价优秀设施奖励（共 500 所，每月 898 千元）
2012 年	地方儿童中心评价中心设立及 3 年周期第一期评价体系建设；把评价优秀设施激励变更为强化项目（据点型，特殊目的型）；根据学校双休日制度的改变，为地方儿童中心的周六运营提供支持；通过修订《儿童福利法施行令、施行规则》加强从业人员资格标准、设施设置标准（2012.8）；与放学后照护服务相关部门之间（保健福利部、教育部、女性家庭部、安全行政部）签订业务合作协议（2012.10）
2013 年	新设施负责人的现场实习、咨询参与义务化；为放学后照护服务衔接制定综合支援、管理体系；地方儿童中心定制型社会福利设施信息系统的专业化构建
2014 年	地方儿童中心 1 期（2012—2014 年）设施评价完成；标准项目开发；地方儿童中心儿童小组构建及调查
2015 年	地方儿童中心 1 期（2015—2017 年）评价指标完成；各地方照护计划指标开发；社会福利设施信息系统全国实态调查登载
2016 年	通过地方儿童中心新规和现有的从业人员教育课程差别化加强义务教育；为帮助制定各地区的照护计划，实施各市、道咨询；制定放学后照护衔接体系活性化方案
2017 年	地方儿童中心 2 期（2015—2017 年）设施评价完成；优秀地方儿童中心支援方案制定；地方儿童中心 3 期（2018—2020 年）评价指标制定
2018 年	改善地方儿童中心使用儿童标准（扩大普通儿童使用比例）；中央评价委员会的组成和运行
2019 年	地方儿童中心使用标准改善（普通儿童使用比率扩大）；地方儿童中心运营费（3 096 百万韩元）及空气净化器支援（809 百万韩元）补充预算编制；地方儿童中心环境改善费新增支援（9 600 百万韩元）
2020 年	地方儿童中心 3 期（2018—2020 年）设施评价 完成；实施地方儿童中心公共性强化示范项目（150 个）；启动地方儿童中心出入安心提醒系统建设
2021 年	追加预算 242 亿韩元支援地方儿童中心照护人力
2022 年	改善地方儿童中心使用儿童标准（扩大普通儿童使用比例，改善优先照护儿童选定标准）；放宽非营利法人设施标准条件（修订《儿童福利法实施规则》）

根据《儿童福利法》的修正，韩国地方儿童中心作为儿童福利设施，开始在 895 个设施机构中为 23 347 名儿童提供照护服务，2005 年设施机构增加至 1 709 个所，2022 年逐渐扩大普通儿童的使用比例，为有需求的儿童提供放

学后照护服务。下表是 2011—2021 年韩国地方儿童中心儿童及机构现状。[①]

表 8-37　地方儿童中心儿童及机构现状（2011—2021）

单位：名，所

区分	2011	2012	2013	2014	2015	2016	2017	2018	2019	2020	2021
儿童数	104 982	108 357	109 066	108 936	109 661	106 668	108 578	109 610	108 971	106 510	106 746
机构数	3 985	4 036	4 061	4 059	4 102	4 107	4 189	4 211	4 217	4 264	4 295

根据上表韩国育儿政策研究所统计数据，2011 年韩国地方儿童中心为 3 985 所，2012 年增加到 4 036 所，以后逐年增加，2021 年达到 4 295 所，使用地方儿童中心的儿童数量 2011 年为 104 982 名，2021 年为 106 746 名，过去十年间，使用地方儿童中心的儿童数量比较稳定，平均每所地方儿童中心的儿童数量为 25 名。

女性家庭部开展的青少年放学后学院以小学四年级至初中三年级的儿童为对象，优先照护低收入、残疾、多文化家庭等弱势群体儿童，主要免费提供体验活动、补习支援、咨询、供餐、零食支援等，运行时间主要以学期中为主，从放学后到 21：00。青少年放学后学院也运行周末型项目，为有需求的青少年提供周末照护及体验活动。[②]《2023 年度青少年放学后学院运营指南》提出了青少年放学后学院的推进方向是在地方社会中发挥青少年活动、福利、保护体系的作用，为处于课后照护死角的青少年提供各种支持和项目，为青少年提供符合青少年成长发展、与青少年和家长匹配的课程。其次，加强学校与地方社会的互信和联系，通过组建放学后学院支援协会，扩大地方社会参与，构建联系体系，以消除放学后照护死角，扩大人们对课后安全保护和帮助健康成长的认识。最后，青少年放学后学院通过连接各种地方社会人力物力资源提供综合服务，积极利用地方社会公共机构、社会团体、企业、个人等的物品支援和赞助、志愿服务、才艺捐赠等多种资源。[③]

---

① 韩国育儿政策研究所.2022 婴幼儿主要统计［EB/OL］.（2023 - 09 - 21）［2024 - 01 - 20］. https：//kicce. re. kr/main/board/view. do? menu_idx = 35&board_idx = 49615&manage_idx = 43&old_ menu_idx = 0&old_manage_idx = 0&old_board_idx = 0&group_depth = 0&parent_idx = 0&group_idx = 0&group_ord = 0&viewMode = NORMAL&authKey = &search_type = title&yearData = &search_text = &rowCount = 10&viewPage = 1.

② 黄明顺.学生对小学照护教室运营的认识分析：以首尔地区为例［D］.首尔：韩国教员大学，2024：20.

③ 女性家庭部.2023 年度青少年放学后学院运营指南［EB/OL］.（2023 - 03 - 24）［2023 - 11 - 09］. https：//www. mogef. go. kr/mp/pcd/mp_pcd_s001d. do? mid = plc502.

女性家庭部 2005 年推出韩国青少年放学后学院，投入 20 亿韩元实施了 46 个青少年放学后学院示范项目，2006 年扩大到全国，运营数量也增加到 100 家，截止到 2022 年全国范围内共支援 343 所放学后学院。下表是韩国青少年放学后学院发展历史。[1]

表 8－38　韩国青少年放学后学院发展历史

年度	内容
2005 年	2005 年被选定为青少年委员会的主要施政课题，实施 46 个青少年放学后学院示范项目（20 亿韩元）
2006 年	扩大到全国各地区运营，从 46 家增加到 100 家
2007 年	扩大支援 150 所青少年放学后学院
2008 年	制定、运营农山渔村运营振兴方案，继续扩大运营个数，从 150 所增加到 185 所
2009 年	根据项目评估结果引入运营中断制度，减少了运营个数，实际运营 178 所。
2010 年	通过项目评估，关闭运营不良的学院，实际支援 161 所
2011 年	修改了《青少年基本法》，为青少年学院运营制定了法律依据；开发并试运营以残疾、多文化青少年为对象的特别支援新模式；扩大了运营个数，从 161 所增加到 200 所
2012 年	支援 200 所
2013 年	支援 200 所
2014 年	支援 200 所，组建地方照护协议体及优秀运营机构颁奖（5 个机构）
2015 年	将参加对象扩大到祖孙家庭、多文化家庭及 3 个子女以上的家庭中的青少年；调整了事业间的联系及范围，确定放学后学院以中学生为主要对象；运营专门人力人工费 比上一年度上调 3%
2016 年	扩大初中对象年级，包含初中 3 年级；支援校长和地方社会推荐的青少年
2017 年	支援 250 所；变更了综合评价周期，由每年调整为隔年
2018 年	支援 260 所，试运营"创意融合能力强化项目"；纳入泛政府"全日照护构建体系施行计划"中的"村庄照护"政策中；把双职工家庭纳入到优先支援对象
2019 年	支援 280 所；改编以成果为基础的核心指标为主的评价体系
2020 年	支援 304 所；废除优先支援对象的收入标准
2021 年	支援 332 所，运营线上活动项目振兴事业；提出紧急照护支援相关运营标准
2022 年	支援 342 所，扩大了支援类型，包括基本型、农山渔村型、周末型等；为应对后疫情时代，通过鼓励民间与官方间的联系，扩大专业项目支援，强化教育、咨询支援，改编评价体系等。

韩国教育部、保健福利部、女性家庭部为儿童提供了多种照护服务，儿童及家庭可以根据自己的需求选择照护服务，有利于儿童的健康成长，也有利于双职工等家庭的工作家庭兼顾，但由于各部门开展的照护服务在覆盖对

① 女性家庭部 . 2023 年度青少年放学后学院运营指南 ［EB/OL］. （2023－03－24）［2023－11－10］. https：//www. mogef. go. kr/mp/pcd/mp_pcd_s001d. do？ mid＝plc502.

189

象、支援内容等方面存在重复交叉，因此韩国为提高照护服务的有效性，并消除照护服务的死角地带，对各种照护服务事业进行整合，推出了常春学校项目。

第五节　韩国常春支援中心的评价及推广

一、韩国常春支援中心运行评价

（一）韩国常春支援中心运行评价目的

韩国常春支援中心开展运行评价的目的是促进常春支援中心运行的充实及活性化，通过征求常春学校的多种意见，提高学生及家长对常春学校的满意度，并制定支援方向。

（二）韩国常春支援中心运行评价方向

常春支援中心评价的方向第一为通过评价，以最大限度地减少支援中心和学校常春支援室的工作量。第二、使用多种评价方法，在评价中反映支援室的支援结果。

（三）韩国常春支援中心运行评价方法和内容

韩国常春支援中心评价方法包括自我检查及评价、专家评价、成果汇报会、满意度调查等多种方式，每种评价方法对应不同的评价内容。下表是韩国常春支援中心评价方法及对应内容。

表 8－39　韩国常春学校支援中心评价方法及内容

评价方法	评价内容
自我检查、评价	制定计划、运营改善、预算保障及预算执行、常春学校支援等
专家评价	外部专家（常春学校专家、教师、地方政府、有关机构等）对项目运营结果进行分析
成果汇报会	常春办学优秀案例成果分享与分享平台搭建 —可通过博览会、展览会、研讨会等多种方式运行 例）2023 常春学校、教育捐赠博览会
满意度调查	常春办学资助满意度调查 —常春学校项目制定、实施、评价等运行全部

韩国常春支援中心运行评价根据评价内容分自我检查及评价、专家评价、成果汇报会、满意度调查四种方式，自我检查、评价主要对常春支援中心的制定计划、运营改善、预算保障及预算执行、常春学校支援等内容进行评价。专家评价主要是常春学校专家、教师、地方政府、有关机构等外部专家对常春学校项目运营结果进行分析评价。成果汇报会的方式则以博览会、

展览会、研讨会等多种方式进行，对常春学校优秀案例进行成果分享，或搭建分享平台进行分享。满意度调查则是对常春学校项目制定、实施、评价等运行的全部内容进行的满意度调查。

二、韩国常春支援中心运行结果反馈

（一）韩国常春支援中心运行结果反馈的目的

对常春支援中心运行结果反馈的目的是第一、通过对常春支援中心的学校支援工作整体进行评价，从而制定改善方案。第二、通过反馈评价结果，促进常春支援中心运行得更加充实和更加活跃。

（二）韩国常春支援中心运行结果反馈内容

韩国常春支援中心运行结果反馈内容如下：明确常春支援中心运行上存在的问题，并制定完善对策；制定优秀案例挖掘和宣传方案；常春支援中心将评价结果反映在下个学年的计划中；必要时将反馈结果用在常春支援中心和常春支援室各运行阶段的咨询中。

三、韩国常春支援中心的宣传及推广

（一）韩国常春支援中心的宣传运行

常春支援中心的宣传运行目的如下：第一、为大家正确了解常春支援中心、常春学校，在常春支援中心、常春学校方面形成共识，进而能够通过宣传地方社会衔接去宣传常春学校。第二、在常春支援中心计划中加入有关宣传的内容，或制定单独的宣传计划。第三、为提高宣传效率，制定包括宣传对象、时间、方法及内容等的计划。下表为韩国常春学校宣传运行内容。

表 8 - 40　韩国常春学校宣传运营内容

主体	活动内容	使用方法
广域市	招募宣传支持者 会徽、口号征集 制作宣传片（政策指引） 发布新闻稿（政策） 小程序，制作优秀案例 举办博览会、发布会、讨论会等	执行宣传支持者任务 （会徽、口号）公文、横幅、报告， 报刊、媒体墙、横幅、宣传物品制作等 （视频、卡片新闻等）发布机构官网、 培训及说明会宣传
地方城市	制作宣传片（区域优秀案例） 发布新闻稿（活动） 卡片新闻、信息图片、网络漫画等宣传物品制作	（宣传物品）发放（非特定人群）

（二）韩国常春支援中心的推广

制定常春支援中心计划时，应包括推广计划，并挖掘各种案例，在具备类似的条件和环境的学校中加以推广，推广的程序和方法如下：

1. 制定通用计划

包含在常春支援中心运行计划中；

2. 挖掘各种案例

根据学校类型和条件挖掘不同的案例；

3. 案例的推广

进行通用推广，通过召开通用案例发布会。或进行类似案例推广，在类似条件的学校进行推广案例等。

第九章　韩国儿童照护服务事业

儿童照护服务事业是韩国女性家庭部的施政课题，是机构保育、教育的补充，为持续提高对0—12岁儿童照护服务的支援而推出。儿童照护服务事业以因父母双职工等原因出现养育空白的家庭12周岁以下的儿童为对象，提供儿童照护员上门一对一的照护服务。施政课题目标是通过加强儿童照护服务支援，将双职工家庭等的养育空白降至最低，并扩大政府财政支援，减轻养育费用负担。儿童照护支援事业作为儿童之家或幼儿园等保教机构的补充事业，认可了儿童的个别需求，并且儿童照护服务可以在包括周末和节假日在内的24小时内出现照护空白的特定时间内使用，充分考虑到需要照护的儿童的个性和自主性。① 课题主要内容分为儿童照护服务政府支援扩大、引入儿童照护员和民间育儿保姆为对象的教育及资格管理制度、引入民间照护服务提供机构注册制三部分。女性家庭部通过推行儿童照护服务事业施政课题，最终达到加强儿童照护服务支援，切实减轻家庭养育费用负担的目标。②

第一节　韩国儿童照护服务事业介绍

一、韩国儿童照护服务事业概念

工作家庭兼顾困难理论认为女性对工作和家庭中所要求的角色的双重负担而产生的工作家庭兼顾矛盾会对生育意愿产生负面影响，在工作和家庭并行产生的矛盾严重到一定程度，女性为解决这种矛盾，会选择不生育。③ 在

---

① 南李海. 通过照护哲学看韩国照护政策特性研究 [D]. 仁川：仁川大学，2020：84.

② 女性家庭部. 儿童照护服务支援强化 [EB/OL]. (2024 - 01 - 01) [2024 - 01 - 10]. https：//www. mogef. go. kr/mi/mnt/mi_mnt_f002. do.

③ 宣敏静. 关于已婚就业女性生育二胎意愿的混合研究：以工作、家庭两立矛盾的调节效果为中心 [D]. 首尔：梨花女子大学，2019：16 - 17.

出生率持续下降的背景下，韩国推出了儿童照护支援事业，所谓的韩国儿童照护服务事业是以因父母双职工等原因出现养育空白的家庭的 12 周岁以下儿童为对象，提供儿童照护员上门的儿童照护服务，旨在减轻父母的养育负担，完善机构保育的死角地带，增进儿童的福利，使监护人能够兼顾工作和家庭，进而提高家庭成员的生活质量，营造养育亲和的社会环境。韩国儿童照护服务事业根据收入标准划分支援对象，不属于政府支援对象的家庭也可以全额自费使用儿童照护服务。

二、儿童照护服务政策沿革

韩国"儿童照护支援事业"始于 2006 年，2006 年在天安和蔚山健康家庭支援中心以"儿童照护员对接事业"的名字，培养了 130 名儿童照护员，为出生 3 个月至 12 周岁期间儿童有紧急照护空白的家庭对接儿童照护员提供儿童照护服务，这成为儿童照护员事业的试点。当时的服务对象是监护人夜班等突然无处托付儿童的家庭的儿童，家庭和社区内子女养育支援功能减弱，公共支援服务的必要性增大，这是引进儿童照护事业的背景。儿童照护员接受 40 个小时的专业培训，使用费全额由需求者负担，每小时 6 000 韩元。这些儿童照护支援项目被列入 2006 年 11 月发布的《第一次健康家庭基本计划》，作为减轻家庭子女养育负担的养育支援服务多样化的一部分。[①]

政府制定预算，将儿童照护支援事业作为政府新事业是在 2007 年，2009 年这一事业扩大到全国。婴幼儿全日制服务于 2010 年首次面向 0 岁儿童实施，此后支持对象持续扩大，2017 年以来可使用至 36 个月。为了支持儿童照护服务，规范儿童照护服务事业，提高儿童照护服务质量，韩国开始推进儿童照护事业立法，于 2012 年制定了《儿童照护支援法》，大大推进了儿童照护服务事业的发展。同时政府也采取多项举措促进儿童照护服务事业的发展，首先为了改善儿童照护员服务提供人员的待遇，从 2013 年开始进行了制度上的完善，2013 年实现了儿童照护员四大保险投保，2015 年开始休息日及夜间津贴支付，2019 年开始休息日等法定津贴支付。

随着儿童照护需求的增加，韩国逐年提高对儿童照护服务事业的支援，2015 年开始运营婴幼儿全日制等待管理系统，2019 年政府支援对象收入标准放宽到中等收入 150% 以下，从 2018 年开始，政府支持比例逐渐上升，2021 年小时制服务政府支持时间已增加到 840 小时，2022 年政府扩大了照

---

① 李正元. 儿童照护支援事业现状和实态调查推进战略 [J]. 育儿政策论坛，2022（72）：32.

护空白家庭的标准，目的为广泛的儿童照护服务需求家庭提供儿童照护支持。韩国儿童照护支援项目发展历史如下表：

表 9－1　儿童照护支援项目沿革

推进年度	推进经过
2007 年	开始实施儿童照护支援项目及残疾儿童家庭儿童养育支援项目
2008 年	扩大儿童照护支援项目（65 所）
2009 年	儿童照护支援事业扩大到全国，残疾儿童养育支援事业分离运营
2010 年	开始实施婴儿全日制照护服务项目（0 岁幼儿）
2011 年	婴儿全日制最低使用时间变更（160 小时→120 小时）
2012 年	扩大婴幼儿全日制照护支援对象，改称儿童照护支援事业 制定儿童照护支援法（2012.8. 施行） 扩大支援对象（收入下降 70% 以下→所有就业父母为对象）
2013 年	扩大小时制照护支援预算 儿童照护员投保四大保险及发放退休公积金（2013.9.） 新设优先向弱势群体子女等提供儿童照护服务的依据条款（2013.11.）
2014 年	扩大婴儿全日制照护支援年龄（从满 12 个月→满 24 个月）
2015 年	婴儿全日制等待管理系统运营 支付儿童照护员假日及夜间活动津贴
2016 年	变更利用家庭收入类型判定标准（全国家庭平均收入→标准中位收入）
2017 年	扩大婴儿全日制照护支援年龄（满 24 个月→满 36 个月）
2018 年	加大政府支援力度。 提高婴幼儿全日制、小时制照护政府支援比例（5% p）小时制照护政府支援时间延长（年 480 小时→600 小时）
2019 年	加大政府支持（中位收入从 120% 提高到 150%） 提高婴幼儿全日制、小时制照护政府支援比例（5% p） 小时制照护政府支援时间延长（年 600 小时→720 小时） 儿童照护员待遇改善（支付周末节假日等法定津贴）
2020 年	重病残疾父母的子女的政府支援时间特例（年 720 小时→960 小时）
2021 年	加大政府支持力度。 小时制照护政府支援时间扩大（每年 720 小时→840 小时） 提高婴幼儿全日制、小时制照护、疾病感染儿童政府支援比例（5% p） 新增单亲家庭、残疾父母家庭、残疾儿童家庭收费规定
2022 年	单亲家庭、残疾儿童家庭、残疾父母家庭、青少年父母家庭中 A 型政府支援率各提高了 5%
2023 年	政府支援扩大 小时制照护政府支援时间增加（每年 840 小时→960 小时） 以重度残疾父、母的子女为对象的政府支援时间特例增加（每年 960 小时→1080 小时）

续表

推进年度	推进经过
2024 年	政府支援扩大 2 名子女以上的家庭增加本人负担金额的 10% 支援 政府支援比例提高：（0—5 岁，中等收入150% 以下）15%→20%，（6—12 岁，中等收入120% 以下）20%→30% 青少年（单亲）父母（24 岁以下）养育 1 岁以下儿童时，政府支援率为 90%

三、韩国儿童照护服务事业作用

儿童照护服务事业有助于支援家庭儿童照护员，增进儿童的福利，并通过监护人的家庭兼顾，提高家庭成员的生活质量，营造养育友好的社会环境。事业设立目的一为灵活应对父母出差、加班或儿童患病等造成的暂时养育空白带来的照护需求，弥补机构保育盲区。二为喜欢 1∶1 单独保育的就业父母提供家庭内 2 岁以下婴儿照护服务，以确保子女安全健康地养育。

儿童照护服务事业能够提高家庭各成员的生活质量。首先，为儿童提供安全的照护。为家庭照护婴儿和课后儿童，并且能考虑到个别家庭特点及儿童发展特点，在儿童的家中提供儿童照护服务。其次，为双职工父母提供支援。儿童照护服务事业扩充了夜间、周末等空闲时间"暂时照护"及"婴儿全天照护"等家长需要的服务。最后，为儿童照护员提供就业机会。儿童照护服务事业为有育儿、照护意愿的人提供教育支持和能力开发机会，搭建儿童照护员与社会需求之间的联系。

四、韩国儿童照护服务历年使用情况

韩国儿童照护服务事业自推出以来，用户家庭数量逐年增加，从 2012 年度 43 947 家庭到 2022 年度的 78212 家庭，增长近一倍，其中主要使用形式是小时制照护服务，用户家庭占整体用户的 90% 左右，全日制照护服务用户家庭较少，占比不到一成。下表为 2012—2022 年儿童照护服务各类型使用者数据。①

---

① 韩国女性家庭部. 儿童照护服务各类型使用者现状［EB/OL］.（2023 - 12 - 01）［2023 - 12 -30］. https：//idolbom. go. kr/front/board/notice.

表 9-2　儿童照护服务各类型使用者现状（2012—2022）

单位：家庭

区分	2012	2013	2014	2015	2016	2017	2018	2019	2020	2021	2022
整体	43 947	51 393	54 362	57 687	61 221	63 546	64 591	70 485	59 663	71 789	78 212
小时制	41 599	47 700	49 989	52 354	55 958	58 489	60 053	66 783	56 525	57 454	61 138
全日制	2 348	3 693	4 373	5 333	5 263	5 057	4 538	3 702	3 138	2 617	2 760
其他										11 718	14 314

五、儿童照护服务种类及照护对象

（一）儿童照护服务种类

韩国儿童照护服务事业以父母双职工等原因导致养育空白的家庭 12 周岁以下儿童为对象，提供照护者上门的服务，以减轻父母养育负担，为减少低出生率做出贡献。儿童照护服务根据照护时间、照护对象等的不同共分以下五大类：

1. 婴儿全日制服务

照护对象为出生 3 个月以上至 36 个月以下的婴儿。

2. 小时制服务

照护对象为出生 3 个月以上至 12 周岁以下儿童。

3. 疾病感染儿童支援服务

照护对象为感染法定传染性和流行性疾病的 12 周岁以下使用儿童之家、幼儿园、小学等设施的儿童。

4. 机构衔接服务

照护对象为社会福利设施、学校、幼儿园、保育设施等的 0—12 周岁儿童。

5. 紧急、短时间服务

韩国 2023 年底新增了紧急照护服务、短时间照护服务类型，于 2023 年 12 月 20 日至 2024 年 3 月 31 日试运行，紧急照护服务是提供 2 至 4 小时内紧急需要的服务，短时间照护服务是提供 1 小时的照护服务。紧急短时间服务的对象为 3 个月以上 12 岁以下儿童。

（二）儿童照护服务对象类型

韩国对养育空白家庭进行认定，并划分为双职工家庭、单亲家庭、残疾父母家庭、多子女家庭、多文化家庭、儿童虐待受害危机儿童家庭共六种类型。

1. 双职工家庭

休假者（育儿休假、疾病休假等）的情形，与休假时间无关，划分为未就业者。但即使双胞胎（12 个月以下）以上多胞胎家庭的父母或母亲全部使用父母育儿假，也被认定为养育空白家庭。正在休产假的人在产假期间认定为就业期间。

2. 单亲家庭（包括祖孙家庭）

作为单亲家庭出现就业等养育空白，或非就业情况下，根据《残疾人福利法》第二条规定的残疾人（包括残疾意见医生诊断、特殊教育对象诊断儿童）或养育多子女的单亲家庭，也属于政府支援决定对象家庭。对于祖孙家庭，如果（外）祖母或（外）祖父中有一人 65 岁以上，即使在未就业的情况下也视为已就业。在单亲家庭支援法支援对象选定标准中，虽然不能满足收入认定标准，但是满足人口选定标准的单亲家庭，也被认定为支援对象。

3. 残疾父母家庭

养育儿童的家庭的父亲或母亲根据《残疾人福利法》第二条规定为残疾人的家庭，或父母都属于根据同一法律为残疾人的家庭。但如果休职或全职抚养人是非残疾人，则不认定为抚养空白。

4. 多子女家庭

至少满足下列条件之一的家庭，且如果父母都没有未就业等养育空白的原因，则被排除在政府支援决定对象家庭之外：3 名以上 12 岁以下儿童的家庭；包括 1 名以上 36 个月以下儿童在内的 2 名以上 12 岁以下儿童的家庭；养育 2 名以上 12 岁以下儿童的家庭，包括残疾程度严重的残疾人（重度）子女；养育 2 名以上 12 岁以下儿童的家庭，包括相当于健康保健计算特例对象（重度疾病、罕见疑难疾病）的子女。

5. 多文化家庭

属于《多文化家庭支助法》第二条第 1 款的多文化家庭中有两个或两个以上 12 岁以下儿童的家庭。

6. 儿童虐待受害危机儿童家庭

从儿童虐待专任公务员或儿童专门保护机构收到儿童照护服务养育空白认定许可的家庭。

六、儿童照护服务使用时间及费用（2024 年基准）

儿童照护服务各类型基本使用时间为婴幼儿全日制服务每次申请 3 小时以上，小时制服务、疾病感染儿童支援服务、机构衔接服务单次申请为 2 小时以上。以上所有照护服务在追加照护服务时间时，至少要以 30 分钟为单位，即至少增加 30 分钟服务时间。

儿童照护服务使用费分基本使用费和追加使用费，儿童照护服务各类型每小时基本费用不同，其中儿童照护全日制服务基本使用费为 11 630 韩元，儿童照护小时制服务基本型基本使用费为 11 630 韩元，综合型为 15 110 韩元，疾病感染儿童照护服务基本使用费为 13 950 韩元，机构衔接服务基本使用费为 18 600 韩元。

儿童照护服务使用费根据儿童数量增加和夜间、节假日等特殊时间而进行调整，同一时间段的兄弟姐妹增加，两名以上儿童的情况是按照儿童数量各减少 50%。夜间或星期日，根据有关公休日的规定，在公休日、劳动节等时间使用服务时，按服务种类每小时基本费用增加 50%。

七、儿童照护服务取消申请规定

如若需要取消儿童照护服务，用户通过儿童照护服务网站主页取消，在不得已的情况下通过服务提供机构取消。取消要收取一定手续费，以儿童照护服务开始时间为准，24 小时内取消时收取 11630 韩元/件，照护服务取消费全额由用户承担，直接支付给儿童照护员。但如果是紧急对接服务，在对接儿童照护员服务后 1 小时内申请取消时，可以免除取消手续费。或因被照护儿童发生疾病、事故的情形，在使用儿童照护服务的时间内使用困难时，全额支付补贴 11 630 韩元/件给儿童照护员，并且能够提供确认疾病、事故发生的证明文件（诊断书、意见书、诊疗确认书、处方等）。

八、儿童照护服务政府补贴标准

（一）儿童照护服务政府补贴标准
根据收入标准，按家庭类型进行区分，适用政府补助比例。

（二）儿童照护服务家庭类型
儿童照护服务家庭类型按照收入标准共分为 4 类，"A～C"型为养育空白发生的家庭中收入低于标准中等收入 150% 的家庭。具体来看，A 型为收入标准低于 75% 的家庭，B 型为收入标准超过 75% 低于 120% 的家庭，C 型为收入标准 超过 120% 低于 150% 的家庭，"D"型为未发生养育空白的家庭或收入超过标准中等收入 150% 的家庭。家庭类型判定标准以健康保险费本人负担金征收额为标准（老年人长期疗养保险费除外）计算月均家庭收入金额。

表9－3　家庭成员收入标准　　　　　　　单位：元

收入类型	收入标准（中等收入）	家庭人口收入标准金额（月平均收入）					
		3人	4人	5人	6人	7人	8人
A型	775%以下	33 536 000	44 298 000	55 022 000	55 714 000	66 387 000	77 059 000
B型	1 120%以下	55 658 000	66 876 000	88 035 000	99 143 000	110 218 000	111 294 000
C型	1 150%以下	77 072 000	88 595 000	110 044 000	111 428 000	112 773 000	114 118 000

九、儿童照护服务申请流程

儿童照护服务使用申请分为申请、调查、决定、支付、后期管理、监督六个阶段，儿童照护服务需求家庭向所在邑、面、洞提交申请表，邑、面、洞负责人收到申请书后在幸福e音系统登记申请表，邑、面、洞负责人在收到申请表后确认申请家庭的健康保险费并自动决定支援类型，市郡区负责人最终审核确定支援类型，并将信息发送到儿童照护综合业务管理系统，市、郡、区负责人将决定内容通知申请人，申请人确认决定通知书，申请人在儿童照护网站加入会员，并申请对接服务，服务提供机构为申请人办理会员，并支援服务申请人与儿童照护员匹配、对接，市、县、区负责人和服务提供机构对政府支援对象的不正当领取、重复领取等进行后期管理，广域支援中心监测儿童照护服务。具体流程内容如下表：①

表9－4　女性家庭部儿童照护服务申请处理流程（2022.1.1）

年度	阶段	主要内容	备注	主管部门
2022	申请	1. 接受申请书	面洞负责人接受希望使用儿童照护服务者提交的申请书	邑、面、洞
2022	申请	2. 报名信息登记	邑、面、洞负责人在幸福e音系统登记申请表	邑、面、洞
2022	调查	3. 收入调查和评级（健康保险费）	邑、面、洞负责人确认申请家庭的健康保险费并自动决定支援类型	邑、面、洞
2022	决定	4. 最终确定支援类型 5. 决策信息传输	市、县、区负责人最终决定支援类型，并将决定信息发送到儿童照护综合业务管理系统	市、郡、区

---

① 韩国女性家庭部. 女性家庭部儿童照护服务申请处理流程［EB/OL］.（2023－12－01）［2023－12－04］. https://www.data.go.kr/data/15063170/fileData.do.

续表

年度	阶段	主要内容	备注	主管部门
2022	决定	6. 决定通知 7. 确认通知书	市、县、区负责人将决定内容通知申请人，申请人确认决定通知书	市、郡、区
2022	支付（儿童照护服务补贴）	8. 会员加入及服务申请	申请人在儿童照护网站加入会员（在网站上申请成为会员），并申请对接服务	使用者
2022	支付（儿童照护服务补贴）	9. 会员登录	服务提供机构办理正式会员登记	服务提供机构
2022	支付（儿童照护服务补贴）	10. 缴纳本人负担	使用国民幸福卡时，向信用卡公司缴纳本人负担金（虚拟账户使用者在使用服务 1 天前将本人负担金先存入每个申请者指定的虚拟账户）	使用者
2022	支付（儿童照护服务补贴）	11. 提供儿童照护人员对接及服务	服务提供机构支援服务申请人与儿童照护员匹配、对接	服务提供机构
2022	后期管理	12. 服务后期管理	市、县、区负责人和服务提供机构对政府支援对象的不正当领取、重复领取等的后期管理	市、郡、区，服务提供机构
2022	监测	13. 服务监测	定期监测儿童照护服务	广域支援中心

第二节　韩国儿童照护服务法律政策体系

韩国为推进儿童照护服务事业，制定了一系列法律法规、指南等，围绕着儿童照护服务事业，形成了完善的法律体系，主要包括《儿童照护支援法》《儿童照护支援法施行令》《儿童照护支援法施行规则》三项法律，儿童照护服务费用及支援家庭收入标准和社会保障补助相关共同格式的公告两项行政规章，儿童照护员支援事业指南和儿童照护员培养及培训教育课程两个指南文件。

一、儿童照护支援法（第 19338 号法律，2023 年 4 月 11 日部分修正，2023 年 10 月 12 日施行）

为增进儿童的福利，通过监护人兼顾工作和家庭，提高家庭成员的生活质量，营造养育亲和的社会环境，韩国制定发布了《儿童照护支援法》，《儿童照护支援法》共分为七大章三十七条，第一章为总则，包括本法的制定目的、儿童照护支援的原则、国家等的支援、基本计划的制定等内容。第二章为儿童照护员的职责，主要包括儿童照护员的职务职责、儿童照护员的缺格事由、犯罪记录查询、儿童照护员资格、教育机构的指定、在职培训等内容，第三章为提供儿童照护服务的机构等，主要包括儿童照护中央支援中心、广域支援中心、服务提供机构指定、服务机构任务、优先提供儿童照护服务的情形、签订标准劳动合同书、监护人的遵守事项、广域支援中心及服务机构的管理及评价、儿童照护员满意度调查等内容。

第四章为营造养育友好的社会环境，主要包括共同育儿分享场所、育儿保姆身份确认证明书的发放等内容，第五章为儿童照护服务费用的支援等，主要包括费用的支援、儿童照护服务使用权、费用支援的申请、金融信息提供、调查质询、儿童照护支援综合信息系统的构建及运营等、费用的补助等内容。第六章为指导和监督等，主要包括指导及命令、儿童照护员事态调查、询问及检查、禁止泄密、听证、儿童照护员资格停止及取消等内容，第七章为罚则，主要包括罚则、两罚规定、罚款等内容。《儿童照护支援法》目录如下：

第一章　总则
　　第一条（目的）
　　第二条（定义）
　　第三条（儿童照护支援的原则）
　　第四条（国家等的支援）
　　第四条之 2（基本计划的制定）
第二章　儿童照护员的职责等
　　第五条（儿童照护员的职务及职责）
　　第六条（缺格事由）
　　第六条之 2（为确认缺格事由等查询犯罪经历）
　　第七条（儿童照护员资格）
　　第八条（名义出借等的禁止）
　　第九条（教育机构的指定等）
　　第十条（在职培训）
　　第十条之 2（健康检查）
第三章　提供儿童照护服务的机构等
　　第十条之 3（儿童照护中央支援中心）
　　第十条之 4（儿童照护广域支援中心）

第十一条（服务提供机构指定等）

第十二条（向监护人介绍儿童照护服务等）

第十三条（服务机构任务等）

第十三条之2（优先提供儿童照护服务的情形）

第十四条（订立标准劳动合同书）

第十五条（监护人的遵守事项）

第十六条（对广域支援中心及服务机构的劝告等）

第十七条（取消指定等）

第十八条（广域支援中心及服务机构的管理与评价）

第十八条之2（儿童照护员满意度调查）

第四章　营造养育友好的社会环境

第十九条（共同育儿分享处）

第十九条之2（育儿保姆身份确认证明书的发放等）

第五章　儿童照护服务费用的支援等

第二十条（费用的支援等）

第二十一条（儿童照护服务使用券）

第二十二条（费用支援的申请）

第二十三条（提供金融信息）

第二十四条（调查、质询等）

第二十五条（儿童照护支援综合信息系统的构建及运营等）

第二十六条（费用的补助）

第二十七条（责令退还费用及补助金）

第六章　指导和监督等

第二十八条（指导及命令）

第二十八条之2（儿童照护员实态调查）

第二十九条（询问及检查）

第三十条（禁止泄密）

第三十一条（听证）

第三十二条（儿童照护员资格停止）

第三十三条（儿童照护员资格取消）

第三十四条（权限等的委派及委托）

第七章　罚则

第三十五条（罚则）

第三十六条（两罚规定）

第三十七条（罚款）

（一）儿童照护支援法总则

1. 儿童照护支援法的目的

《儿童照护支援法》旨在支持家庭儿童照护员，增进儿童的福利，通过监护人兼顾工作和家庭，提高家庭成员的生活质量，营造养育亲和的社会环境。

2. 儿童照护支援法术语定义

"儿童"系指 12 周岁以下的儿童。"监护人"是指作为亲权人、监护人及其他人，事实上正在保护儿童的人。"儿童照护服务"是指在儿童的住处等地单独提供的保护及养育等服务。"儿童照护员"是指符合第七条规定的资格的人，通过第十一条规定的服务提供机构提供儿童照护服务的人。"育儿保姆"是指不通过第十一条指定的服务提供机构而提供儿童照护服务的人。

3. 儿童照护支援的原则

国家和地方政府应优先考虑被儿童照护的利益，支援儿童照护，提供的儿童照护支援应满足监护人的各种需要。国家和地方政府应当支持监护人履行儿童照护员的责任。

4. 儿童照护支援基本计划的制定

女性家庭部长官应与相关中央行政机构的负责人协商，每 5 年制定儿童照护支援的基本计划（以下称"基本计划"）。在这种情况下，基本计划可包括在《健康家庭基本法》第十五条规定的健康家庭基本计划中制定。女性家庭部长官为制定基本计划，必要时可要求相关机构负责人提供资料。此时，没有正当的事由，被要求的机构负责人应当遵从。

（二）儿童照护员的职责等

1. 儿童照护员的职务及职责

儿童照护员应根据女性家庭部长官规定的标准，履行儿童的安全保护及照护业务。儿童照护员履行下列各项业务：儿童发生疾病、事故等时送医，提供安全均衡营养的供餐及零食，保持儿童的清洁和卫生，其他女性家族部令规定的事项。儿童照护员在执行任务时，不得对儿童施加身体上的痛苦或高声、谩骂等精神上的痛苦。儿童照护员在执行任务时，为保护儿童的生命、安全及防止危险，应履行女性家族部令规定的注意义务。照护者应尊重监护人的育儿方针，并就应急措施等与监护人协商。

2. 儿童照护员的缺格事由

属于下列各项之一的人不能作为儿童照护员进行活动：未成年人、未成年人的监护人或者被限定监护人；精神病患者，毒品、大麻或精神药品成瘾者，被宣告破产而未复权的人；被判处监禁以上的实刑，从其执行终了（包括视为执行终了的情形）或免除执行之日起未满 3 年的人；被判处监禁以上刑罚缓期执行，正在缓期期间的人；违反《儿童福利法》第十七条规定的同法第七十一条第 1 款之罪的人；犯《关于性暴力犯罪处罚等的特例法》第二条规定的性暴力犯罪或《关于儿童、青少年性保护的法律》第二条第 2 号规定的针对儿童、青少年的性犯罪，被判处刑罚或治疗监护，从该刑罚或治疗监护的全部或部分执行结束或缓期或免除执行之日起未满 10 年的人；因《儿童福利法》第三条第 7 号之 2 规定的虐待儿童相关犯罪被判处监禁以上实刑，从其执行结束或免除执行之日起未满 20 年的人；因《儿童福利法》第三条第 7 号之 2 规定的虐待儿童相关犯罪被判处监禁以上刑罚缓期执行，从确定缓期执行之日起未满 20 年的人；因《儿童福利法》第三条第 7 款之 2 规定的虐待儿童相关犯罪，自被确定罚款之日起未满 10 年的人；根据第三十二条规定被停止资格的人；根据第三十三条被取消资格后未满 2 年的人。

3. 儿童照护员的资格

要成为儿童照护员，应在第九条规定的教育机构完成教育课程或具备总统令规定的一定资格。儿童照护员教育内容应包括下列内容：儿童人权与儿童虐待预防教育；儿童的安全管理教育；预防性骚扰教育；儿童照护员的人性培养；改善对残疾儿童的了解和认识教育；其他女性家族部令规定的事项。成为儿童照护员要接受女性家庭部长官实施的适应性和人性检查。儿童照护员不得让他人使用自己的姓名从事儿童照护业务或出借结业证书，非儿童照护员者不得使用儿童照护员或类似名称。

4. 儿童照护员在职培训

女性家庭长官为提高儿童照护服务的质量和儿童照护员的专业性，应实施在职培训。在职培训可以委托专门机构实施。

5. 儿童照护员健康检查

儿童照护员应当接受健康检查。但根据其他法令接受相同内容的健康检查时，视为根据本法接受健康检查。儿童照护广域支援中心不得让未接受健康检查的人和患有可能对他人造成危害的疾病的人作为儿童照护员进行活动。

（三）儿童照护服务提供机构

1. 儿童照护中央支援中心

女性家庭部长官为有效、系统地推进儿童照护支援相关政策，应指定运营儿童照护中央支援中心（以下称"中央支援中心"）。中央支援中心履行下列各项业务：

（1）出版与儿童照护支援事业相关的研究及资料

（2）开发和推广儿童照护服务操作手册

（3）儿童照护员教育教材开发与推广

（4）儿童照护员教育机构管理等培养、在职培训管理、运营

（5）运营管理儿童照护员资格、履历、招聘的信息系统

（6）与第十一条规定的服务提供机构等相关机构建立运营全国单位网络

（7）第十一条规定的服务提供机构从事者教育培训

（8）其他与儿童照护支援事业相关的女性家族部令规定的业务。

2. 儿童照护广域支援中心

市、道知事为顺利管理儿童照护员，提供儿童照护服务，应指定运营儿童照护广域支援中心（以下称"广域支援中心"）。广域支援中心履行下列各项业务：

（1）招聘儿童照护员、签订劳动合同及服务管理

（2）在提供照护服务中，对因安全事故造成生命、身体损害的照护人员和儿童采取投保损害赔偿保险等必要的安全措施

（3）制定区域内儿童照护员供需计划及供需协调

（4）开展区域内儿童照护服务提供情况监测

（5）区域内第十一条规定的服务提供机构的服务运营管理、支援及服务宣传

（6）其他为顺利运营儿童照护服务，市、道知事认为必要的业务

3. 儿童照护服务提供机构的指定

设立、运营能够提供儿童照护服务的服务提供机构（以下称"服务机构"）者，应当具备女性家庭部令规定的设施、人力、运营等标准，并从管辖所在地的市、道知事、市长、郡守、区厅长处获得指定。市、道知事、市长、郡守、区厅长应考虑服务机构的地域分布及适当供给规模、对象儿童数量等，指定适当数量的机构。

4. 向监护人介绍儿童照护服务等

市、道知事、市长、郡守、区厅长为保证服务质量，应从服务机构的负责人处获得服务内容、设施、人力现状资料及服务机构指定取消履历等，并向儿童的监护人进行介绍。服务机构的负责人可以向儿童的监护人提供相关儿童照护员的个人资料、经历、资格停止、取消履历、满意度调查结果等信息。

5. 优先提供儿童照护服务

国家或地方政府和服务机构应使符合下列各项之一的人优先使用儿童照护服务：但预算不足或儿童照护员供需不畅等正当事由时除外。

（1）《国民基础生活保障法》第二条第 2 款规定的领取者的子女

（2）《国民基本生活保障法》第二条第 11 款规定的次上位阶层的子女

（3）《单亲家庭支援法》第五条及第五条之 2 规定的保护对象的子女

（4）《青少年福利支援法》第二条第 6 款规定的青少年父母的子女

（5）《残疾人福利法》第二条规定的残疾人中符合女性家庭部令规定的残疾程度的人的子女

（6）《残疾人福利法》第二条规定的残疾人中，符合女性家族部令规定的残疾程度的人为兄弟姐妹的儿童

（7）《多文化家庭支援法》第二条第 1 款规定的多文化家庭的子女

（8）《关于国家有功者等礼遇及支援的法律》第六条之 4 规定的伤残等级中符合女性家族部令规定的伤残等级以上的人的子女

（9）因父母就业或生计活动等不能顺利养育的双职工家庭的子女

6. 儿童照护服务提供机构的指定取消

中央支援中心、广域支援中心及服务机构有下列情形之一的，女性家庭部长官或市、道知事、市长、郡守、区厅长可取消其指定。

（1）以虚假或其他不正当方法接受指定时

（2）不符合规定的设施及人力标准等指定标准时

（3）服务机构违反规定拒绝提供服务的

（4）拒绝、妨碍、回避规定的资料的提交及询问、检查或谎报或提交虚假资料时

（5）以虚假或其他不正当方法请求儿童照护服务费用的

（6）明知所属或安排的儿童照护员有虐待儿童的事实，却未采取适当措施等，疏于对儿童照护员进行管理的

（7）根据规定被取消指定的人，在女性家庭部令规定的期间内，从受

到处分之日起 3 年内不得再次被指定为中央支援中心、广域支援中心或服务机构。

（四）营造养育友好的社会环境

1. 共同育儿分享地

韩国国家及地方政府为交流儿童养育相关信息、父母教育等，可根据《住宅法》第二条第 3 款规定，在共同住宅等地设置运营共同育儿分享地。国家及地方政府可委托法人或团体等专门机构运营、设置共同育儿分享地。

2. 发放儿童照护员身份确认证明书

欲成为儿童照护员的人或正在从事儿童照护员活动的人，可向女性家庭部长官提交下列材料，要求发放儿童照护员身份确认证明书（以下称"证明书"）：根据《健康检查基本法》第十四条被指定为检查机构的医院级医疗机构发行的健康检查书，包括是否有精神疾病病史及是否有毒品、大麻或精神性医药品中毒病史的健康检查书；犯罪经历查询申请书。

（五）儿童照护服务费用的支援

1. 儿童照护服务费用的支援

韩国国家和地方政府可以支援女性家庭部令规定的一定收入以下家庭的全部或部分儿童照护服务的服务费用。可考虑家庭的收入水平和居住地及父母的就业等，进行差别支援。

儿童照护服务的费用，考虑服务种类、相关地区情况等，由女性家庭部长官决定并公告。

2. 儿童照护服务使用券

韩国国家和地方政府为支援儿童照护服务费用，可以支付儿童照护服务使用券。女性家庭部长官和地方政府长可以将使用券相关业务委托给公共机构或民间机构、团体。使用券的申请、发放等所需事项，由女性家族部令规定。

3. 儿童照护服务费用支援的申请

监护人可以申请儿童照护服务的费用支援。监护人提出申请时，应当提交监护人及其家庭成员同意提供下列各项资料或信息的书面材料：《关于金融实名交易及秘密保障的法律》第二条第 2 款及第 3 款规定的金融资产及金融交易内容的资料或信息中的存款平均余额和其他总统令规定的资料或信息（以下称"金融信息"）；《关于信用信息的利用与保护的法律》第二条第 1款规定的信用信息中的债务额和其他总统令规定的资料或信息（以下称"信用信息"）；加入《保险业法》第四条第 1 款各项规定的保险而缴纳的保险费及其他总统令规定的资料或信息（以下称"保险信息"）；费用支援申请方法、程序及同一方法、程序等所需事项，由女性家庭部令规定。

4. 金融信息等的提供

韩国国家及地方政府根据支援儿童照护服务费用时，为评估费用支援申请者（以下称"费用支援申请人"）及其家庭成员的财产，即使有《关于金融实名交易及秘密保障的法律》第四条第 1 款和《信用信息的利用及保护相关法律》第三十二条第 2 款的规定，把费用支援申请人及其家庭成员根据第二十二条第 2 款提交的同意书面材料转换为电子形式的文件，可以要求金融机构等（指《关于金融实名交易及秘密保障的法律》第二条第 1 款规定的金融公司等，《关于信用信息的利用及保护的法律》第二条第 6 款规定的信用信息集中机构。以下亦同）的负责人提供金融信息、信用信息或保险信息（以下称"金融信息等"）。被要求提供金融信息等的金融机构等的负责人，不管《关于金融实名交易及秘密保障的法律》第四条第 1 款和《关于信用信息的利用及保护的法律》第三十二条的规定，应当提供名义人的金融信息等。提供金融信息等的金融机构等的负责人，应当向名义人通报提供金融信息等的事实。但是，在名义人同意的情况下，尽管有《关于金融实名交易及秘密保障的法律》第四条之 2 第 1 款和《关于信用信息的利用及保护的法律》第三十二条第 7 款的规定，但可以不进行通报。金融信息等的提供请求及提供，应利用《关于促进信息通信网利用及信息保护等的法律》第二条第 1 款第 1 款规定的信息通信网。但信息通信网受损等不可避免的情形除外。从事或曾经从事金融信息所述业务的人，不得将执行业务时取得的金融信息等用于本法规定目的以外的其他用途，不得向其他人或机构提供或泄露。

5. 调查、询问

女性国家部长官或地方政府长有权要求费用支援申请人及被确定支援的人提供确认费用支援对象资格所需的资料或其他收入、财产等相关资料。允许所属公务员进入费用支援申请人及已确定支援人员的住所及其他必要场所调查资料等，或向有关人员提出必要的问题。

女性家庭部长官或地方政府长为支援调查或费用，可要求相关机构负责人提供国税、地方税、土地、建筑物、健康保险、国民年金、雇佣保险、产业灾害补偿保险等相关资料。此时，被要求提供资料的有关机构负责人，如无特别事由，应予以回应。费用支援申请人或确定支援的人拒绝提交文件或资料，或拒绝、妨碍或回避调查、提问时，女性家庭部长官或地方政府长可驳回费用支援申请或取消、中止或变更支援决定。

6. 儿童照护支援综合信息系统的构建及运营

女性家庭部长官为将依照本法的儿童照护支援业务电子化，并有效处理执行业务所需的信息，可以构建和运营儿童照护支援综合信息系统（以下称"综合信息系统"）。女性家庭部长官可以收集、持有、使用属于下列内容之一的构建、运营综合信息系统所需的信息。收集、持有、使用的信息中包含《个人信息保护法》第二条第1款规定的个人信息时，应当事先征得信息主体（未满14周岁未成年人时，指其法定代理人）的同意：儿童照护员缺格事由、健康检查及资格停止相关信息；服务机构等的指定及取消指定的信息；提供儿童照护服务的信息；儿童照护员满意度调查相关信息；育儿保姆身份确认相关信息；儿童照护服务费用支援及金融信息等提供相关信息；儿童照护服务及育儿保姆相关业务履行所需信息。

女性家庭部长可以向相关中央行政机构、地方政府及相关机构、团体（以下称"相关中央行政机构等"）要求提供构建、运营综合信息系统所需的资料、信息，并在所提供的目的范围内收集、拥有、利用该资料。此时，被要求提供资料、信息的相关中央行政机构等无正当事由的，应当遵守。女性家庭部长官可以委托女性家庭部令规定的法人或团体等专门机构运营综合信息系统。取得、管理、利用综合信息系统的资料或信息的人，不得将其职务上获知的资料或信息用于目的以外，或者向第三者提供、泄露。女性家庭部长官在综合信息系统构建、运营的全过程中，为保护个人信息，应当采取必要的措施。

7. 费用及补助金的返还命令

中央支援中心、广域支援中心及服务机构的设置运营者、根据本法接受业务委托的机构的负责人等属于下列情形之一时，国家或地方政府可以命令返还已交付的费用及补助金的全部或部分：将补助金用于事业目的以外的用途时；以虚假或其他不正当方法获得补助金的；违反本法或本法规定的命令时。

（六）指导和监督

1. 指导及命令

女性家庭部长官、市、道知事及市长、郡守、区厅长为顺利执行儿童照护服务支援，可以对儿童照护员、中央支援中心、广域支援中心及服务机构进行必要的指导和命令。

2. 儿童照护人员实态调查

女性家庭部长官为改善儿童照护服务，应每3年进行一次关于儿童照护服务的实态调查。女性家庭部长官为进行事态调查，必要时可要求相关中央行政机构长官、地方政府首长、《关于运营公共机构的法律》规定的公共机构负责人、其他相关设施、法人、团体长提供所需资料等协助。此时，相关中央行政机构长官等无特别事由，应当按照其要求办理。

3. 质问及检查

女性家庭部长官、市、道知事及市长、郡守、区厅长可以命令儿童照护员、中央支援中心、广域支援中心及服务机构提交与儿童照护服务运营、管理等相关的资料，或让所属公务员向相关人员询问或检查相关文件，相关公务员履行其职务时，应当持有证明其权限的证件，并出示给相关人员。

4. 听证

市、道知事、市长、郡守、区厅长取消教育机构、中央支援中心、广域支援中心及服务机构的指定时，应当进行听证。

5. 儿童照护员资格停止

女性家庭部长官在儿童照护员属于下列各项之一时，根据女性家庭部令的规定，可以在 3 年以内的范围内中止其资格。

（1）有下列行为之一的

1）殴打或伤害儿童的身体

2）侮辱或威胁儿童

3）遗弃儿童或忽视基本保护，包括衣食住行

4）在儿童住处实施的非法活动，包括偷窃

5）在提供儿童照护服务的场所使用《青少年保护法》规定的对青少年有害的药物的行为

（2）儿童照护员在执行业务过程中，因故意或重大过失给儿童或监护人造成身体上或财产上的损害；

（3）连续 3 次以上未接受第十条规定的在职培训时

（4）以营利为目的，介绍、引诱或助长监护人不必要的服务的

6. 儿童照护员资格取消

女性家庭部长官如果儿童照护员符合以下任何一项，必须取消其资格：

（1）以虚假或其他不正当方法取得资格的

（2）儿童照护员在执行业务过程中，因故意或重大过失给儿童或监护人造成身体上或财产上的损害，被判处监禁以上刑罚的

（3）因《儿童福利法》规定的虐待儿童相关犯罪受到处罚的

（4）受到资格停止处分 3 次以上的

二、《儿童照护服务支援施行令》（总统令第 32304 号，2021 年 12 月 31 日 部分修正，2022 年 1 月 1 日施行）

为规定《儿童照护支援法》中委派的事项及其施行所需事项，女性家庭部制定了《儿童照护支援法施行令》，《儿童照护支援法施行令》共七条，第一条明确《儿童照护支援法施行令》的制定目的，第二条规定了儿童照护员的从业资格，第三条确定了金融信息等的范围，第四条规定金融信息等的要求及提供，第五条规定权限等的委派及委托，第六条明确敏感信息及唯一识别信息的处理，第六条之 2 规定了本规则的再检讨，第七条规定了罚款的征收标准，其目录如下：

第一条（目的）

第二条（儿童照护员的资格）

第三条（金融信息等的范围）

第四条（金融信息等的要求及提供）

第五条（权限等的委派及委托）

第六条（敏感信息及唯一识别信息的处理）

第六条之 2（规则的再检讨）

第七条（罚款的征收标准）

（一）儿童照护支援法施行令的目的

本令的目的是规定《儿童照护支援法》中委任的事项及其施行所需事项。

（二）儿童照护员的资格

《儿童照护支援法》（以下称"法"）中总统令规定的儿童照护员的资格是指符合下列各项之一的资格：《婴幼儿保育法》规定的保育教师资格；《幼儿教育法》规定的教师资格；《中小学教育法》规定的教师资格；《医疗法》规定的医疗人的资格。

（三）金融信息等的范围

申请儿童照护服务费用支援时，监护人及其家庭成员必须同意提供的金融信息、信用信息及保险信息（以下称"金融信息等"）的范围如以下各条款：

1.《儿童照护支援法》规定的金融信息

（1）活期存款、储蓄存款、自由储蓄存款、外汇存款等活期存款：最

近三个月内的平均余额

（2）定期存款、定期存款、定期储蓄等储蓄性存款：存款的余额或总缴存额

（3）股票、收益证券、股金、出资份额、房地产信托、年金信托：最终市价。此时，非上市股份的价额评价准用《继承税及赠予税法施行令》第五十四条第1款。

（4）债券、票据、支票、债务证书、新股授权证书、存单：面值

（5）养老金储蓄：定期支付的金额或最终余额

2.《儿童照护支援法》规定的信用信息

（1）贷款现状及逾期内容

（2）信用卡未结算金额

3.《儿童照护支援法》规定的保险信息

（1）保险单：退保时收到的返还金或最近1年内支付的保险金

（2）年金保险：退保时收到的返还金或定期支付的金额

（四）权限等的委任及委托

女性家庭部长官将关于儿童照护员资格停止及资格取消的权限委托给指定可以提供儿童照护服务的服务提供机构的特别市长、广域市长、道知事、特别自治道知事或市长、郡守、区厅长（指自治区的区厅长）。女性家庭长官可将儿童照护员在职培训委托给规定的教育机构。

（五）敏感信息及固有识别信息的处理

女性家庭部长官和地方政府负责人（女性家庭部长官和地方政府负责人的权限被委派或委托时，包括被委派或委托者）为执行下列各项事务而不可避免时，可以处理《个人信息保护法施行令》规定的犯罪经历资料的信息，居民身份证号码、护照号码或外国人身份证号码等资料。

1. 确认儿童照护员的缺格事由；

2. 实施儿童照护员在职培训；

3. 共同育儿分享场所设置运营；

4. 育儿保姆身份确认证明书的发放；

5. 儿童照护服务费用的全部或部分支援；

6. 儿童照护服务使用权的支付；

7. 儿童照护服务的费用支援申请、金融信息等的提供请求和费用支援对象的资格确认；

8. 电子系统的构建运营；

9. 儿童照护员资格停止及资格取消。

（六）儿童照护支援法施行令的再检讨

女性家庭部长官对于儿童照护员资格，应以 2014 年 1 月 1 日为基准，每 3 年（指每 3 年的 1 月 1 日前）检讨其妥当性，并采取改善等措施。

三、《儿童照护支援法施行规则》（女性家庭部令第 190 号，2023 年 6 月 30 日部分修正，2023 年 6 月 28 日施行）

为规定《儿童照护支援法》及《儿童照护支援法施行令》中委任的事项及施行所需事项，女性家庭部制定发布了《儿童照护支援法施行规则》，《儿童照护支援法施行规则》共十七条，主要内容包括儿童照护员的职责、儿童照护员的教育过程及教育内容、教育机构的指定与取消、健康检查的实施方法、儿童照护中央支援中心及广域支援中心指定标准、服务提供机构的指定及取消、服务机构履行事项、劳动合同书记载事项、支援中心服务机构评估、儿童照护员满意度调查、共同育儿分享场所的设施标准、费用支援申请、实况调查等，以下为《儿童照护支援法施行规则》目录。

第一条（目的）

第二条（儿童照护员的职责等）

第三条（儿童照护员的教育过程及教育内容等）

第四条（教育机构的指定等）

第五条（教育机构的指定取消等）

第六条（在职培训）

第六条之 2（健康检查的实施方法等）

第六条之 3（儿童照护中央支援中心的指定标准及申请等）

第六条之 4（广域支援中心指定标准及申请等）

第六条之 5（广域支援中心的变更事项等）

第七条（服务提供机构的指定等）

第八条（服务机构的变更事项等）

第九条（对监护人提供儿童照护服务的指引等）

第十条（服务机构履行事项）

第十条之 2（儿童照护服务的优先提供）

第十一条（标准劳动合同书记载事项）

第十二条（取消指定等）

（一）儿童照护支援法施行规则的目的

本规则旨在规定《儿童照护支援法》及同法施行令中委任的事项及其施行所需事项。

（二）儿童照护员的职务等

儿童照护员履行下列各项职务：提供儿童照护服务期间填写日志；发现虐待儿童时向儿童保护专业机构等举报；预防被照护的儿童发生安全事故；禁止饮酒或吸烟等可能危害儿童健康的行为；保护工作以外的儿童照护服务使用者家庭隐私；禁止对正在照护的儿童的放任行为。

（三）儿童照护员的教育课程及教育内容

儿童照护员的教育课程为 80 小时以上的课程学习和 10 小时以上的实习。儿童照护员的教育内容如下：儿童照护员的角色与职业道德；儿童的健康管理；儿童的急救；儿童不同发展阶段的理解及指导方法；两性平等和性认知教育；儿童照护服务实习；其他女性家庭部长官认为对儿童照护员教育有必要的事项。儿童照护员适应性和人性检查中，应包括职业意识和职业伦理、履职姿态及履职能力、沟通及人际关系、对儿童人权及照护的认知态度等。

（四）儿童照护员在职培训

儿童照护员的在职培训在 30 小时以内由女性家庭部长官规定的时间进行。女性家庭部长官可以将在职培训委托给指定的教育机构或指定的儿童照护服务提供机构（以下称"服务机构"）。此时，只能委托服务机构进行部分在职培训。在职培训的内容，由女性家庭部长官规定并公告，以培养儿童照护员的素质，提高儿童照护员的服务质量。

（五）向监护人介绍儿童照护服务

市、道知事或市长、郡守、区厅长应当根据规定，向儿童的监护人介绍下列有关儿童照护服务的信息：

1. 关于儿童照护服务内容的下列信息

（1）儿童照护服务的种类和范围

（2）儿童照护服务的使用程序及使用时间

（3）儿童照护服务的使用费用和支援

（4）制定使用照护服务的标准合同

2. 关于服务机构的下列信息

（1）服务机构的名称、所在地和对接方式

（2）服务机构的设施和人员状况

（3）服务机构歇业或停业的历史

（4）服务机构的取消指定历史

（5）儿童照护支援法规定的对服务机构的评价结果

3. 关于儿童照护人员的信息

（1）儿童照护员的姓名及对接方式

（2）儿童照护员的经历

（3）儿童照护员的资格停止及取消历史

（4）儿童照护支援法规定的对儿童照护员的满意度调查结果

上面所述服务机构的信息介绍或儿童照护员的信息提供，应运用不同的方法实施。服务机构的信息介绍通过以下各项方法施行：特别市、广域市、特别自治市、道、特别自治道或市、郡、区（指自治区，以下亦同）的网站；法第二十五条第1款规定的电子系统；普通邮件或电子邮件；传真、固定电话或移动电话。提供儿童照护员的信息通过以下各项方法施行：普通邮件或电子邮件；传真、固定电话或移动电话；儿童的监护人和服务机构负责人商定的其他方法。

（六）儿童照护员满意度调查的方法

监护人对儿童照护员的满意度调查（以下称"儿童照护员满意度调查"）按照下列方法实施。此时，相关调查应在儿童照护服务使用全部结束后进行：监护人的固定电话或手机；问卷调查或走访调查；妇女和家庭事务部长官认为必要的其他方法。

（七）共同育儿分享场所的设施标准

韩国共同育儿分享场所（以下称"共同育儿分享场所"）的设施标准必

须满足下列各项条件：充分考虑环境、交通及安全等选址条件的设置；设施面积不得少于使用面积66平方米；具备应急备灾设施；墙壁及天花板的装饰材料应使用阻燃、准阻燃或阻燃材料，窗帘类及地毯类等应安装为具有防火性的材料；设置儿童照护的空间时，应具备女性家庭部长官规定并公告的冷暖设施、通风设施、出入设施、窗户设施、收纳设施、灭火设施等标准。

女性家庭部长官、市、道知事或市长、郡守、区厅长委托专门机构运营共同育儿分享中心时，应当将委托内容及受托人等相关事项登载在女性家庭部或相关地方政府的网站上。

（八）儿童照护费用的支援

国家和地方政府支援全部或部分儿童照护服务费用的家庭的收入标准，根据服务对象人数和预算等因素，每年由女性家庭部长官决定并公告。欲申请儿童照护服务费用支援的监护人，应在儿童照护服务支援申请书（包括电子文件的申请书）上附上下列材料（包括电子文件的材料），并提交给市、道知事或市长、郡守、区厅长。此时，非管辖的市、道知事或市长、郡守、区厅长收到申请材料时，应立即将该材料移交管辖的市、道知事或市长、郡守、区厅长；收入、财产申报书及收入、财产确认材料（仅限于相关市、郡、区所属公务员无法确认其内容或申请书的记载事项与学习上的内容不同的情况）；健康保险费缴纳确认书等证明材料；申请费用支援的人及其家庭成员的金融信息、信用信息或保险信息（以下称"金融信息等"）提供同意书；能够确认申请费用支援者身份的身份证明书或文件（指居民身份证、驾驶执照、残疾人登记证、护照、其他女性家庭部长官规定的文件）；家庭关系证明。

（九）实态调查的内容

关于儿童照护服务的实态调查（以下称"实态调查"）中，应当包括下列内容：儿童照护服务的使用情况；儿童照护员的特性及活动情况；服务机构的运营情况和从业人员情况；儿童照护服务的认知程度及使用需求。

调查可以采取现场调查、书面调查、走访调查或者在线调查等方法进行。女性家庭部长官认为为有效推进事态调查有必要时，可以委托具备儿童照护的专业性和人力等的研究机构、法人或团体实施。女性家庭部长官认为改善照护服务有必要时，可以在女性家庭部的网站上公开调查结果。

（十）儿童照护支援法施行规则的再检讨

女性家庭部长官应以2014年1月1日为基准，对服务机构的设施、人力、运营等标准，每3年（指每3年的1月1日前）检讨其妥当性，并采取改善等措施。

四、《儿童照护服务费用及支援家庭收入标准》（女性家庭部公告第 2023－55 号，2023 年 12 月 31 日制定，2024 年 1 月 1 日施行）

女性家庭部根据《儿童照护支援法》第二十条第三章，《儿童照护支援法施行规则》第十四条制定发布了《2024 年度儿童照护服务费用及支援家庭收入标准》，本公告的施行时间为 2024. 1. 1 日开始 2024. 12. 31 日截止。

《2024 年度儿童照护服务费用及支援家庭收入标准》根据适用对象、服务类型不同而支援费用不同。适用对象分为一般家庭，单亲家庭、残疾父母家庭、残疾儿童家庭、青少年父母家庭，青少年父母、青少年父母（24 岁以下）养育 0—1 岁儿童的家庭三大类，服务类型分为婴儿全日制服务、小时制服务（基本型）、小时制服务（综合型）、疾病感染儿童服务四类。根据收入标准把家庭分为 A、B、C、D 四类，不同类型家庭享受不同的儿童照护服务支援标准。

即使政策的主体设定了完美无缺的政策、目标和程序，如果该政策不符合政策目标人群的需求和需要，政策也就无法有效执行，因此需要根据公众对政策的普遍要求和需要等因素，准确地了解、分类和筛选公众，为了有效地执行政策，需要了解公众对政策的认识，把公众进行细分，[①] 韩国儿童照护支援事业根据对象家庭、儿童年龄段、收入类型等因素，对儿童照护服务对象进行了细分，制定了不同的服务类型及费用标准。

（一）适用对象：一般家庭

表 9－5　婴儿全日制服务费用及支援家庭收入标准

单位：每小时

收入类型	收入标准 （标准中等收入②）	服务费用	政府支援	本人负担
A 型	75% 以下	11 630 韩元	9 886 韩元	1 744 韩元
B 型	75% 以上 120% 以下	11 630 韩元	6 978 韩元	4 652 韩元
C 型	120% 以上 150% 以下	11 630 韩元	2. 326 韩元	9 304 韩元
D 型	150% 以上	11 630 韩元		11 630 韩元

① 姜爱珍. 教师和家长对教育政策的问题认识、制约认识以及交流行为的比较和教育创新成功的政策 PR 提案［D］. 首尔：西江大学，2024：7.

② 标准中等收入是指根据《国民基础生活保障法》第 20 条第 2 款，经中央生活保障委员会审议、表决后公布的国民家庭收入的中等值。

表 9-6　小时制服务（基本型）费用及支援家庭收入标准

单位：每小时

收入类型	收入标准 （标准中等收入）	服务费用	A 型		B 型	
			政府支援	本人负担	政府支援	本人负担
A 型	75% 以下	11 630 韩元	9 886 韩元	1 744 韩元	8 723 韩元	2.907 韩元
B 型	75% 以上 120% 以下	11 630 韩元	6 978 韩元	4 652 韩元	3 489 韩元	8 141 韩元
C 型	120% 以上 150% 以下	11 630 韩元	2 326 韩元	9 304 韩元	1 745 韩元	9 885 韩元
D 型	150% 以上	11 630 韩元	—	11 630 韩元		11 630 韩元

（A 型）2017.1.1. 以后出生的儿童／（B 型）2016.12.31. 以前出生的儿童

表 9-7　小时制服务（综合型）费用及支援家庭收入标准

单位：每小时

收入类型	收入标准 （标准中等收入）	服务费用	A 型		B 型	
			政府支援	本人负担	政府支援	本人负担
A 型	75% 以下	15 110 韩元	9 886 韩元	5.224 韩元	8 723 韩元	6 387 韩元
B 型	75% 以上 120% 以下	15 110 韩元	6 978 韩元	8 132 韩元	3.489 韩元	11.621 韩元
C 型	120% 以上 150% 以下	15 110 韩元	2.326 韩元	12.784 韩元	1.745 韩元	13 365 韩元
D 型	150% 以上	15 110 韩元	—	15 110 韩元		15 110 韩元

（A 型）2017.1.1. 以后出生的儿童／（B 型）2016.12.31. 以前出生的儿童

表 9-8　疾病感染儿童服务费用及支援家庭收入标准

单位：每小时

收入类型	收入标准 （标准中等收入）	服务费用	A 型		B 型	
			政府支援	本人负担	政府支援	本人负担
A 型	75% 以下	13 950 韩元	11 858 韩元	2.092 韩元	10 463 韩元	3 487 韩元
B 型	75% 以上 120% 以下	13 950 韩元	8 370 韩元	5 580 韩元	6 975 韩元	6 975 韩元
C 型	120% 以上 150% 以下	13 950 韩元	6 975 韩元	6 975 韩元	6 975 韩元	6 975 韩元
D 型	150% 以上	13 950 韩元	6.975 韩元	6.975 韩元	6 975 韩元	6 975 韩元

（A 型）2017.1.1. 以后出生的儿童（B 型）2016.12.31. 以前出生的儿童

（二）适用对象：单亲家庭、残疾父母家庭、残疾儿童家庭、青少年父母家庭、单亲家庭包括祖孙家庭

表 9-9　婴儿全日制服务费用及支援家庭收入标准

单位：每小时

收入类型	收入标准 （标准中等收入）	服务费用	政府支援	本人负担
A 型	75% 以下	11 630 韩元	10 467 韩元	1 163 韩元
B 型	75% 以上 120% 以下	11 630 韩元	6 978 韩元	4 652 韩元
C 型	120% 以上 150% 以下	11 630 韩元	2.326 韩元	9 304 韩元
D 型	150% 以上	11 630 韩元	—	11 630 韩元

表9-10 小时制服务（基本型）费用及支援家庭收入标准

单位：每小时

收入类型	收入标准（标准中等收入）	服务费用	A 型		B 型	
			政府支援	本人负担	政府支援	本人负担
A 型	75% 以下	11 630 韩元	10 467 韩元	1 163 韩元	9 304 韩元	2 326 韩元
B 型	75% 以上 120% 以下	11 630 韩元	6 978 韩元	4 652 韩元	3 489 韩元	8 141 韩元
C 型	120% 以上 150% 以下	11 630 韩元	2 326 韩元	9 304 韩元	1 745 韩元	9 885 韩元
D 型	150% 以上	11 630 韩元	—	11 630 韩元	—	11 630 韩元

（A 型）2017.1.1. 以后出生的儿童/（B 型）2016.12.31. 以前出生的儿童

表9-11 小时制服务（综合型）费用及支援家庭收入标准

单位：每小时

收入类型	收入标准（标准中等收入）	服务费用	A 型		B 型	
			政府支援	本人负担	政府支援	本人负担
A 型	75% 以下	15 110 韩元	10 467 韩元	4 643 韩元	9 304 韩元	5 806 韩元
B 型	75% 以上 120% 以下	15 110 韩元	6 978 韩元	8 132 韩元	3 489 韩元	11 621 韩元
C 型	120% 以上 150% 以下	15 110 韩元	2 326 韩元	12 784 韩元	1 745 韩元	13 365 韩元
D 型	150% 以上	15 110 韩元	—	15 110 韩元		15 110 韩元

（A 型）2017.1.1. 以后出生的儿童/（B 型）2016.12.31. 以前出生的儿童

表9-12 疾病感染儿童服务费用及支援家庭收入标准

单位：每小时

收入类型	收入标准（标准中等收入）	服务费用	A 型		B 型	
			政府支援	本人负担	政府支援	本人负担
A 型	75% 以下	13 950 韩元	12 555 韩元	1 395 韩元	11 160 韩元	2 790 韩元
B 型	75% 以上 120% 以下	13 950 韩元	8 370 韩元	5 580 韩元	6 975 韩元	6 975 韩元
C 型	120% 以上 150% 以下	13 950 韩元	6 975 韩元	6 975 韩元	6 975 韩元	6 975 韩元
D 型	150% 以上	13 950 韩元	6 975 韩元	6 975 韩元	6 975 韩元	6 975 韩元

（A 型）2017.1.1. 以后出生的儿童/（B 型）2016.12.31. 以前出生的儿童

（三）适用对象：青少年父母、青少年父母（24 岁以下）养育0—1 岁儿童的家庭

表9-13 儿童照护服务费用及支援家庭收入标准

单位：每小时

收入类型	收入标准（标准中等收入）	婴儿全日制/时间制服务（基本型）		时间制服务（综合型）		疾病感染儿童服务	
		政府支援	本人负担	政府支援	本人负担	政府支援	本人负担
A 型	75% 以下						
B 型	75% 以上 120% 以下	10 467 韩元	1 163 韩元	10 467 韩元	4 643 韩元	12 555 韩元	1 395 韩元
C 型	120% 以上 150% 以下						
D 型	150% 以上	—	11 630 韩元	—	15 110 韩元	6 975 韩元	6 975 韩元

韩国儿童照护支援事业根据家庭中儿童数量多少支援标准不同，家庭在申请儿童照护服务时，根据儿童数量多少，支付的儿童照护服务费用不同。下面是2024年度儿童照护服务使用收费表。

表 9-14　普通家庭婴幼儿全日制照护（每小时收费 11 630 韩元）

单位：韩元

儿童数量	收入类型	工作日白天			夜间，休息日		
		每 30 分钟使用费	政府支援	本人负担	每 30 分钟使用费	政府支援	本人负担
1 名	A 型	5，815	4 943	872	8 720	7 412	1 308
	B 型		3 489	2 326		5 232	3 488
	C 型		1 163	4 652		1 744	6 976
	D 型		—	5 815		—	8 720
2 名	A 型	4 361	3 707	654	6 540	5 559	981
	B 型		2 617	1 744		3 924	2 616
	C 型		873	3 488		1 308	5 232
	D 型		—	4 361		—	6 540
3 名	A 型	3 876	3 295	581	5 813	4 942	871
	B 型		2 326	1 550		3 488	2 325
	C 型		776	3 100		1 163	4 650
	D 型		—	3 876		—	5 813

表 9-15　普通家庭时间制照护基本型 A 型（2017.1.1 以后出生的儿童，
每小时基本费用 11 630 韩元）　　　　单位：韩元

儿童数量	收入类型	工作日白天			夜间，休息日		
		每 30 分钟使用费	政府支援	本人负担	每 30 分钟使用费	政府支援	本人负担
1 名	A 型	5 815	4 943	872	8 720	7 412	1 308
	B 型		3 489	2 326		5 232	3 488
	C 型		1 163	4 652		1 744	6 976
	D 型		—	5 815		—	8 720
2 名	A 型	4 361	3 707	654	6 540	5 559	981
	B 型		2 617	1 744		3 924	2 616
	C 型		873	3 488		1 308	5 232
	D 型		—	4 361		—	6 540
3 名	A 型	3 876	3 295	581	5 813	4 942	871
	B 型		2 326	1 550		3 488	2 325
	C 型		776	3 100		1 163	4 650
	D 型			3 876		—	5 813

表9-16 普通家庭时间制照护基本型B型（2016.12.31以前出生的儿童，

每小时基本费用11 630韩元） 单位：韩元

儿童数量	收入类型	工作日白天			夜间，休息日		
		每30分钟使用费	政府支援	本人负担	每30分钟使用费	政府支援	本人负担
1名	A型	5 815	4 362	1 453	8 720	6 540	2 180
	B型		1 745	4 070		2 616	6 104
	C型		873	4 942		1 308	7 412
	D型			5 815			8 720
2名	A型	4 361	3 271	1 090	6 540	4 905	1 635
	B型		1 309	3 052		1 962	4 578
	C型		655	3 706		981	5 559
	D型			4 361			6 540
3名	A型	3 876	2 907	969	5 813	4 360	1 453
	B型		1 163	2 713		1 744	4 069
	C型		582	3 294		872	4 941
	D型		—	3 876			5 813

表9-17 普通家庭时间制照护综合型A型（2017.1.1以后出生的儿童，

每小时基本费用为15 110韩元） 单位：韩元

儿童数量	收入类型	工作日白天			夜间，休息日		
		每30分钟使用费	政府支援	本人负担	每30分钟使用费	政府支援	本人负担
1名	A型	7 555	4 943	2 612	11 330	7 412	3 918
	B型		3 489	4 066		5 232	6 098
	C型		1 163	6 392		1 744	9 586
	D型		—	7 555		—	11 330
2名	A型	5 666	3 707	1 959	8 497	5 559	2 938
	B型		2 617	3 049		3 924	4 573
	C型		873	4 793		1 308	7 189
	D型		—	5 666			8 497
3名	A型	5 036	3 295	1 741	7 553	4 942	2 611
	B型		2 326	2 710		3 488	4 065
	C型		776	4 260		1 163	6 390
	D型			5 036			7 553

表 9 - 18 普通家庭时间制照护综合型 B 型（2016.12.31 以前出生的儿童，每小时基本费用为 15 110 韩元） 单位：韩元

儿童数量	收入类型	工作日白天			夜间，休息日		
		每30分钟使用费	政府支援	本人负担	每30分钟使用费	政府支援	本人负担
1 名	A 型	7 555	4 362	3 193	11 330	6 540	4 790
	B 型		1 745	5 810		2 616	8 714
	C 型		873	6 682		1 308	10 022
	D 型		—	7 555		—	11 330
2 名	A 型	5 666	3 271	2 395	8 497	4 905	3 592
	B 型		1 309	4 357		1 962	6 535
	C 型		655	5 011		981	7 516
	D 型		—	5 666		—	8 497
3 名	A 型	5 036	2 907	2 129	7 553	4 360	3 193
	B 型		1 163	3 873		1 744	5 809
	C 型		582	4 454		872	6 681
	D 型		—	5 036		—	7 553

表 9 - 19 普通家庭疾病感染儿童支援 A 型（2017.1.1 以后出生的儿童，每小时基本费用为 13 950 韩元） 单位：韩元

儿童数量	收入类型	工作日白天			夜间，休息日		
		每30分钟使用费	政府支援	本人负担	每30分钟使用费	政府支援	本人负担
1 名	A 型	6 975	5 929	1 046	10 460	8 891	1 569
	B 型		4 185	2 790		6 276	4 184
	C 型		3 488	3 487		5 230	5 230
	D 型		3 488	3 487		5 230	5 230
2 名	A 型	5 231	4 447	784	7 845	6 669	1 176
	B 型		3 139	2 092		4 707	3 138
	C 型		2 616	2 615		3 923	3 922
	D 型		2 616	2 615		3 923	3 922
3 名	A 型	4 650	3 953	697	6 973	5 928	1 045
	B 型		2 790	1 860		4 184	2 789
	C 型		2 325	2 325		3 487	3 486
	D 型		2 325	2 325		3 487	3 486

表9-20　普通家庭疾病感染儿童支援 B 型（2016.12.31 以前出生的儿童，
每小时基本费用为 13 950 韩元）　　单位：韩元

儿童数量	收入类型	工作日白天			夜间，休息日		
		每30分钟使用费	政府支援	本人负担	每30分钟使用费	政府支援	本人负担
1名	A型	6 975	5 232	1 743	10 460	7 845	2 615
	B型		3 488	3 487		5 230	5 230
	C型		3 488	3 487		5 230	5 230
	D型		3 488	3 487		5 230	5 230
2名	A型	5 231	3 924	1 307	7 845	5 884	1 961
	B型		2 616	2 615		3 923	3 922
	C型		2 616	2 615		3 923	3 922
	D型		2 616	2 615		3 923	3 922
3名	A型	4 650	3 488	1 162	6 973	5 230	1 743
	B型		2 325	2 325		3 487	3 486
	C型		2 325	2 325		3 487	3 486
	D型		2 325	2 325		3 487	3 486

　　下面是单亲家庭（单亲家庭包括祖孙家庭）、残疾父母家庭、残疾儿童家庭、青少年父母家庭的各类型照护服务收费情况。

表9-21　婴儿全日制照护（每小时收费 11 630 韩元）
单位：韩元

儿童数量	收入类型	工作日白天			夜间，休息日		
		每30分钟使用费	政府支援	本人负担	每30分钟使用费	政府支援	本人负担
1名	A型	5 815	5 234	581	8 720	7 848	872
	B型		3 489	2 326		5 232	3 488
	C型		1 163	4 652		1 744	6 976
	D型		—	5 815		—	8 720
2名	A型	4 361	3 925	436	6 540	5 886	654
	B型		2 617	1 744		3 924	2 616
	C型		873	3 488		1 308	5 232
	D型		—	4 361		—	6 540
3名	A型	3 876	3 489	387	5 813	5 232	581
	B型		2 326	1 550		3 488	2 325
	C型		776	3 100		1 163	4 650
	D型		—	3 876		—	5 813

表 9 - 22 时间制照护基本型 A 型（2017. 1. 1 后出生的儿童，每小时基本费用为 11 630 韩元） 单位：韩元

儿童数量	收入类型	工作日白天			夜间，休息日		
		每30分钟使用费	政府支援	本人负担	每30分钟使用费	政府支援	本人负担
1 名	A 型	5 815	5 234	581	8 720	7 848	872
	B 型		3 489	2 326		5 232	3 488
	C 型		1 163	4 652		1 744	6 976
	D 型		—	5 815		—	8 720
2 名	A 型	4 361	3 925	436	6 540	5 886	654
	B 型		2 617	1 744		3 924	2 616
	C 型		873	3 488		1 308	5 232
	D 型		—	4 361		—	6 540
3 名	A 型	3 876	3 489	387	5 813	5 232	581
	B 型		2 326	1 550		3 488	2 325
	C 型		776	3 100		1 163	4 650
	D 型		—	3 876		—	5 813

表 9 - 23 时间制照护基本型 B 型（2016. 12. 31 以前出生的儿童，每小时基本费用 11 630 韩元） 单位：韩元

儿童数量	收入类型	工作日白天			夜间，休息日		
		每30分钟使用费	政府支援	本人负担	每30分钟使用费	政府支援	本人负担
1 名	A 型	5 815	4 652	1 163	8 720	6 976	2 744
	B 型		1 745	4 070		2 616	6 104
	C 型		873	4 942		1 308	7 412
	D 型		—	5 815		—	8 720
2 名	A 型	4 361	3 489	872	6 540	5 232	1 308
	B 型		1 309	3 052		1 962	4 578
	C 型		655	3 706		981	5 559
	D 型		—	4 361			6 540
3 名	A 型	3 876	3 101	775	5 813	4 651	1 162
	B 型		1 163	2 713		1 744	4 069
	C 型		582	3 294		872	4 941
	D 型		—	3 876		—	5 813

表 9 - 24　时间制照护综合型 A 型（2017. 1. 1 以后出生的儿童，

每小时基本费用为 15 110 韩元）　　　　单位：韩元

儿童数量	收入类型	工作日白天			夜间，休息日		
		每30分钟使用费	政府支援	本人负担	每30分钟使用费	政府支援	本人负担
1 名	A 型	7 555	5 234	2 321	11 330	7 848	3 482
	B 型		3 489	4 066		5 232	6 098
	C 型		1 163	6 392		1 744	9 586
	D 型			7 555		—	11 330
2 名	A 型	5 666	3 925	1 741	8 497	5 886	2 611
	B 型		2 617	3 049		3 924	4 573
	C 型		873	4 793		1 308	7 189
	D 型			5 666		—	8 497
3 名	A 型	5 036	3 489	1 547	7 553	5 232	2 321
	B 型		2 326	2 710		3 488	4 065
	C 型		776	4 260		1 163	6 390
	D 型			5 036		—	7 553

表 9 - 25　时间制照护综合型 B 型（2016. 12. 31 以前出生的儿童，

每小时基本费用 15 110 韩元）　　　　单位：韩元

儿童数量	收入类型	工作日白天			夜间，休息日		
		每30分钟使用费	政府支援	本人负担	每30分钟使用费	政府支援	本人负担
1 名	A 型	7 555	4 652	2 903	11 330	6 976	4 354
	B 型		1 745	5 810		2 616	8 714
	C 型		873	6 682		1 308	10 022
	D 型		—	7 555		—	11 330
2 名	A 型	5 666	3 489	2 177	8 497	5 232	3 265
	B 型		1 309	4 357		1 962	6 535
	C 型		655	5 011		981	7 516
	D 型		—	5 666		—	8 497
3 名	A 型	5 036	3 101	1 935	7 553	4 651	2 902
	B 型		1 163	3 873		1 744	5 809
	C 型		582	4 454		872	6 681
	D 型		—	5 036		—	7 553

表 9－26　疾病感染儿童支援 A 型（2017.1.1 以后出生的儿童，

每小时基本费用为 13 950 韩元）　　　单位：韩元

儿童数量	收入类型	工作日白天			夜间，休息日		
		每30分钟使用费	政府支援	本人负担	每30分钟使用费	政府支援	本人负担
1 名	A 型	6 975	6 278	697	10 460	9 414	1 046
	B 型		4 185	2 790		6 276	4 184
	C 型		3 488	3 487		5 230	5 230
	D 型		3 488	3 487		5 230	5 230
2 名	A 型	5 231	4 708	523	7 845	7 061	784
	B 型		3 139	2 092		4 707	3 138
	C 型		2 616	2 615		3 923	3 922
	D 型		2 616	2 615		3 923	3 922
3 名	A 型	4 650	4 185	465	6 973	6 276	697
	B 型		2 790	1 860		4 184	2 789
	C 型		2 325	2 325		3 487	3 486
	D 型		2 325	2 325		3 487	3 486

表 9－27　疾病感染儿童支援 B 型（2016.12.31 以前出生的儿童，

每小时基本费用为 13 950 韩元）　　　单位：韩元

儿童数量	收入类型	工作日白天			夜间，休息日		
		每30分钟使用费	政府支援	本人负担	每30分钟使用费	政府支援	本人负担
1 名	A 型	6 975	5 580	1 395	10 460	8 368	2 092
	B 型		3 488	3 487		5 230	5 230
	C 型		3 488	3 487		5 230	5 230
	D 型		3 488	3 487		5 230	5 230
2 名	A 型	5 231	4 185	1 046	7 845	6 276	1 569
	B 型		2 616	2 615		3 923	3 922
	C 型		2 616	2 615		3 923	3 922
	D 型		2 616	2 615		3 923	3 922
3 人	A 型	4 650	3 720	930	973	5 579	1 394
	B 型		2 325	2 325		3 487	3 486
	C 型		2 325	2 325		3 487	3 486
	D 型		2 325	2 325		3 487	3 486

下面是青少年父母家庭、单亲 0—1 岁子女家庭的各类型照护服务收费情况。

表 9－28　婴儿全日制照护（每小时收费 11 630 韩元）

单位：韩元

儿童数量	收入类型	工作日白天			夜间，休息日		
		每 30 分钟使用费	政府支援	本人负担	每 30 分钟使用费	政府支援	本人负担
1 名	A 型	5 815	5 234	581	8 720	7 848	872
	B 型						
	C 型						
	D 型		—	5 815		—	8 720
2 名	A 型	4 361	3 925	436	6 540	5 886	654
	B 型						
	C 型						
	D 型			4 361		—	6 540
3 名	A 型	3 876	3 489	387	5 813	5 232	581
	B 型						
	C 型						
	D 型			3 876			5 813

表 9－29　时间制照护基本型（每小时基本费用 11 630 韩元）

单位：韩元

儿童数量	收入类型	工作日白天			夜间，休息日		
		每 30 分钟使用费	政府支援	本人负担	每 30 分钟使用费	政府支援	本人负担
1 名	A 型	5 815	5 234	581	8 720	7 848	872
	B 型						
	C 型						
	D 型		—	5 815		—	8 720
2 名	A 型	4 361	3 925	436	6 540	5 886	654
	B 型						
	C 型						
	D 型			4 361			6 540
3 名	A 型	3 876	3 489	387	5 813	5 232	581
	B 型						
	C 型						
	D 型			3 876			5 813

表9-30　时间制照护综合型（每小时基本费用 15110 韩元）

单位：韩元

儿童数量	收入类型	工作日白天			夜间，休息日		
		每30分钟使用费	政府支援	本人负担	每30分钟使用费	政府支援	本人负担
1名	A型	7 555	5 234	2 321	11 330	7 848	3 482
	B型						
	C型						
	D型		—	7 555		—	11 330
2名	A型	5 666	3 925	1 741	8 497	5 886	2 611
	B型						
	C型						
	D型		—	5 666		—	8 497
3名	A型	5 036	3 489	1 547	7 553	5 232	2 321
	B型						
	C型						
	D型		—	5 036		—	7 553

表9-31　疾病感染儿童支援（每小时基本费用 13 950 韩元）

单位：韩元

儿童数量	收入类型	工作日白天			夜间，休息日		
		每30分钟使用费	政府支援	本人负担	每30分钟使用费	政府支援	本人负担
1名	A型	6 975	6 278	697	10 460	9 414	1 046
	B型						
	C型						
	D型		3 488	3 487		5 230	5 230
2名	A型	5 231	4 708	523	7 845	7 061	784
	B型						
	C型						
	D型		2 616	2 615		3 923	3 922
3名	A型	4 650	4 185	465	6 973	6 276	697
	B型						
	C型						
	D型		2 325	2 325		3 487	3 486

五、《关于社会保障补助金共同格式的公告》（保健福利部公告第 2017－613 号，2017 年 10 月 20 日部分修正，2017 年 11 月 1 日施行）

为公民申请社会保障提供便利，并规范社会保障工作，保健福祉部制定发布了《关于社会保障补助金共同格式的公告》，目的为制定社会保障补助相关的共同格式，其目录如下。

第一条（目的）

第二条（社会保障补助金申请［变更］格式）

第三条（收入财产申报格式）

第四条（金融信息等提供同意格式）

第五条（社会服务使用权申请［变更］格式）

第六条（设施入住申请书格式）

第七条（解散、丧葬补助金申请格式）

第八条（资金的出借申请书格式）

第九条（社会保障补助金决定等通知格式）

第十条（福利对象综合调查表格式）

第十一条（福利对象综合管理卡格式）

第十二条（福利对象资金出借管理卡格式）

第十三条（福利对象综合联名簿格式）

第十四条（保障费用不当得利返还［返还命令］通知书格式）

第十五条（异议申请格式）

第十六条（希望、明天养育存折参与［变更］申请书格式）

第十七条（希望、明天养育存折参与决定［推荐］通知书格式）

第十八条（医疗补助提供［变更］推荐申请书格式）

第十九条（现场调查格式）

六、《2024 年度儿童照护支援事业指南》

韩国为指导儿童照护支援事业，促进儿童照护服务的顺利开展，女性家庭部 2024 年 1 月 3 日发布了《2024 年度儿童照护支援事业指南》，共分八章。第一章为儿童照护支援事业概述，对儿童照护支援事业的法律根据、事业目标、事业推进经过、事业内容、业务推进体系进行了说明。第二章是政府支援申请及决定相关内容，主要对业务处理流程、政府支援申请事项、政府支援决定事项进行了说明。第三章为儿童照护服务使用及衔接内容，主要对儿童照护服务共同使用标准、儿童照护服务各类型使用标准及使用限制事项进行了说明。第四章为儿童照护员及照护活动内容，主要对儿童照护员培养教育的申请、儿童照护员教育、儿童照护员的选拔及管理、儿童照护员的照护活动及职责及儿童照护员资格停止取消等事项进行了说明。第五章为衔接及支援机构内容，对儿童照护服务提供机构、教育机构和事业支援机构进行了介绍。关于服务提供机构，具体对服务提供的指定及重新指定、服务提供机构角色、服务提供机构运营、服务提供机构的评价及指导检查进行了说明。关于教育机构，具体对教育机构的指定及重新指定、教育机构运营进行了说明。关于事业支援机构，具体对中央支援中心和广域支援中心进行了介绍。第六章为儿童照护支援事业预算执行内容，具体对预算概况、预算分配及编制、预算执行及清算事项进行了说明。第七章是附加资料及格式内容，第八章为附录。下面是《2024年度儿童照护支援事业指南》的目录：

2024年主要变更内容
第1章　事业概述
　　法律根据
　　推进目标
　　推进经过
　　事业内容
　　业务推进体系
第2章　政府支援申请及决定
　　业务处理流程
　　政府支援申请
　　政府支援决定
第3章　儿童照护服务使用及衔接
　　儿童照护服务共同使用标准
　　儿童照护服务各类型使用标准
　　使用限制
第4章　儿童照护员及照护活动
　　儿童照护员培养教育申请
　　儿童照护员教育

儿童照护员选拔及管理

儿童照护员活动及职责

资格停止取消等

第5章　衔接及支援机制

Ⅰ. 各机构业务负责人

Ⅱ. 服务提供机构

服务提供机构指定及重新指定

服务提供机构角色

服务提供机构运营

服务提供机构评价及指导检查

Ⅲ. 教育机构

教育机构指定及重新指定

教育机构运营

Ⅳ. 事业支援机构

中央支援中心

广域支援中心

第6章　事业预算执行

预算概述

预算分配及编制

预算执行及清算

第7章　附加资料及格式

附加资料

格式

第8章　附录

儿童照护支援法、儿童照护支援施行令、儿童照护支援施行规则

七、儿童照护员培养及培训教育课程

**（一）《儿童照护员培养及培训教育课程》（女性家庭部公告第 2022 -
59 号，2023 年 1 月 3 日部分修正，2023 年 1 月 3 日施行）**

　　《儿童照护员培养及培训教育课程》是女性家庭部制定的部门规章，
2023 年 1 月 3 日进行了部分修改，并于同日开始施行，《儿童照护员培养及
培训教育课程》对儿童照护员的培养及在职培训的教育课程、教育内容、

教育时间等进行了规定。下面是《儿童照护员培养及培训教育课程》内容。

表 9－32　韩国儿童照护员培养教育课程（2023）

教育课程		教育内容	课时
		1. 基本素质教育	32
1	儿童照护职责理解 （12 课时）	儿童照护支援事业的了解	1
2		儿童照护员的职业伦理和角色及资格	3
3		儿童照护服务用户家庭的了解	2
4		儿童观察及父母面谈方法	4
5		实习介绍会	2
6	儿童安全、健康管理 （12 课时）	儿童的安全管理和应急措施	4
7		对残疾儿童的了解和认识改善	1
8		儿童的健康管理	3
9		性认知教育	2
10		儿童安全、健康管理事例及讨论	2
11	儿童权利及虐待预防教育 （8 课时）	儿童权利的理解	2
12		儿童虐待预防教育（1）：通过判例的儿童虐待理解	2
13		儿童虐待预防教育（2）：为了儿童虐待预防的照护方法	1
14		儿童虐待预防教育（3）：儿童虐待举报及应对方法	1
15		儿童权利保护及儿童虐待相关事例及讨论	2
		儿童发展各阶段教育	48
16	婴儿照护理解 （20 课时）	婴儿期发展的理解	2
17		与婴儿形成依恋关系	2
18		婴儿期基本生活习惯指导	3
19		婴儿的喂奶及断奶	2
20		婴儿的身体抚触及婴儿推拿	3
21		促进婴儿认知、语言发育的互动	2
22		婴儿游戏指导理论及实际	4
23		婴儿照护有关事例及讨论	2
24	幼儿照护理解 （14 课时）	幼儿期发展的理解和关系形成	2
25		幼儿期基本生活习惯指导的事例	2
26		幼儿期不适应行为的理解和指导实际	2
27		幼儿游戏指导理论和实际	4
28		幼儿照护相关事例及讨论	2
29		帮助幼儿社会性发展的互动	2

续表

	教育课程	教育内容	课时
30	学龄期儿童照护理解 （14课时）	学龄期发展的理解和关系形成	
31		学龄期不适应行为的理解及指导	
32		学龄期游戏及媒体指导	
33		学龄期同伴关系及兄弟姐妹关系	
34		学龄期儿童照护相关实例及讨论	
35		应对学龄期儿童指导的智能机器使用方法	
		全部培养教育总计	80

　　根据上表女性家庭部的公告，韩国儿童照护员培养教育的理论学习教育为80课时，教育课程包括儿童照护职责理解（12课时）、儿童安全健康管理（12课时）、儿童权利及虐待预防教育（8课时）、婴儿照护理解（20课时）、幼儿照护理解（14课时）、学龄期儿童照护理解（14课时）六大教育课程，儿童照护职责理解（12课时）、儿童安全健康管理（12课时）和儿童权利及虐待预防教育（8课时）这三大课程是基本素质教育，共32课时。婴儿照护理解（20课时）、幼儿照护理解（14课时）和学龄期儿童照护理解（14课时）这三大教育课程是婴儿发展各阶段教育，共48课时。

　　儿童照护职责理解教育课程主要包含儿童照护员对儿童照护支援事业的了解、对儿童照护员的职业伦理、角色及资格的理解、对儿童照护服务用户家庭的了解，儿童照护员还需要学习父母观察及父母面谈方法，另外还对儿童照护员召开实习介绍会，介绍儿童照护现场实习相关事项。儿童安全健康管理教育课程主要学习儿童的安全管理和应急措施、改善对残疾儿童的了解和认识、儿童的健康管理、性认知教育、儿童安全、健康管理事例及讨论。儿童权利及虐待预防教育课程包括对儿童权利的理解、儿童虐待预防教育：通过判例的儿童虐待理解、为了儿童虐待预防的照护方法、儿童虐待举报及应对方法、儿童权利保护及儿童虐待相关事例及讨论。

　　韩国儿童照护服务对象为0—12岁儿童，包含婴儿期、幼儿期和学龄期儿童，因此韩国儿童照护员培养课程包含了儿童不同发展阶段的照护内容。婴儿照护理解教育课程包括婴儿期发展的理解、与婴儿形成依恋关系、婴儿期基本生活习惯指导、婴儿的喂奶及断奶、婴儿的身体抚触及婴儿推拿、促进婴儿认知、语言发育的互动、婴儿游戏指导理论及实际、婴儿照护有关事例及讨论。幼儿照护理解教育课程包括幼儿期发展的理解和关系形成、幼儿期基本生活习惯指导的事例、幼儿期不适应行为的理解和指导实际、幼儿游戏指导理论和实际内容。学龄期儿童照护理解教育课程包含对学龄期发展的理解和关系形成、学龄期不适应行为的理解及指导、学龄期游戏及媒体指导、学龄期同伴关系及兄弟姐妹关系、学龄期儿童照护相关事例及讨论、应对学龄期儿童指导的智能机器使用方法。儿童的游戏经验对儿童的发展起着决定性的作用。儿童在玩游戏的时候，虽然在没有明确目的的情况下对玩本身就很感兴趣，但也会通过玩游戏来加强学习，也会因为游戏的结果而发生发展性的变化。[①] 韩国儿童照护员培养课程中每个年龄段都包含游戏指导理论及实际，说明儿童照护员培养制度对游戏的重视，专业化、高素质的儿童照护员人才队伍是儿童照护服务高质量发展的人力支持及智力保障。

韩国儿童照护员每年需进行在职培训教育，儿童照护员在职培训基本课程共 8 小时，包括 6 次公共培训和 1 个选修课程，公共培训是必修，全部儿童照护员必须完成，而选修课程可以根据地方特点灵活进行运营，但尽量选择多样化的形式进行运营。下表是儿童照护员在职培训课程内容及课时。

表 9 – 33　韩国儿童照护员在职培训课程（2023）

教育课程		教育内容	课时
基本课程	共同	儿童人权和儿童虐待预防教育 *	1
		儿童的安全管理教育	1
		性骚扰预防教育 * *	1
		儿童照护支援及制度理解（包括儿童照护员 App 使用教育）	1
		职业伦理及服务意识教育	1
		残疾儿童照护的理解	1
	共同教育小计		6
	选修（选 1）	婴幼儿期心理理解及问题行为的理解	2
		婴幼儿期父母咨询	2
		学龄期心理理解及问题行为的理解	2
		学龄期父母咨询	2
		儿童照护员职业倦怠教育	2
			2
	在职培训总时间		8

备注：* 包括与《儿童福利法》第二十六条的儿童虐待预防及举报义务相关的教育内容；
* * 根据《关于支持男女雇佣平等和兼顾工作家庭的法律》（第十三条）

[①] 宋敏英. 学龄期儿童游戏活动潜在档案类型分析 [D]. 首尔：世宗大学，2023：39.

韩国儿童照护员在职培训共同课程的教育内容包括儿童人权和儿童虐待预防教育、儿童的安全管理教育、性骚扰预防教育、儿童照护支援及制度理解、职业伦理及服务意识教育、残疾儿童照护的理解共六部分。选修课程在婴幼儿期心理理解及问题行为的理解、婴幼儿期父母咨询、学龄期心理理解及问题行为的理解、学龄期父母咨询、儿童照护员职业倦怠教育五部分教育内容中任选一项完成。在职培训总时间为 8 小时。

韩国儿童照护员在职培训课程除基本课程外，还包含 8 小时的特色课程，选修 6 个模块（婴儿期发育与游戏支持Ⅰ、Ⅱ，婴儿期发育与游戏支持Ⅰ、Ⅱ，学龄期发育与游戏支持Ⅰ、Ⅱ）中的 1 个课程，部分教育内容可根据地方特点灵活操作。下表是韩国儿童照护员在职培训特色课程内容及课时数。

表 9－34　韩国儿童照护员在职培训特色课程（2023）

	教育课程	教育内容	课时
1	婴儿期发展及游戏支持Ⅰ	婴儿期基本生活支持	2
		婴儿期身体发展支持	2
		婴儿期游戏的特点	2
		婴儿期游戏互动及支持	2
	小计		8
2	婴儿期发展及游戏支持Ⅱ	婴儿期认识、语言发展支持	2
		婴儿期社会、情感发展支持	2
		婴儿期年龄类别游戏的实际	4
	小计		8
3	幼儿期发展及游戏支持Ⅰ	幼儿期基本生活支持	2
		幼儿期身体发展支持	2
		幼儿期游戏的特点	2
		幼儿期游戏的互动及支持	2
	小计		8
4	幼儿期发展及游戏支持Ⅱ	幼儿期认知、语言发展支持	2
		幼儿期社会、情感发展支持	2
		幼儿期年龄类别游戏的实际	4
	小计		8

续表

教育课程		教育内容	课时
5	学龄期发展及游戏支持 Ⅰ	学龄期基本生活支持	2
		学龄期身体发展支持	2
		学龄期游戏的理解	2
		健康和安全指导	2
	小计		8
6	学龄期发展及游戏支持 Ⅱ	学龄期认知、语言发展支持	2
		学龄期社会、情感发展支持	2
		生活指导	2
		学校生活的理解	2

婴幼儿发展及游戏支持分为Ⅰ、Ⅱ两个教育课程，婴儿期发展及游戏支持Ⅰ教育课程包括婴儿期基本生活支持、婴儿期身体发展支持、婴儿期游戏的特点、婴儿期游戏互动及支持四部分教育内容，而婴儿期发展及游戏支持Ⅱ则包含婴儿期认识、语言发展支持，婴儿期社会、情感发展支持，婴儿期各月龄段游戏的实际三部分教育内容。幼儿期发展及游戏支持同样包括Ⅰ、Ⅱ两个教育课程，Ⅰ教育课程包含幼儿期基本生活支持、身体发展支持、幼儿期游戏的特点、幼儿期游戏的互动及支持四部分教育内容。Ⅱ教育课程包含幼儿期认知、语言发展支持，幼儿期社会、情感发展支持、幼儿期各年龄段游戏的实际三部分教育内容。学龄期发展及游戏支持Ⅰ教育课程包含学龄期基本生活支持、学龄期身体发展支持、学龄期游戏的理解、健康和安全指导四部分教育内容，Ⅱ教育课程包含学龄期认知、语言发展支持，学龄期社会、情感发展支持、生活指导、学校生活的理解四部分内容。

（二）《韩国儿童照护员在职培训课程公告修正案》（女性家庭部公告第2023‐206号）

2023年12月11日女性家庭部公告了对《儿童照护员培养及培训教育课程》的修改意见。修改目的为提高儿童照护人员的现场应对能力，加强实务能力，将培训课程改为参与型授课方式，注重讨论及实际操作。修改内容主要分为三方面，第一增加现有儿童照护人员培训时间到120小时，其中理论、实践由原来的80小时增加到100小时。第二减少现有的理论教育课程，并加强儿童安全、健康、权利、预防虐待儿童教育。第三将现行的现场实习改为考试。

（三）儿童照护员培养及培训教育课程（女性家庭部公告第 2024 - 5 号，2024 年 2 月 1 日部分修正，2024 年 2 月 1 日施行）

韩国女性家庭部 2024 年 2 月发布了最新修正的儿童照护员培养及培训教育课程公告，根据公告，韩国儿童照护员培养教育标准教育课程为 120 小时。下表是教育课程内容及课时。

表 9 - 35　韩国儿童照护员培养教育课程（2024）

领域	教育课程	教育内容	教育时间	理论学习	实习
Ⅰ. 儿童照护服务概述	儿童照护服务的内容	儿童照护服务的理解	3	3	
		儿童照护服务的实际	2	2	
		儿童照护使用家庭的特点	3	3	
	儿童照护角色	儿童照护的职责	3	3	
		儿童照护的职业伦理	2	2	
	小计		13	13	
Ⅱ. 儿童发展的理解和照护	婴儿照护	婴儿发展的理解	3	3	
		婴儿身体照护1：营养	3	3	
		婴儿身体照护2：睡眠、排便、清洁	3	3	
		婴儿情感照护	3	3	
		婴儿游戏支持	3	3	
		婴儿的特点和行动支援	3	3	
		婴儿照护的实际	3	3	
	幼儿照护	幼儿发展的理解和照护的实际	3	3	
		幼儿身体照护和生活支持	3	3	
		幼儿游戏支持	3	3	
		幼儿的特点和行动支持	3	3	
	学龄期儿童照护	学龄前儿童发展的理解和照护的实际	3	3	
		学龄期儿童生活支持1：身体照护	2	2	
		学龄期儿童生活支持2：生活时间管理	2	2	
		学龄期儿童的特点和行动支持	3	3	
	与家庭之间的沟通	与养育者之间的沟通	3	3	
		对多元家庭的理解和沟通	2	2	
	小计		47	47	

续表

领域	教育课程	教育内容	教育时间	理论学习	实习
Ⅲ. 儿童健康的理解和照护	安全管理和照护	安全儿童照护的理解	2	2	
		家庭中的安全照护	3	3	
		室外的安全照护	3	3	
		紧急情况及灾难应对	2	2	
		紧急处理的理解和实际	3	3	
	健康管理和照护	儿童的身体特点和照护	3	3	
	残疾的理解和照护	传染病预防及管理	2	2	
		主要疾病预防及管理	3	3	
		残疾理解和残疾认识改善	2	2	
		残疾儿童发展迟缓理解和照护	3	3	
		幼儿发展迟缓理解和照护	3	3	
	儿童权利和照护	儿童权利的理解和照护	2	2	
		儿童虐待的发现和报告	3	3	
		儿童虐待预防实务	3	3	
		性认知感受理解和实践	3	3	
	小计		40	40	
Ⅳ. 实习	事前教育	现场实习介绍	2	2	
	现场实习	家庭养育设施及儿童照护家庭	16	16	
	事后监测	实习事后咨询	2	2	
	小计		20	0	20
合计			120	100	20

儿童照护员在职培训课程包括基本课程和特色课程，基本课程为8小时，分共同教育6课时和选修课程2课时。教育课程中的共同部分是必修课程，所有儿童照护员必须完成，选修课程可以根据地方特点弹性开设，但尽量提供多样化的内容。

表 9－36　韩国儿童照护员在职培训基本课程（2024）

教育课程		教育内容	课时
基本课程	共同	儿童权利和儿童虐待预防教育*	1
		儿童的安全管理教育	1
		性骚扰预防教育**	1
		儿童照护支援事业及制度理解（包括儿童照护员 APP 使用教育）	1
		职业伦理及服务意识教育	1
		残疾儿童照护的理解	1
	共同教育小计		6
	选修（选1）	婴幼儿期心理理解及问题行为的理解	2
		婴幼儿期父母咨询	2
		学龄期心理理解及问题行为的理解	2
		学龄期父母咨询	2
		儿童照护员职业倦怠教育	2
	选修课程小计		8
	基本课程小计		8

*包括《儿童福利法》第二十六条的儿童虐待预防及报告义务相关的教育内容。

**依据男女雇佣平等和家庭工作兼顾支援相关的法律（第十三条）

韩国儿童照护员在职培训课程的特色课程为 8 小时，包括六大模块（婴幼儿发展及游戏支持Ⅰ、Ⅱ，幼儿期发展及游戏支持Ⅰ、Ⅱ，学龄期发展及游戏支持Ⅰ、Ⅱ），儿童照护员需要任选其一，部分教育内容可以根据地方特点弹性运行。下表是韩国儿童照护员在职培训特色课程内容及课时数。

表 9－37　韩国儿童照护员在职培训特色课程（2024）

教育课程		教育内容	课时
1	婴儿期发展及游戏支持 Ⅰ	婴儿期基本生活支持	2
		婴儿期身体发展支持	2
		婴儿期游戏的特点	2
		婴儿期游戏互动及支持	2
	小计		8
2	婴儿期发展及游戏支持 Ⅱ	婴儿期认知、语言发展支持	2
		婴儿期社会、情感发展支持	2
		婴儿期年龄类别游戏的实际	4
	小计		8

	教育课程	教育内容	课时
3	幼儿期发展及游戏支持Ⅰ	幼儿期基本生活支持	2
		幼儿期身体发展支持	2
		幼儿期游戏的特点	2
		幼儿期游戏互动及支持	2
	小计		8
4	幼儿期发展及游戏指导Ⅱ	幼儿期认知、语言发展支持	2
		幼儿期社会、情感发展支持	2
		幼儿期年龄类别游戏的实际	4
	小计		8
5	学龄期发展及游戏支持Ⅰ	学龄期基本生活支持	2
		学龄期身体发展支持	2
		学龄期游戏的理解	2
		健康和安全指导	2
	小计		8
6	学龄期发展及游戏支持Ⅱ	学龄期认知、语言发展支持	2
		学龄期社会、情感发展支持	2
		生活指导	2
		学校生活的理解	2
	小计		8
	特色课程小计		8

韩国儿童照护员在职培训特色课程主要是儿童发展及游戏指导内容，根据儿童发展阶段分为婴儿期、幼儿期、学龄期三个阶段，每个年龄阶段的儿童发展及游戏指导分为Ⅰ、Ⅱ两个阶段，儿童照护员需要任选一个模块来完成。

婴儿期发展及游戏支持Ⅰ教育课程包含婴儿期基本生活支持、婴儿期身体发展支持、婴儿期游戏的特点、婴儿期游戏互动及支持等基本照护内容，而婴儿期发展及游戏支持Ⅱ教育课程则包含了婴儿期认知、语言发展支持、婴儿期社会、情感发展支持、婴儿期年龄类别游戏的实际等语言认知、社会情感等更深程度的教育内容。幼儿期发展及游戏支持也分为两个阶段，第一阶段教育课程主要包含幼儿期基本生活支持、幼儿期身体发展特点、幼儿期游戏的特点、幼儿期游戏互动及支持等基本照护内容，而第二阶段教育课程则包含了幼儿期认知、语言发展支持、幼儿期社会、情感发展支持、幼儿期年龄类别游戏的实际等心理发展的内容。随着儿童年龄增长，学龄期儿童的照护内容也随着发展阶段发生变化，学龄期发展及游戏支持第一阶段教育课程包含学龄期基本生活支持、学龄期身体发展支持、学龄期游戏的理解、健康和安全指导四大教育内容。而第二阶段教育课程包含学龄期认知、语言发展支持、学龄期社会、情感发展支持、生活指导三大部门教育内容。

第三节　韩国儿童照护服务财政支持体系

韩国儿童照护事业的财政实行国库补助金制度，韩国国库补助金制度是根据《补助金管理相关法律》，对国家以外的人从事的事务或事业，国家为营造或提供财政上的援助而交付财政资金的制度。国库补助金目的是更合理、更有效地开展与国家利益相关或国家与地方政府之间相互利益相关的项目。缓解政府之间存在的财政不均衡，即纠正国家和地方政府之间存在的垂直财政不均衡，纠正因地区间税源偏差而产生的地方政府之间的横向财政不均衡，保障地方政府维持最低行政水平所需的财源。

国库补助金的一般功能为确保地方政府提供至少一个水平的公共产品，不会过度阻碍国家经济的效率和公平性，使超越地方政府行政区域、社会效果显著的全国性事业得以推进。解决地方政府税收和支出之间的不均衡，为缓解地区间财政差距做出贡献。[①] 韩国儿童照护事业通过国库补助金制度在全国推进方便、优质、高效的儿童照护服务。

一、儿童照护事业财政预算

（一）儿童照护事业财政预算总览

韩国儿童照护事业采取国库补助金制度，补助性质为地方政府经常补助金，补贴项目名称为儿童照护支援。国家财政标准补贴比例为首尔30%，其他市道为70%。广域支援中心预算国家财政补贴比例全国为50%，地方财政负担50%。韩国儿童照护支援事业预算自2007年以来逐年增加，下表是韩国儿童照护支援事业预算趋势。

---

① 韩国女性家庭部. 儿童照护服务事业［EB/OL］.（2024 - 01 - 01）［2024 - 01 - 11］. https://www.bojo.go.kr/bojo.do.

表 9-38 韩国儿童照护支援事业预算趋势 单位：千元

预算 \ 年份	2007	2011	2015	2019	2022	2023
总额	3 952 684	62 498 468	122 802 660	340 365 378	432 337 498	550 113 153
国家财政	2 600 452	39 711 000	78 716 000	224 442 000	276 005 311	353 165 346
地方财政	1 352 232	22 787 468	44 086 660	115 923 378	156 332 187	196 947 807

2023 年儿童照护补助项目预算总额为 550 113 153 000 韩元，其中国家财政补贴为 353 165 346 000 韩元，地方财政补贴为 196 947 807 000 韩元。地方财政补贴中市、道补贴，市、郡、区财政补贴比例依据相关市、道标准而定。预算由服务提供机构执行的照料津贴、儿童照护人员管理费及服务提供机构运营费和广域支援中心执行的广域支援中心运营费 2 个明细项目执行。原则上不能超额执行，但是，如果发生条件变化等不可避免地超过执行事由，必须在市道研究其明细和事由后，向女性家庭部长官提交相关资料并事先得到批准。2023 年国库补助金各市、街道分配情况如下表：①

表 9-39 2023 年度国库补助金确定现状 单位：千元

市、道名称	2023 年度确定金额		
	合计	国库补助金	地方补贴
合计	550 113 153	353 165 346	196 947 807
首尔	75 757 156	22 912 578	52 844 578
釜山	39 255 324	27 359 662	11 895 662
大邱	25 069 610	17 429 662	7 639 948
仁川	26 209 610	18 227 662	7 981 948
光州	19 330 941	13 441 756	5 889 185
大田	15 142 369	10 509 756	4 632 613
蔚山	16 433 798	11 413 756	5 020 042
世宗	6 593 363	4 525 452	2 067 911
京畿	105 715 728	73 815 578	31 900 150
江原	26 638 181	18 527 662	8 110 519
忠北	17 706 655	12 304 756	5 401 899
忠南	21 933 895	15 234 662	6 699 233

① 女性家庭部. 2023 年度儿童照护支援事业指南［EB/OL］.（2022-12-20）［2023-03-12］. https://www.mogef.go.kr/as/asl/as_asl_s001.do.

市、道名称	2023 年度确定金额		
	合计	国库补助金	地方补贴
全北	27 806 753	19 345 662	8 461 091
全南	29 788 181	20 732 662	9 055 519
庆北	50 975 324	35 563 662	15 411 662
庆南	37 901 039	26 411 662	11 489 377
济州	7 855 226	5 408 756	2 446 470

2024 年韩国增加了对儿童照护支援事业的国库补助金金额，相应的地方财政支持也增加，下表是 2024 年韩国儿童照护事业国库补助金在各市道的分配情况。①

表 9 - 40 2024 年国库补助金确定状况　　　单位：千元

市、道名	合计	国库补助金	地方财政
合计	722 996 743	466 518 346	256 478 397
首尔	96 253 091	29 014 702	67 238 389
釜山	52 206 593	36 428 527	15 778 066
大邱	32 683 495	22 759 382	9 924 113
仁川	36 191 777	25 221 132	10 970 645
光州	25 519 813	17 773 967	7 745 846
大田	22 442 645	15 619 949	6 822 696
蔚山	21 546 823	15 015 494	6 531 329
世宗	10 000 161	6 910 210	3 089 951
京畿	131 840 796	92 639 914	39 200 882
江原	34 976 254	24 367 290	10 608 964
忠北	22 523 495	15 676 544	6 846 951
忠南	28 954 599	20 152 131	8 802 468
全北	37 657 548	26 241 219	11 416 329
全南	37 024 704	25 798 228	11 226 476
庆北	72 153 930	50 391 663	21 762 267
庆南	49 998 228	34 879 695	15 118 533
济州	11 022 791	7 628 299	3 394 492

---

① 韩国女性家庭部. 2024 年儿童照护支援事业指南［EB/OL］. (2023 - 12 - 20)［2023 - 12 - 27］. https：//www. mogef. go. kr/as/asl/as_ asl_ s001. do.

　　各市道的国库补助金分配额可根据前一年的执行率、结算额返还、当年的执行率、预算情况、开业条件变化等进行变更。韩国 2024 年儿童照护事业的国库补助金与地方财政与 2023 年相比均呈现增长状态，下表是韩国 2023 年、2024 年儿童照护事业国库补助金与地方财政对比及增长幅度内容。

表 9–41　韩国儿童照护事业 2023—2024 财政支持增加幅度

单位：千元

市道名	合计		增加率	国库补助金		增加率	地方财政		增加率
	2023 年	2024 年		2023 年	2024 年		2023 年	2024 年	
全国	550 113 153	722 996 743	31%	353 165 346	466 518 346	32%	196 947 807	256 478 397	30%
首尔	75 757 156	96 253 091	27%	22 912 578	29 014 702	27%	52 844 578	67 238 389	27%
釜山	39 255 324	52 206 593	33%	27 359 662	36 428 527	33%	11 895 662	15 778 066	33%
大邱	25 069 610	32 683 495	30%	17 429 662	22 759 382	31%	7 639 948	9 924 113	30%
仁川	26 209 610	36 191 777	38%	18 227 662	25 221 132	38%	7 981 948	10 970 645	37%
光州	19 330 941	25 519 813	32%	13 441 756	17 773 967	32%	5 889 185	7 745 846	32%
大田	15 142 369	22 442 645	48%	10 509 756	15 619 949	49%	4 632 613	6 822 696	47%
蔚山	16 433 798	21 546 823	31%	11 413 756	15 015 494	32%	5 020 042	6 531 329	30%
世宗	6 593 363	10 000 161	52%	4 525 452	6 910 210	53%	2 067 911	3 089 951	49%
京畿	105 715 728	131 840 796	25%	73 815 578	92 639 914	26%	31 900 150	39 200 882	23%
江原	26 638 181	34 976 254	31%	18 527 662	24 367 290	32%	8 110 519	10 608 964	31%
忠北	17 706 655	22 523 495	27%	12 304 756	15 676 544	27%	5 401 899	6 846 951	27%
忠南	21 933 895	28 954 599	32%	15 234 662	20 152 131	32%	6 699 233	8 802 468	31%
全北	27 806 753	37 657 548	35%	19 345 662	26 241 219	36%	8 461 091	11 416 329	35%
全南	29 788 181	37 024 704	24%	20 732 662	25 798 228	24%	9 055 519	11 226 476	24%
庆北	50 975 324	72 153 930	42%	35 563 662	50 391 663	42%	15 411 662	21 762 267	41%
庆南	37 901 039	49 998 228	32%	26 411 662	34 879 695	32%	11 489 377	15 118 533	32%
济州	7 855 226	11 022 791	40%	5 408 756	7 628 299	41%	2 446 470	3 394 492	39%
世宗	6 593 363	10 000 161	52%	4 525 452	6 910 210	53%	2 067 911	3 089 951	49%

（二）2023 年儿童照护事业财政预算明细

　　韩国自 2007 年开始开展儿童照护事业，由女性家庭部和地方政府一起施行，儿童照护事业的财政预算逐年增加，2023 年度儿童照护事业财政预算中照护津贴预算为 281 874 百万韩元，比上年增加 79 843 百万韩元，其中婴幼儿全日制照护（0—2 岁）预算为 23 059 百万韩元，小时制照护（0—

12 岁）预算为 255 677 百万韩元，困难家庭额外支援预算为 3137 百万韩元。儿童照护员培养及管理预算为 46 969 百万韩元，比上年减少 3 084 百万韩元，服务提供机构运营预算为 19367 万韩元，比上年增加 329 万韩元，广域支援中心运营预算为 4 955 百万韩元，比上年增加 72 百万韩元，中央支援中心运营预算为 1 249 百万韩元，比上年减少 18 百万韩元，经常经费为 199 百万韩元，比上年减少 301 百万韩元。

表 9－42   2023 年儿童照护支援事业预算   单位：百万韩元

序号	名称		预算金额	增减
1	照护津贴	婴幼儿全日制照护（0—2 岁）	23 059	
		小时制照护（0—12 岁）	255 677	
		困难家庭额外支援	3 137	
		总计	281 874	增加 79 843
2	儿童照护员培养及管理		46 969	减少 3 084
3	服务提供机构运营		19 367	增加 329
4	广域支援中心运营		4 955	增加 72
5	中央支援中心运营		1 249	减少 18
6	经常经费		199	减少 301

儿童照护事业各类型财政支出逐年增加，其中 2023 年女性家庭部儿童照护小时制支援时间及支援家庭金额增加到 3 546 亿元，比 2022 年增加预算 768.41 亿元，增加幅度高达 27.7%。①

表 9－43   2023 年儿童照护小时制支援增加幅度

单位：百万韩元

区分	2021 决算	2022 预算		2023 预算（B）	增减（B－A）	
		本预算（A）	追加更正预算			%
儿童照护支持	257 313	277 772	277 772	354 613	76 841	27.7

二、预算分配与编制

（一）国库补助金拨款的申请与执行

市郡区长每年向市道知事，市道知事每年向女性家庭部长提交国库补助

---

①　女性家庭部.2023 年预算编制［EB/OL］.（2022－12－24）［2024－02－01］. https://www.mogef.go.kr/html/2023_work_report/workplans.html.

金交付申请（附上国库补助金交付申请书及事业计划书），国库补助金拨款在本会计年度内执行完毕。市道（确定、变更）超出内审金额总额范围的预算执行时，必须得到女性家庭部的批准。市区需要执行超出市道批准的预算交付总额范围的预算时，必须得到市道的批准。

（二）国库补助金分配办法

女性家庭部在向各市、街道支付国库补助金时，根据提供服务的机构的预算执行情况和项目业绩来支付国库补助金。国库补助金的发放根据预算执行及项目实绩，按市、省分别安排通过对各市道或各市区上半年事业成果的分析，年初确定时可变更国库补助金分配额

市道根据女性家族部分配的国库补助金确保地方费，并根据市、郡、区适当安排预算（必要时可追加地方费）市道在妇女和家庭部交付的国库补助金总额的范围内，考虑到服务机构的项目需要和预算需要，按市郡区分别分配预算。

市郡区按市道安排的国库补助金确保地方经费，由服务提供机构和社会保障情报院执行从提供服务的机构提交年度事业计划书，批准后交付儿童照护员管理费等事业费和运营费市郡区向韩国社会保障情报院寄存儿童照护员活动津贴需要额，以防止结算错误等发生。服务机构参考服务提供机构预算编制（方案）编制项目预算，经相关市郡区批准后执行预算。

（三）提供服务机构预算编制及执行标准

原则上国库补助金执行管理使用国库补助金综合管理系统（e国家帮助），辅助事业者（提供服务的机构）在申请、执行、结算国库补助金时使用e国家帮助，但是，儿童照护服务政府支援由各地方政府委托给社会保障情报院。服务提供机构每年年初编制年度事业计划书（附提供服务的机构预算编制［方案］），提交相关市区，经批准后执行预算。提供服务的机构运营费（机构工作人员劳务费、行政经费）在全部预算（市、道）的7.5%范围内编制执行。市、道应尽量避免各服务提供机构的从业人员（专职人员、支援人员）的追加津贴支付额出现偏差，以合理的标准分配各市、郡、区的预算（必要时追加地方费）。

（四）服务提供机构收支基本原则

服务提供机构根据会计分离原则，与其他事业分开，单独管理和运营会计（特别是在某法人兼任会计管理的机构），所有收入及支出管理分别通过存折进行管理。有收支行为时，应当在作出收支决议后，在现金出纳、总账上记录，并附有账单、收据、付款明细等有关凭证。支出标准须经支出决议

内部批准，按支出明细六下原则记载，会计文件至少保存 5 年。

以下事项为运营费不可支出事项：支出与儿童照护资助项目无关的差旅费；向提供机构申请的公共费用等在儿童照护支援事业中统一支出的行为；向个人按月发放定额的行为；支付提供机构办公室租赁费的行为（设施标准是申请时的必要条件）；支付赔偿保险金时支出自付金的行为（应由儿童照护员支出）；使用儿童照护综合业务管理系统以外的短信发送收费系统的行为；但因系统故障而不得不支付其他短信系统费用时除外。

（五）预算执行与核算

业务费用执行时，市区向服务提供机构交付使用费和运营费，服务提供机构根据统一业务管理系统的结算资料，将相应金额按月汇入儿童照护员账户。

三、韩国儿童照护服务活动及费用支援标准（2024 年标准）

韩国儿童照护服务费用政府支援根据申请家庭的中等收入标准，按照服务类型（婴儿全日制服务、时间制服务、疾病感染儿童支援服务）、儿童的年龄和家庭特性（双职工家庭、单亲家庭等）等提供差别支援，以 2024 年为基准，政府对单亲家庭、残疾父母家庭、残疾儿童家庭、青少年父母家庭最多支援 90% 的儿童照护服务费用。下表是韩国政府对儿童照护服务各类费用的资助比例。

表 9－44　政府对儿童照护服务各类费用的资助比例

类型	基准中等收入	婴儿全日制服务（每月 80—200 小时）		小时制服务（年 960 小时以下，重度残疾父或母的子女 1080 小时）				疾病感染儿童支援服务（不限时间）			
		一般家庭	单亲家庭、残疾父母家庭、残疾儿童家庭、青少年父母家庭	A 型（学前）		B 型（入学后）		A 型（学前）		B 型（入学后）	
				一般家庭	单亲家庭等	一般家庭	单亲家庭等	一般家庭	单亲家庭等	一般家庭	单亲家庭等
A 型	低于 75%	85%	90%	85%	90%	75%	80%	85%	90%	75%	80%
B 型	低于 120%	60%	60%	60%	60%	30%	30%	60%	60%	50%	50%
C 型	150% 或更低	15%	15%	20%	20%	15%	15%	50%	50%	50%	50%
D 型	超过 150%	—	—	—	—	—	—	50%	50%	50%	50%

备注：A 型为 2017.1.1 以后出生，B 型为 2016.12.31 以前出生

（一）婴儿全日制服务

婴儿全日制服务的照护对象是 3 个月以上至 36 个月以下的婴儿，基本费用是每小时 11 630 韩元，每次申请时间为 3 小时以上，追加时间以 30 分钟为单位，并且最少为 30 分钟。婴儿全日制照护服务活动范围首先包括喂奶、奶瓶消毒、换尿布、洗澡等与婴儿照护相关的活动（健康、营养、卫生、教育等），在照护过程中，儿童发生高烧、腹痛等紧急情况时，可乘坐使用者的车辆或通过步行、出租车及公共交通陪同前往医院，需要事先与服务提供机构和儿童照护员协商，发生的费用由用户全额负担。其次婴儿全日制照护服务活动包括每天通过口头或手册、书面、通话、短信等方式向家庭传达被照护儿童的观察事项（日常生活、儿童发育、健康、特殊事项）等活动。

婴儿全日制服务政府支援时间根据儿童家庭类型不同而不同，对 A ~ C 型家庭每月在 80 小时 ~ 每月 200 小时以内支援，超过政府支援时间时，可享受全额自费服务。对 2 名以上多子女家庭（A ~ C 型）政府追加本人负担金额的 10% 支援。

表 9 – 45　婴儿全日制服务政府支援金额及本人负担金额（1）

适用对象：普通家庭

类型	基准中等收入	婴儿全日制服务（每小时 11 630 韩元）	
		政府支持	本人负担
A 型	低于 75%	9 886 韩元（85%）	1 744 韩元（15%）
B 型	低于 120%	6 978 韩元（60%）	4 652 韩元（40%）
C 型	150% 或更低	2 326 韩元（20%）	9 304 韩元（80%）
D 型	超过 150%	—	11 630 韩元（100%）

表 9 – 46　婴儿全日制服务政府支援金额及本人负担金额（2）

适用对象：单亲家庭、残疾父母家庭、残疾儿童家庭、青少年父母家庭

类型	基准中等收入	婴儿全日制服务（每小时 11 630 韩元）	
		政府支援	本人负担
A 型	低于 75%	10 467 韩元（90%）	1 163 韩元（10%）
B 型	低于 120%	6 978 韩元（60%）	4 652 韩元（40%）
C 型	150% 或更低	2 326 韩元（20%）	9 304 韩元（80%）
D 型	超过 150%	—	11 630 韩元（100%）

表 9 - 47　婴儿全日制服务政府支援金额及本人负担金额（3）

适用对象：青少年父母家庭、单亲抚养 0—1 岁子女的家庭

类型	基准中等收入	婴儿全日制服务（每小时 11 630 韩元）	
		政府支援	本人负担
A 型	低于 75%	10 467 韩元（90%）	1 163 韩元（10%）
B 型	低于 120%	10 467 韩元（90%）	1 163 韩元（10%）
C 型	150% 或更低	10 467 韩元（90%）	1 163 韩元（10%）
D 型	超过 150%	—	11 630 韩元（100%）

（二）小时制服务

小时制照护服务的对象为 3 个月以上至 12 岁以下儿童，小时制服务基本型的使用费为每小时 11 630 韩元，小时制服务综合型的使用费为每小时 15 110 韩元，使用时间为每次至少申请 2 小时以上，追加时间以 30 分钟为单位，最少申请 30 分钟。小时制照护服务的照护活动范围包括基本型服务和综合型服务。

1. 基本型服务

学校、保育机构等离园及收拾物品，在父母到来之前进行临时保育、游戏活动、准备饭菜及零食，儿童照护员不能进行烹饪等提供饭菜等一般家务活动，但可以为儿童加热已经做好的食物。对 36 个月以下婴儿提供小时制照护服务时，可以兼顾婴儿全日制工作。在照护过程中，如儿童发生高烧、腹痛等紧急情况时，可乘坐用户驾驶的车辆或通过步行、出租车及公共交通陪同前往医院，但需要事先与服务提供机构和儿童照护员协商，发生的费用由用户全额负担。儿童照护员可在儿童居住地内游乐场及附近儿童游乐设施等进行简单的游戏活动。每天通过口头或手册、书面、通话、短信等方式向家庭传达被照护儿童的观察事项，例如日常生活、儿童发育、健康、特殊事项等。

2. 综合型服务

将小时制服务纳入基本型的照护活动范围，及增加与儿童相关的家务。例如，清洗或整理儿童衣服、整理儿童游戏空间、打扫卫生、烹饪儿童饮食、准备儿童零食及相应的洗碗等工作。

小时制服务政府每年在 960 小时以内按小时支援基本费用，针对重度残疾父母的子女，政府支援时间为 1080 小时。超过政府支援时间时，本人可自费使用小时制服务。对 2 名以上多子女家庭（A～C 型）追加本人负担金额 10% 的支援。

表 9-48　小时制服务政府支援金额和本人负担金额（1）

适用对象：普通家庭

类型	标准中等收入	小时制服务							
		基本型（每小时 11 630 韩元）				综合型（每小时 15 110 韩元）			
		A 型（2017.1.1 以后出生）		B 型（2016.12.31 以前出生）		A 型（2017.1.1 以后出生）		B 型（2016.12.31 以前出生）	
		政府支援	本人负担	政府支援	本人负担	政府支援	本人负担	政府支援	本人负担
A 型	低于 75%	9 886 韩元（85%）	1 744 韩元（15%）	8 723 韩元（75%）	2 907 韩元（25%）	9 886 韩元	5 224 韩元	8 723 韩元	6 387 韩元
B 型	低于 120%	6 978 韩元（60%）	4 652 韩元（40%）	3 489 韩元（30%）	8 141 韩元（70%）	6 978 韩元	8 132 韩元	3489 韩元	11 621 韩元
C 型	150% 或更低	2 326 韩元（20%）	9 304 韩元（80%）	1 745 韩元（15%）	9 885 韩元（85%）	2 326 韩元	12 784 韩元	1745 韩元	13 365 韩元
D 型	超过 150%	—	11 630 韩元（100%）		11 630 韩元（100%）		15 110 韩元（100%）		15 110 韩元（100%）

表 9-49　小时制服务政府支援金额和本人负担金额（2）

适用对象：单亲家庭、残疾父母家庭、残疾儿童家庭、青少年父母家庭

类型	标准中等收入	小时制服务							
		基本型（每小时 11 630 韩元）				综合型（每小时 15 110 韩元）			
		A 型（2017.1.1 以后出生）		B 型（2016.12.31 以前出生）		A 型（2017.1.1 以后出生）		B 型（2016.12.31 以前出生）	
		政府支援	本人负担	政府支援	本人负担	政府支援	本人负担	政府支援	本人负担
A 型	低于 75%	10 467 韩元（90%）	1 163 韩元（10%）	9 304 韩元（80%）	2 326 韩元（20%）	10 467 韩元	4 643 韩元	9 304 韩元	5 806 韩元
B 型	低于 120%	6 978 韩元（60%）	4 652 韩元（40%）	3 489 韩元（30%）	8 141 韩元（70%）	6 978 韩元	8 132 韩元	3 489 韩元	11 621 韩元
C 型	150% 或更低	2 326 韩元（20%）	9 304 韩元（80%）	1 745 韩元（15%）	9 885 韩元（85%）	2 326 韩元	12 784 韩元	1 745 韩元	13 365 韩元
D 型	超过 150%	—	11 630 韩元（100%）	—	11 630 韩元（100%）	—	15 110 韩元	—	15 110 韩元

残疾儿童家庭费用适用于照护对象为残疾儿童的情况，单亲家庭包括祖孙家庭。

表 9-50　小时制服务政府支援金额和本人负担金额（3）

适用对象：青少年父母家庭、单亲抚养 0—1 岁子女的家庭

类型	基准中等收入	小时制服务			
		基本型（每小时 11 630 韩元）		综合型（每小时 15 110 韩元）	
		政府支持	本人负担	政府支持	本人负担
A 型	低于 75%	10 467 韩元（90%）	1 163 韩元（10%）	10 467 韩元	4 643 韩元
B 型	低于 120%	10 467 韩元（90%）	1 163 韩元（10%）	10 467 韩元	4 643 韩元
C 型	150% 或更低	10 467 韩元（90%）	1 163 韩元（10%）	10 467 韩元	4 643 韩元
D 型	超过 150%	—	11 630 韩元（100%）	—	15 110 韩元

（三）疾病感染儿童支援服务

疾病感染儿童支援服务的照护对象为感染法定传染病及流行性疾病的 12 岁以下儿童，使用费用为每小时 13 950 韩元，每次申请至少 2 小时以上，追加时间以 30 分钟为单位，至少追加 30 分钟。疾病感染儿童支援服务的使用期限为疾病治愈为止。

疾病感染儿童支援服务的照护活动范围为：为患病儿童提供医院陪同和居家照护服务；每天通过口头或手册、书面、通话、短信等方式向家庭传达与被照护对象健康、儿童疾病相关的特殊事项等。照护疾病感染儿童的儿童照护员当天不能参加其他家庭的照护活动，但在一般照护活动后可以照护疾病感染儿童。对住院儿童，儿童照护员不能在医院内提供照护服务。

表 9-51　疾病感染儿童支援服务政府支援金额及本人负担金额（1）

适用对象：普通家庭

类型	收入标准（基准中等收入）	疾病感染儿童支援服务（每小时 13 950 韩元）			
		A 型（2017.1.1 以后出生）		B 型（2016.12.31 以前出生）	
		政府支持	本人负担	政府支持	本人负担
A 型	低于 75%	11 858 韩元（85%）	2 092 韩元（15%）	10 463 韩元（75%）	3 487 韩元（25%）
B 型	低于 120%	8 370 韩元（60%）	5 580 韩元（40%）	6 975 韩元（50%）	6 975 韩元（50%）

类型	收入标准 （基准中等收入）	疾病感染儿童支援服务（每小时 13 950 韩元）			
		A 型（2017.1.1 以后出生）		B 型（2016.12.31 以前出生）	
		政府支持	本人负担	政府支持	本人负担
C 型	150% 或更低	6 975 韩元 （50%）	6 975 韩元 （50%）	6 975 韩元 （50%）	6 975 韩元 （50%）
D 型	超过 150%	6 975 韩元 （50%）	6 975 韩元 （50%）	6 975 韩元 （50%）	6 975 韩元 （50%）

表 9－52　疾病感染儿童支援服务政府支援金额及本人负担金额（2）

适用对象：单亲家庭、残疾父母家庭、残疾儿童家庭、青少年父母家庭

类型	收入标准 （基准中等收入）	疾病感染儿童支援服务（每小时 13 950 韩元）			
		A 型（2017.1.1 以后出生）		B 型（2016.12.31 以前出生）	
		政府支持	本人负担	政府支持	本人负担
A 型	低于 75%	12 555 韩元 （90%）	1，395 韩元 （10%）	11160 韩元 （80%）	2 790 韩元 （20%）
B 型	低于 120%	8 370 韩元 （60%）	5580 韩元 （40%）	6 975 韩元 （50%）	6 975 韩元 （50%）
C 型	150% 或更低	6 975 韩元 （50%）	6 975 韩元 （50%）	6 975 韩元 （50%）	6 975 韩元 （50%）
D 型	超过 150%	6 975 韩元 （50%）	6 975 韩元 （50%）	6 975 韩元 （50%）	6 975 韩元 （50%）

　　残疾儿童家庭费用适用于照护对象为残疾儿童的情况，单亲家庭包括祖孙家庭。

表 9－53　疾病感染儿童支援服务政府支援金额及本人负担金额（3）

适用对象：青少年父母家庭、单亲抚养 0—1 岁子女的家庭

类型	基准中等收入	疾病感染儿童支援服务（每小时 13 950 韩元）	
		政府支持	本人负担
A 型	低于 75%	12 555 韩元（90%）	1 395 韩元（10%）
B 型	低于 120%	12 555 韩元（90%）	1 395 韩元（10%）
C 型	150% 或更低	12 555 韩元（90%）	1 395 韩元（10%）
D 型	超过 150%	6 975 韩元（50%）	6 975 韩元（50%）

（四）机构衔接服务

机构衔接服务的照护对象为社会福利设施、学校、幼儿园、保育设施等的0—12岁儿童，使用费用为每小时18600韩元，机构衔接服务使用时间为每次至少2小时，额外追加时以30分钟为单位，至少追加30分钟。

机构衔接服务的照护活动是为保育机构内的儿童提供辅助照护服务，在学校、保育设施、幼儿园等以儿童教育照护为目的的机构设施中，教师是主要照护负责人，儿童照护员仅承担照护辅助工作。但在单亲家庭福利设施中，在设施工作人员不工作的周末等时间，可以指定儿童照护员为主要照护负责人。

表9-54 儿童照护员人均照护儿童

儿童年龄	0—2周岁以下	3周岁以上至12周岁	备注
儿童照护员人均照护儿童数量	最多3人	最多5人	儿童照护员不能同时照护2周岁以下儿童和3周岁以上儿童

四、韩国儿童照护服务重复使用限制

韩国儿童照护服务是国家对儿童照护需求家庭的社会福利政策，但在申请使用儿童照护服务时，不允许重复享受政府支持措施。

（一）子女抚养政府支援之间禁止重复

1. 婴幼儿全日制服务

享受保育费及幼儿学费、养育津贴（包括农渔村养育津贴）、儿童照护服务小时制等政府支援的儿童不得重复享受婴儿全日制支援。

2. 小时制服务

享受保育费及幼儿学费支援的儿童，在幼儿园及保育设施及幼儿园使用时间（全日制、半日制、延时制）里，不得重复享受儿童照护服务小时制政府支援。

儿童照护服务不能重复支援时间为幼儿园的工作日09：00～13：00点，保育设施的工作日09：00～16：00时。

（二）支援重复禁止标准例外情况

1. 幼儿园及保育设施休园等设施未运营的情况，在这种情形下，需要提交保育设施未使用确认书等相关材料。

2. 与上述设施使用时间不同的幼儿园、保育设施（包括定制班）的弹性运营的情形，需要提交设施未使用确认书等相关材料。

3. 因疾病感染或儿童事故（骨折、烧伤等）未使用幼儿园及保育设施，需要提交医生诊断书（意见书）或处方 1 份及设施未使用确认书。

4. 幼儿园放假期间及保育设施放假期间（自主入园期间），需要提交放假确认书或放假通知/自主入园期间确认书。

5. 幼儿园、儿童之家、学校内发生虐待儿童、校园暴力等事由未使用设施，需要向侦查机构等提交（怀疑）案件受理事实确认及设施未使用确认书。

6. 国家、地方政府、教育厅等为预防传染病及防疫对策，决定幼儿园、儿童之家、学校的休园、停课、隔天上学等导致设施未使用，需要提交确认文件（家庭通信文件等）进行证明或公文（地方政府、教育厅等）等证明材料。

7. 即使在子女养育方面接受其他政府支援的情况下，只要本人承担全部费用，就可以享受服务，但"D"型家庭即使领取家庭养育补贴，也不适用政府重复支援禁止规定，依然可以申请政府支援。

8. 重新入园、变更班级等导致的幼儿园及保育设施适应期间，需要提交自主入园时间确认书证明，适应期间为新设施入学（入园）1 个月以内。

9. 幼儿园放假期间及保育设施放假期间（自主入园期间），幼儿园的情形，需要放假确认书、放假指南或设施未运营确认书进行证明。保育设施的情形，需要提交自主入园期间确认书或设施未运营确认书进行证明。

（三）重度残疾的儿童

根据《残疾人福利法》登记的"残疾儿童"，因残疾程度严重，根据《残疾儿童福利支援法》规定，属于残疾儿童家庭养育支援对象的儿童，不能享受儿童照护员的服务。请申请《残疾儿童福利支援法》规定的残疾儿童家庭养育支援事业，享受针对残疾儿童的服务。

第四节　韩国儿童照护服务支援机构

韩国儿童照护事业推进涉及女性家庭部、市、道、市、郡、区、邑、面、洞、服务提供机构、教育机构、中央支援中心、广域支援中心等主体，其中女性家庭部负责项目统筹监督，市、道主要承担事业管理，市、郡、区承担业务运营管理，邑、面、洞负责申请政府支援，服务提供机构负责儿童照护服务对接支持，教育机构负责儿童照护人力培养培训，广域支援中心负责业务支持，中央支援中心承担儿童照护事业支援，这些推进主体各司其职，互相协调，构建了儿童照护服务机构体系。儿童照护服务机构及职能具体如下表：①

表 9 - 55　儿童照护服务机构及职能

推动主体		职能
女性家庭部	项目统筹监督	1. 统筹基本计划制定、指南制定、国库补助、宣传等工作 2. 项目评价及指导、监督
市、道	事业管理	1. 儿童照护员教育机构及广域支援中心（再）指定、管理 2. 儿童照护员在职培训运营及管理 3. 制定项目实施计划 4. 市、郡、区预算支援，调整项目量，项目管理监督 5. 社会服务相关预算、人员报告
市、郡、区	业务运营管理	1. 制定项目推进计划 2. 支援对象的最终选择和通知 3. 确定支持对象家庭养育支持是否重复及支持是否延长等（通过泛政府系统确认是否获得其他福利服务） 4. 事故管理、报告 5. 服务提供机构（）指定、管理监督（联合检查） 6. 预算执行及业绩报告、宣传等、项目评价
邑、面、洞	申请政府支援	提供服务指导，受理政府资助申请并确定资助类型
服务提供机构	儿童照护服务对接支持	1. （用户）儿童照护服务申请、受理 2. 儿童照护员招募、注册及签订劳动合同 3. 用户与儿童照护员服务的对接及安全管理 4. 根据劳动基准法及就业规则的儿童照护员服务及待遇管理 5. 用户管理 6. 项目业绩报告
教育机构	教育	执行儿童照护员培养教育及在职培训
广域支援中心	业务支持	1. 服务提供机构（现场）评估支援 2. 运营儿童照护服务监测团 3. 制定地区内儿童照护员供需计划及供需协调 4. 实施区域内服务交付情况监测 5. 服务提供机构聘用儿童照护员、签订劳动合同等劳务、服务、待遇管理支援 6. 实施区域内服务提供情况监测，了解儿童照护员情况及项目业绩分析 7. 区域内服务机构的服务运营管理、支持及服务宣传

---

① 女性家庭部. 2023 年度儿童照护支援事业指南［EB/OL］.（2022 - 12 - 20）［2023 - 05 - 19］. https：//www.mogef.go.kr/as/asl/as_asl_s001.do.

续表

推动主体		职能
中央支援中心	事业支援	1. 发行与儿童照护支援事业相关的研究及资料 2. 儿童照护服务操作手册的开发与推广 3. 儿童照护员教育教材开发与推广 4. 儿童照护员教育机构管理等培养、在职培训管理、运营 5. 管理儿童照护员资格、履历、招聘的信息系统运营 6. 根据第十一条与服务提供机构等相关机构建立的全国网络部署、操作 7. 根据第十一条对服务提供机构从业人员的培训 8. 此外，根据女性家族部令规定的与儿童照护支援事业相关的业务（颁发育儿保姆身份确认证明书等）

一、韩国儿童照护事业支援机构

（一）女性家庭部

女性家庭部是韩国国家行政机关，设立的主要目的是规划、管理女性政策及增进女性的权益，支援及保护青少年活动及福利，制定、调整及支援家庭及多文化家庭政策，预防及保护女性、儿童、青少年暴力伤害。

表 9 - 56　韩国女性家庭部职能

女性家庭部职能	规划、管理女性政策及增进女性的权益	1. 妇女政策的管理、调整及扩大妇女参与社会 2. 良性平等文化扩散 3. 分析和评价政策的性别影响 4. 开发和利用女性人力资源 5. 支援促进工作经历中断女性的经济活动
	支援及保护青少年活动及福利	1. 青少年政策的总负责及调整 2. 促进青少年活动及能力开发 3. 保护青少年免受有害环境的侵害 4. 校外、危机青少年等的保护、支援
	制定、调整及支援家庭及多文化家庭政策	1. 家庭及多文化家庭政策的总负责及调整 2. 养育、抚养等家庭功能的支援 3. 单亲家庭的自立支援 4. 多文化家庭的社会统合支援
	预防及保护女性、儿童、青少年暴力伤害	1. 防止性骚扰、性暴力及受害者支援 2. 防止家庭暴力和受害者支援（包括移民女性） 3. 防治跟踪、交往暴力及受害者支援 4. 防止性交易和受害者支援 5. 预防和保护儿童、青少年性犯罪 6. 防止数字性犯罪及受害者支援

女性家庭部作为国家机关总负责儿童照护事业项目统筹监管，包括儿童照护事业基本计划制定、儿童照护服务指南制定、国库补助、宣传、项目评价及指导、监督等。

（二）中央支援中心

为了有效、系统地推进对儿童照护支援的政策，通过儿童照护中央支援中心对服务提供机构、广域支援中心进行支持。中央支援中心的主要功能如下：

1. 出版与儿童照护支援事业相关的研究及资料

2. 开发和推广儿童照护服务操作手册

3. 儿童照护员教育教材开发与推广

4. 儿童照护员教育机构管理等培养、在职培训管理运营

5. 与服务提供机构等相关机构建立运营全国范围的网络

6. 服务提供机构从业人员培训

7. 开发和推广儿童照护员权益增进项目

8. 儿童照护服务利用振兴项目

9. 儿童照护员品性、人性检查支持

10、对广域支援中心和服务机构的评估支持

11. 监护人对照护服务的满意度调查支持

12. 育儿保姆身份确认证明书接收及发放业务支持

13. 通过处理儿童照护服务相关信访、提供儿童照护劳动合同、服务等相关咨询及开发劳务管理标准指南等，支援广域支援中心及服务提供机构运营

（三）广域支援中心

广域支援中心主要负责区域内儿童照护员供需计划制定、供需调整及儿童照护服务支持监测等，针对区域内需求进行儿童照护员供需调整，为缓解匹配问题而提高对接效率及服务专业性，进而提高照护服务质量。

为支持市、郡、区服务提供机构等，韩国指定、运营广域支援中心。韩国广域支援中心设在韩国一级行政区划，共有 17 个，包括首尔特别市、世宗特别自治市、釜山、大邱、仁川、光州、大田、蔚山 6 个广域市，京畿道、江原道、忠清北道、忠清南道、全罗北道、全罗南道、庆尚北道、庆尚南道、济州道 9 个道。①

---

① 韩国女性家庭部. 儿童照护广域据点机构［EB/OL］.（2022－08－03）［2023－12－04］. ht-tps：//www. data. go. kr/data/15063155/fileData. do.

儿童照护广域支援中心由市道发布公开征集公告，向各市、道辖区内具备儿童照护服务专业性的现有服务提供机构申请，考虑申请机构中相关项目业绩、地理位置接近性、与附近机构团体的网络建设能力等，选择最适合实现项目目的的机构。下表是儿童照护广域支援中心征集公告。

表 9 - 57　儿童照护广域支援中心征集公告

公告　第〇〇-〇〇号

儿童照护广域支援中心征集（方案）

现征集0000年度"儿童照护支援事业"广域支援中心如下：

年　月　日

市、道知事

1. 目的

为0000年度政府支援"儿童照护支援事业"服务提供机构支持及服务质量管理等，通过公开募集委托广域支援中心业务如下：

2. 项目实施机构

—拟委托机构数量：0 家

—广域支援中心资格：各市、道辖区内具备儿童照护服务专业性的现有服务提供机构等。

儿童照护广域支援中心作用：

—为服务提供机构工作人员工作提供支持；

—了解辖区内活动儿童照护员现状并提供管理支持；

—编制、提交项目经营业绩季度中期检查分析报告；

—参与服务满意度调查和服务提供机构评价；

—制定并实施年度宣传计划；

—对评价排名后10%的机构进行负责人培训和咨询；

—统一业务管理系统相关业务支持；

—运营儿童照护服务监测；

—在其他地方政府协议下委托的事务、中央支援中心业务协助等。

3. 委托标准

考虑申请机构中相关项目业绩、地理位置接近性、与附近机构团体的网络建设能力等，选择最适合实现项目目的的机构。（※根据市、道的预示标准确定选定标准）

委托期限：指定日　至　0000年00月00日　※对受托机构的运营现状进行检查、评价，不适合事业执行的情况，即使在委托期限内也可取消委托

4. 申请方法

提交的材料

广援中心委托申请表【有关表格14号（见附件）】

工作计划书【与表格16号有关（见附件3）】

法人登记簿副本及章程副本【法人的情况】、规则、规约等副本【团体的情况】以及其他选定广域机构所需的材料等

提交期间：　年　月　日至　月　日

提交处：

评选及通知：　年　月　日至　月　日

咨询电话：

儿童照护广域支援中心征集公告包括四部分内容，第一部分为目的，确定某一年度政府支援"儿童照护支援事业"服务提供机构支持及服务质量管理等，通过公开募集委托广域支援中心。第二部分明确项目实施机构数量及广域支援中心资格、作用等。各市、道辖区内具备儿童照护服务专业性的现有服务提供机构等，广域支援中心的工作内容主要包括制定计划、提供支持、评估检测等，具体如下：

1. 制定并实施年度宣传计划

2. 编制、提交项目经营业绩季度中期检查分析报告

3. 为服务提供机构工作人员工作提供支持

4. 了解辖区内活动儿童照护员现状并提供管理支持

5. 统一业务管理系统相关业务支持

6. 参与服务满意度调查和服务提供机构评价

7. 对评价排名后 10% 的机构进行负责人培训和咨询

8. 运营儿童照护服务监测

9. 在其他地方政府协议下委托的事务、中央支援中心业务协助等

第三、四部分为委托标准与申请方法，对受托机构的运营现状进行检查、评价，不适合事业执行的情况，即使在委托期限内也可取消委托。广域支援中心需要编制儿童照护支援事业计划书，计划书内容包括操作目标、服务提供业绩、项目运营方案、服务管理和培训计划、预算计划及其他事项等。

表 9－58　儿童照护支援事业计划书（广域支援中心用）

儿童照护支援事业计划书（广域支援中心用）

1. 运行目标：明示机构或法人的目标事业等运营目标。

2. 服务提供业绩：根据最近 2 年的运营目标，简要明示提供事业的业绩、提供儿童照护服务的业绩等。

3. 项目运营方案：

(1) 广域单位的儿童照护员管理

(2) 儿童照护服务满意度调查等后期管理

(3) 业务宣传、机构运营管理、车辆及其他相关装备使用现状等

(4) 服务管理和培训计划、宣传及服务监测方案等

(5) 预算计划：机构运营的预算计划书、按照服务提供机构预算编制（方案）的格式编制

(6) 其他事项：广域支援中心选定标准相关凭证资料、申请机构有其他事业计划时，追加明示。

儿童照护广域支援中心选定后，需要与市、道签订儿童照护广域支援中心委托约定书，约定书包含十一条内容，第一条目的为规定 A 委托 B 进行儿童照护员支援事业时的必要事项，第二条为委托内容，包括制定计划、支

持、评估、检测等内容，第三条规定委托期间，第四条为人力运营，规定广域支援中心应设置1名事业运营所需的专职人员，必要时应设置支援人员，专职人员聘用健康家庭师、社会工作者、保育教师2级以上或儿童养育支援事业相关领域学士或2年以上实务经验者。第五条为预算管理，事业运营费用由市、道支付，广域支援中心负责制作事业计划书和预算书，根据国家财政法、有关补贴管理的法律等有关规定进行适当的管理和执行。

（四）市、道政府

韩国各市、道主要负责儿童照护支援事业管理，具体负责的工作内容如下：

1. 儿童照护员教育机构及广域支援中心（再）指定、管理
2. 儿童照护员在职培训运营及管理
3. 制定项目实施计划
4. 支持市、郡、区预算，调整项目数量，监督项目管理
5. 社会服务预算、人员报告

表 9−59　儿童照护支援事业计划书（市、道用）

儿童照护支援事业计划书（市、道用）

Ⅰ．概述

推进方向：

事业期间：

有关指定服务提供机构及广域支援中心的审核结果：

业务费用总额：

自身预算（地方费用）保障或服务提供机构自付时，记载此内容

项目实施地区较多时，按市、郡、区分类，记载预算分配情况

【预算分配情况】

区分	业务费用总额 （国库＋地方费＋自付）	公费	地方费	自付
市、道				
市、郡、区				

二、详细的项目推进计划

—项目实施地区和服务提供机构

—广域支援中心运营

—儿童照护员招募计划

—专职人员和支援人员召集及使用计划

—推进日程（宣传等）

Ⅲ. 业务费用执行计划

（单位：千元）

事业内容		事业费			
区分	计算历史记录	总预算	公费	地方费	自付
总计					
事业费 小计					
事业费					
事业费					
运营费 小计					
运营费					
运营费					

Ⅳ. 其他参考事项（问题、对策、建议等）

韩国各市、道每年需制定儿童照护支援事业计划书，事业计划书第一部分是概述，对儿童照护支援事业的推进方向、事业期间、有关指定服务提供机构及广域支援中心的审核结果、业务费用总额及分配情况进行记载。第二部分需要制定详细的项目推进计划，包括项目实施地区和服务提供机构、广域支援中心运营、儿童照护员招募计划、专职人员和支援人员的召集及使用计划、宣传等工作的推进日常等内容。第三部分需要对各项业务费用制定详细的计划，各事业内容的事业费、运营费的分配，事业费的总预算，其中国家补助、地方财政及本人负担金额应该详细列出。

（五）市、郡、区政府

市、郡、区主要负责儿童照护支援事业的具体业务运营管理，主要工作内容如下：

1. 制定项目实施计划

2. 支援对象的最终选择和通知

3. 决定支援对象家庭养育支持是否重复及支持是否延长等（通过泛政府系统确认是否获得其他福利服务）

4. 事故管理、报告

5. 提供服务的机构（）指定、监督管理（联合检查）

6. 预算执行及业绩报告、宣传等、项目评价

（六）镇、面、洞政府

韩国镇、面、洞主要负责儿童照护支援服务指南的具体执行，受理用户家庭提交的政府支援申请并确定儿童照护支援类型。

（七）儿童照护服务提供机构

服务提供机构主要负责支持与儿童照护服务的衔接，具体工作内容如下：

1. 儿童照护服务申请、受理处理

2. 儿童照护员招募、注册及签订劳动合同

3. 用户与儿童照护员服务的对接及安全管理

4. 根据劳动基准法及就业规则，对儿童照护员服务及待遇进行管理，用户管理项目业绩报告

儿童照护服务提供机构由市、道负责公开征集，韩国各市、道根据区域内需求确定遴选的儿童照护服务提供机构的数量，就儿童照护服务提供机构遴选制定标准。在申请机构中，根据提供服务的经历和能力、提供服务的范围、儿童照护员提供和培养能力、服务质量管理、投诉管理体系等，选择符合项目目的的机构。

韩国儿童照护服务提供机构主要履行儿童照护员招募及活动支援、用户家庭管理、服务衔接和后期管理、项目运行管理四大职能。在儿童照护员招募及活动支援方面，主要负责招募儿童照护员，与儿童照护员培养在职培训机构衔接，招聘合格的儿童照护员。对儿童照护员的数据进行管理，掌握儿童照护员的活动停止等禁止事项内容，就此内容与广域支援中心进行对接。确认儿童照护员是否正在开展儿童照护活动，对开展儿童照护活动的儿童照护员支付活动津贴，并且负责给儿童照护员加入保险等支援工作。儿童照护服务提供机构可根据自身情况选择紧急照护（月薪制照护员）的运行。在用户家庭管理方面，儿童照护服务提供机构主要负责儿童照护服务使用申请书等各种文件及信息的管理，对用户家庭进行家访和咨询调查，此工作可以与用户家庭事先沟通的情况下，委托给儿童照护人员进行。在儿童照护服务衔接和后期管理方面，儿童照护服务提供机构主要负责给临近地区家庭在发生紧急事由时衔接儿童照护员，检查照护员是否提供照护服务及通过电话等方式对照护服务进行检测。在项目运行管理方面，儿童照护服务提供机构主要负责对项目实际业绩和预算执行业绩等的报告，协助广域支援中心进行儿童照护事业宣传，信访管理等工作。

韩国市、道政府公开遴选出儿童照护服务提供机构后，必须与儿童照护

服务提供机构签订儿童照护服务提供约定书，下面是协议书事例。

表9-60　儿童照护服务提供机构协议书（案）

儿童照护服务提供机构协议书（案）

00市道或市郡区（以下简称A）与000（以下简称B）就推进儿童照护支援事业签订如下约定。

第一条（目的）本约定旨在规定A委托B进行儿童照护员支援事业时的必要事项。

第二条（委托内容）1. A向B委托与事业运营相关的下列各项业务。

（1）儿童照护员招募及教育支持

1）儿童照护员招募及教育：与培养培训机构衔接，现场实习，实施面向有经验者的培训教育等

2）DB管理：活动中止等管理内容与广域对接

3）确认儿童照护员活动与否，支付津贴，加入损害赔偿保险等

4）紧急照护者运营（可选）

（2）用户家庭管理

1）服务使用申请书等各种文件及信息管理

2）家访和咨询调查：在服务提供机构负责下，可委托给儿童照护员（事先告知用户家庭）

（3）服务对接和后期管理

1）邻近地区家庭发生紧急事由时的对接

※家庭类型、支援限度等判别及事业费支付无需其他程序，可获得家庭管辖地区机构的协助

2）安全事故管理

3）确认照护员是否活动并监测其服务

（4）项目运行管理

1）项目实绩和预算执行实绩等报告

2）事业宣传：在广域市内运营（协助）

3）信访管理等

（5）其他地方政府协议委托的事务等

第三条（委托期间）1. 该事业的委托期间自本约定签订之日起至次年00月00日止。

2. B因委托期间届满而重新约定时，在合同期间届满2个月前向A提交重新指定申请书，如果得到批准，则以重新委托约定代替。在这种情况下，A可根据委托期间的运营绩效等因素，变更重新约定的期间及是否变更。

3. 委托期间内，因法令的改废及制定而对该约定的全部或部分发生调整、变更、关闭等事由时，依照相关法令执行。

第四条（人员运营）1. B应设置1名事业运营所需的专职人力，必要时应设置支援人力。

2. 专职人员聘用健康家庭师、社会工作者、保育教师二级以上或儿童养育支援事业相关

聘用领域学士以上或有2年以上实际工作经验者，支援人员根据中心情况在预算范围内确定人员和时间。※支援人员可根据专职人员资格条件进行调整，但可根据地区条件进行调整。

3. 专职人员等由B任免，但应向A报告。※B的专职人员等聘用违反相关法令等或不当时，A有权进行职权调整或下达相关指示。

第五条（预算管理等）1. A以支付事业运营所需费用（以下称"预算"）为原则，但事业推进上需要时，可由B承担。

2. B应在合同签订之日起30天内制作事业计划书和预算书，并得到A的批准。

3. A原则上按季度支付项目预算，但必要时可随时支付。

4. B应按季度对A支付的预算进行核算，并于次月20日内提交。

5. B应根据国家财政法、有关补贴管理的法律等有关规定对预算进行适当的管理和执行。

6. B 在事业执行过程中变更已批准的事业内容及预算时，应取得 A 的事前批准。

7. B 指因预算支付延迟而难以支出项目执行所需费用时，仅限于提交的项目计划书中明确规定的内容，该费用可先支出后结算。

8. B 应与项目运营相关开立单独账户，指定会计负责人并进行管理，建立下列各项账簿并置备、保存（5 年）。

（1）总账及收支辅助簿

（2）现金出纳及凭证

（3）对接情况等项目相关日志

第六条（受托人的义务）1. B 应认真完成受委托的项目，在项目运营中作为补贴管理者应尽到注意义务。

2. B 在进行受托事业时，应遵守相关法令及 A 的指示事项

3. B 对在处理受托业务过程中获得的机密事项，未经 A 允许不得泄露。

4. B 应将预算直接用于受托事业的运营，不得进行目的以外的使用、权利转让或再委托行为等。

5. B 应随时报告项目运营情况等与委托业务相关的重要事项及 A 所要求的事项。

第七条（监督）1. A 可让有关公务员调查项目运营情况或检查账簿及其他文件，B 应协助调查及检查。

2. A 应根据第 1 款中的调查或检查结果，对需要改正的事项按照相关规定采取必要的措施，B 应予以回应。

第八条（赔偿及责任等）B 对运营事业时发生的事故承担相关法令规定的责任。

第九条（约定解除）1. A 发生属于下列各项之一的事由时，可以解除本约定，在此情况下，B 不得请求因解除约定而产生的损害赔偿及返还不当利益等。

（1）B 违反约定书约定的条件或义务；

（2）A 的正当指示。B 不履行或违反监督事项

（3）当 B 被认为没有能力执行标的项目时；

（4）A 发生公益上不能委托运营的事由时

—B 以虚假或其他不正当方式获得指定，且不符合指定标准；

—B 将补贴用于非目的用途；

—B 破产或解散；

—B 不诚实履行或违反义务及约定条件等。无正当理由拒绝提供服务的；

（5）以虚假或其他不正当方法索要费用的

（6）疏于对所属儿童照护人员的管理；

（7）未达到女性家庭部规定的服务标准和质量程序或标准

（8）对女性家庭部长官、市、道知事、市长、郡守、区厅长的资料检查等正当指示和要求不予回应或提供虚假资料的

（9）对提供服务的机构的指导、检查结果，认为执行儿童照护事业有困难的

（10）在女性家庭服务提供机构评估中，连续两年被评为后 10%

（11）其他 B 存在不能继续执行项目的合理事由

2. A 和 B 欲解除约定时，应事先协商，并于欲解除之日起 2 个月前以书面通知。

3. 约定解除时，B 应在结算后不迟延地将全部预算返还给 A。

第十条（约定的解释）约定中未规定的事项和对约定的解释存在差异时，可以相互协商确定，但协议未圆满成立时，按照 A 的解释确定。

第十一条（约定的效力等）1. 本约定自签订之日起至委托期间届满或者约定解除之日止具有效力。但在民事、刑事案件、事故发生时，该案件、事故终止前，该案件、事故的相关条款有效。

2. A 和 B 为证明本约定的订立并切实履行其义务，制作约定书两份，签字盖章后各保存一份。

　　　　　　　　　　　　　　　　　　　　　　　　　　年　月　日

　　运营委托人 A　　○○市、道或市、郡、区　　　　　（印）

　　运营受托人　B　　　　　　　　　　○○○　　　　（印）

参考本约定书（方案），但可根据地方政府的情况自行调整约定内容。

儿童照护服务提供机构协议书共十一条，第一条规定了本协议书的目的，旨在规定市、道政府委托儿童照护服务提供机构进行儿童照护支援事业时的必要事项。第二条规定了委托内容，包括儿童照护员招募及教育支援、儿童照护服务用户家庭管理、儿童照护服务衔接及后期管理、儿童照护支援项目的运行管理四项内容。第三条对儿童照护服务提供机构的委托期间进行规定，儿童照护服务提供协议书明确规定委托的起止时间，另外对期满后的事项进行了详细规定，在合同期间届满 2 个月前需要重新提交指定申请书，得到批准后，重新签订委托协议书。第四条规定了儿童照护服务提供机构的人员配置情况，儿童照护服务提供机构应该设置一名儿童照护支援事业所需的专职人员，并根据需要设置支援人员。委托协议书并对专职人员的资格进行了规定，儿童照护支援事业专职人员需要满足健康家庭师、社会工作者、保育教师二级以上或儿童养育支援事业相关领域学士以上，或有两年以上实际工作经验者，支援人员可参考专职人员的资格条件进行调整，也可以根据地方条件进行调整。

第五条为预算管理相关内容，原则上由市、道政府支付儿童照护支援事业运行所需经费，但在必要时，也可由儿童照护服务提供机构承担。儿童照护服务提供机构应当单独设立儿童照护服务账户，指定会计负责人并进行管理，建立相关账簿并保存。第六条约定了受托人，即儿童照护服务提供机构的义务，儿童照护服务提供机构应该认真完成受托的项目，在项目运行中作为国库补贴管理者应尽到谨慎注意的义务。第七条监督规定市、道政府需要对儿童照护服务提供机构进行必要的监督，以保证儿童照护支援事业的顺利开展。第九条为约定解除的相关事项，协议书共列出了 11 条解除事由，当出现协议书解除事由时，市、县政府应该事先以书面形式通知儿童照护服务提供机构，协议解除后，儿童照护服务提供机构应当把预算及时返还给委托机构。

儿童照护服务提供机构在接受儿童照护支援事业委托后，应该制定儿童照护支援事业计划书，计划书应该包括儿童照护服务运行目标、儿童照护服务提供的业绩、项目运行方案、预算计划等内容。

（八）儿童照护服务教育机构

儿童照护服务教育机构负责执行儿童照护员的培养在职培训教育。儿童照护员教育机构也是由市、道政府公开遴选产生，市、道政府遴选儿童照护服务教育机构后，需要制定儿童照护员教育机构指定书，明确指定期间，指定机构名称等信息。儿童照护员教育机构需要编制儿童照护员培养教育计划书，在教育计划书中，要明确教育机构名称、培训时间表、地点、招募人数、培训日程表等详细信息。

二、韩国儿童照护服务提供机构

（一）韩国儿童照护服务提供机构指定

韩国市、道知事或市长、郡守、区厅长根据女性家庭部儿童照护服务提供机构指定标准指定儿童照护服务专业性机构为儿童照护服务提供机构，下表是女性家庭部儿童照护服务提供机构指定标准。[①]

表 9 – 61　女性家庭部儿童照护服务提供机构指定标准

年度	区分	详细区分	基本内容
2021	设施标准	基本设施	1. 办公室 （1）具备儿童照护员教育及管理业务等所需的空间 （2）具备业务所需的通信设备、器物等设备、办公用品
2021	设施标准	基本设施	2. 咨询室 在与办公室或办公室分开的空间内，具备儿童照护服务申请、儿童照护服务用户家庭及儿童照护员进行咨询所需的空间
2021	资格及工作标准	专职人员	1. 资格标准，具备下列之一。（1）具备健康家庭师、社会工作者、幼儿园教师、保育教师（2级以上）资格的人（2）具有儿童养育支援事业相关领域学士以上的人（3）具有2年以上儿童养育支援事业相关领域工作经验的人 2. 工作标准：全职工作，是服务提供负责人或与服务机构负责人签订劳动合同。
2021	资格和工作标准	支援人员	支持专职人员工作的人员，可根据专职人员资格和操作标准进行调整，也可根据当地情况进行调整
2021	资格和工作标准	儿童照护员	符合儿童照护支援法第七条（儿童照护员的资格）的资格的人。

---

① 韩国女性家庭部. 儿童照护服务提供机构指定标准［EB/OL］.（2021 – 01 – 01）［2023 – 12 – 04］. https：//www. data. go. kr/data/15063169/fileData. do.

女性家庭部儿童照护服务提供机构指定标准包含设施标准、工作人员资格及运营标准等，对儿童照护服务提供机构在办公设施、工作人员资格等方面做出了要求。根据女性家庭部的服务提供机构指定标准，儿童照护服务提供机构应当根据对儿童照护服务的需求、提供服务的机构分布的适当性和可及性等因素，设立在适当的位置，并要具备办公室、咨询室等办公场所，以开展对儿童照护员教育及管理工作、儿童照护服务申请、儿童照护服务用户家庭及儿童照护员咨询工作等。儿童照护服务提供机构应当根据服务对象家庭数量、加入会员的家庭数量、分配给本机构的事业预算等，配置适当数量的专职人员，可根据需求及条件配置支援人员，指定标准对专职人员进行了专业资格要求，即具备健康家庭师、社会工作者、幼儿园教师、保育教师2级以上资格的人，或具有儿童养育支援事业相关领域学士以上的人，或具有2年以上儿童养育支援事业相关领域工作经验的人。支援人员是辅助专职人员工作的人员，具体资格要求参考专职人员标准进行调整，也可以根据当地情况进行调整。儿童照护服务提供机构通过招募儿童照护员为用户家庭提供儿童照护服务，招募的儿童照护员是符合儿童照护支援法第七条儿童照护员的资格的人。

（二）儿童照护服务提供机构职责

韩国儿童照护服务提供机构要履行儿童照护员招募及聘用管理、安全事故管理、照护服务用户家庭管理、儿童虐待预防和善后管理四项基本职责。

1. 儿童照护员招募及聘用管理

（1）儿童照护员招募与聘用

儿童照护服务提供机构制定儿童照护员招生计划、工作日程等，然后通知辖区内教育机构和广域支援中心。为了调节儿童照护服务的供需，每年随时招收和聘用持有相关资格证者、接受儿童照护员培养课程的人员，包括正在提供照护服务活动的儿童照护员及暂时没有开展照护服务活动的儿童照护员。调查了解儿童照护员活动潜在人员，活动、暂时停业的有经验的照护员等的培养及培训教育需求，并给儿童照护员介绍教育申请相关信息。

（2）签订劳动合同及儿童照护员注册、支付照护服务津贴

与提供儿童照护服务的人签订劳动基准法规定的劳动合同，并办理服务衔接、服务及待遇管理、活动津贴支付业务。根据相关法律规定的保险投保标准，对本儿童照护服务提供机构管理的儿童照护员的4大保险进行处理，尽量避开希望投保的照护员的工作时间。根据《儿童照护支援法》第十三条第4款，对儿童的赔偿保险由服务提供机构义务性地为所属的儿童照护员

投保。儿童照护员的伤害保险分为4大保险，但不是4大保险对象的情况下，要准备伤害保险或其他补偿对策。

（3）儿童照护员停止活动等处罚

服务提供机构对儿童照护员数据信息进行管理及确认儿童照护员的缺格原因，做好儿童照护员个人衔接中断、活动停止、资格停止取消、缺格事由、惩戒事项等明细管理，并每月把本机构注册的儿童照护员现状、活动停止、资格停止取消、缺格事由、惩戒事项等变更事项通知广域支援中心。儿童照护服务提供机构的指定期间结束时，儿童照护员信息数据必须移交新机构。

（4）儿童照护员服务衔接和安全管理

儿童照护服务提供机构应该制定年度、季度和每月的儿童照护员与用户家庭的衔接计划，服务提供机构可以根据预先确定的衔接优先顺序在新的服务请求中进行衔接。机构在受理用户家庭的照护服务申请后一周内需要告知是否可以衔接服务，并通过短信或电话等方式通知对衔接用户的儿童照护员、服务费用等信息。同时将用户的时间、地点等要求事项介绍给儿童照护员，得到儿童照护员的确认后推进衔接工作。

儿童照护服务提供机构以每周为单位确认儿童照护员活动时间，努力让每周未满15小时（每月60小时）的人优先承担不定期、紧急、临时衔接服务。努力与儿童照护员进行密切的合作与沟通，以实现透明地衔接。出生后未满3个月的婴儿也可以申请儿童照护的服务，但需要用户家庭知晓事故等发生可能性高的情况。

儿童照护服务提供机构在进行用户家庭与儿童照护员衔接时，应当注意下列事项：

第一、考虑申请人身份、服务时段、儿童年龄、用户状态及居住地位置、出行距离等因素，适当衔接儿童照护人员。

第二、根据儿童年龄、使用时间等，考虑儿童与儿童照护员的依恋关系等，不随意变更儿童照护员，在照护服务对象为婴儿及学龄前儿童时，考虑儿童照护员的专属性进行对接。

首次对接到用户家庭的儿童照护者在活动开始前熟知用户家庭的急救同意书等安全事故相关内容，不能拒绝或中断向特定用户提供服务，但法律规定的服务使用限制、儿童照护员供需困难等正当事由除外。不能对接3代以内的近亲属，疑似对接亲属时，确认儿童是否为儿童照护员的近亲属。

第三、为用户家庭衔接附近地区儿童照护员。因儿童照护员供需等不顺畅而无法对接时，服务提供机构可以要求附近地区服务提供机构对接儿童照护员，附近地区服务提供机构没有供需不均衡等正当事由，不能拒绝对接，在征得儿童照护员的同意后，对儿童照护员的对接及变动进行处理。

2. 安全事故管理

儿童照护服务提供机构应当建立紧急联络体系，即专人—父母（监护人）—儿童照护员之间的紧急联络网，并建立事故报告体系，解决安全事故中的法律纠纷。当发生"安全事故"等，用户和儿童照护员（服务提供机构）之间的争执可能扩大到民事、刑事等法律纠纷时，服务提供机构应引导双方接受大韩法律支援公团的免费法律咨询（132）。

3. 用户管理

儿童照护服务提供机构管理儿童照护服务使用申请书等各种文件及信息，使用系统公告、短信提醒等，向儿童照护员和用户家庭传达公告事项。对用户家庭进行家访及咨询调查，但在调查时，需要注意对用户家庭个人信息的保护。

4. 开展儿童虐待预防和善后管理工作

儿童照护服务提供机构随时通过儿童照护服务现场监测用户家庭，履行对儿童照护员活动的随时监测义务，在招聘儿童照护员时进行人性、品性测试，通过集体讨论会的形式运营以儿童照护员为对象的情绪治愈及咨询项目。

（三）2023 年度儿童照护服务提供机构评价指标

女性家庭部制定了儿童照护服务提供机构评价指标对儿童照护服务提供机构进行年度评价，评价指标共 4 大领域 12 项指标，下表是 2023 年度儿童照护服务提供评价指标内容。

表 9 - 62　2023 年儿童照护服务提供机构评价指标

评价领域	评价指标
1. 儿童照护服务绩效领域	（1-1）对儿童照护服务和使用结果的满意度
	（1-2）对儿童照护员照护活动的满意度
	（1-3）对儿童照护服务提供机构工作人员的满意度
	（1-4）儿童照护员的工作满意度
2. 儿童照护服务提供领域	（2-1）按服务类型分（小时制、婴幼儿全日制）使用者
	（2-2）新用户和服务用户与上一年度相比
	（2-3）儿童照护服务管理的适当性

评价领域	评价指标
3. 确保儿童照护员数量及参与活动	（3－1）确保儿童照护人员数量
	（3－2）培养的儿童照护员的活动参与业绩
	（3－3）儿童照护员在职培训进修率
4. 提供儿童照护服务基础架构区域	（4－1）政府支援预算的执行率
	（4－2）确保服务机构有专人负责
小计	4 大领域 12 项指标
加分、扣分	服务提供机构开展业务的贡献率
合计	加、扣分反映

韩国儿童照护服务提供机构评价指标四大领域为儿童照护服务绩效领域、儿童照护服务提供领域、儿童照护员数量及参与活动领域、提供儿童照护服务基础框架领域。在儿童照护服务的绩效领域，主要评价用户家庭对儿童照护服务和使用结果的满意度、对儿童照护员照护活动的满意度、对儿童照护服务提供机构工作人员的满意度以及儿童照护员对自身的儿童照护服务工作的满意度。在儿童照护服务提供领域，主要评价儿童照护服务提供机构对用户家庭各服务类型的分类管理情况、与上一年度相比新用户和服务用户的增加情况、儿童照护服务管理的适当性等内容。在儿童照护员数量及参与活动领域，主要评价儿童照护服务提供机构发展招募儿童照护员、确保一定数量的儿童照护员的情况，培养的儿童照护员的活动参与业绩，儿童照护员在职培训进修率。第四个领域是儿童照护服务提供的基础事项，评价指标有两个，即儿童照护服务提供机构执行政府支援预算的情况和照护服务提供机构具备专职人员的情况。评价领域和评价指标的构成和分值可能会根据政策执行的情况发生变化，如增加、删除等。韩国主要通过上述指标对儿童照护服务提供机构进行年度评价考核，确保儿童照护服务提供机构能够胜任工作，切实为有需求的用户家庭提供高质量的儿童照护服务。

（四）儿童照护服务提供机构数量及机构概况

韩国自 2015 年开展儿童照护支援事业以来，儿童照护服务用户家庭逐年增加，儿童照护服务提供机构数量也随之逐年增长，截至 2022 年，在全国 227 个机构接受委托提供照护服务，其中女性家庭部家庭政策传达体系中的家庭中心、健康家庭支援中心、多文化家庭支援中心占 73.1%，地方政府直接运行占 7.0%。下表为儿童照护服务提供机构情况。

表9－63　韩国儿童照护服务提供机构数量　　　　单位：所

区分	合计	家庭中心	健康家庭支援中心	多文化家庭支援中心	地方政府直接运行	与妇女有关的机构*	社会福利院	社区自救中心	其他**
数量	227	150	13	3	16	7	5	4	29
比率	100.0	66.1	5.7	1.3	7.0	3.1	2.2	1.8	12.8

备注：*女性团体协会、妇女人力开发中心

　　**产学合作团、合作社、法人及团体等

在全国227所儿童照护服务提供机构中，女性家庭部政策传达体系中的家庭中心有150所，健康家庭支援中心有13所，多文化家庭支援中心有3所，地方政府直接运行的有16所，其中家庭中心数量最多。

1. 韩国家庭中心

家庭中心是女性家庭部实施的家庭政策的主要传达体系，为建议和实施各种家庭支援政策而设立的机构。家庭中心首先为每一个想要在家庭生活中得到帮助的人提供帮助，为家庭提供紧急、临时的小时制照护服务。其次帮助家庭健康变化和成长。通过"家庭管理学院"，任何家庭成员都可以获得家庭成长所需的教育，消除对家庭形态的偏见，扩大区域内邻居之间的照护范围，帮助家庭健康成长。最后，创造家庭友好的社会环境。家人一起活动和服务，让地区社会变得更美丽。家庭中心关注"邻里家庭"和社会，带头营造家庭友好社会环境，让社区居民都能组成一个大家庭。[①]

（1）韩国家庭中心的职能

韩国家庭中心主要履行以下职能：综合咨询当地居民和多文化家庭的家庭咨询、家庭教育、家庭照护、家庭文化服务等与家庭有关的问题，并提供相关服务；提供适合多种家庭形态的家庭教育、家庭咨询；家庭照护支援、营造平等的家庭文化等。

（2）韩国家庭中心的设立目的及事业

根据2005年开始施行的《健康家庭基本法》，作为家庭政策的传达体系，顺应政府的家庭政策推进方向，设立实施健康家庭事业。国家和地方政府为了预防、咨询和治疗家庭问题，开发维持健康家庭的项目，开展家庭文化运动，提供家庭相关的信息和资料，在中央、市道和市区义务性地设立及运行家庭中心。韩国健康家庭振兴院是韩国的中央健康家庭支援中心，接受女性家庭部的委托开展家庭支援业务，对市、道家庭中心进行指导、评价，

---

① 家庭中心、健康家庭支援中心、多文化家庭支援中心内容参考了女性家庭部《2023年家庭事业指南》。

市、道家庭中心对市、郡、区家庭中心进行指导、评价。市、道家庭中心接受市、道政府的委托执行家庭政策、开展家庭支援等业务，市郡区家庭中心接受市郡区政府委托，开展家庭支援等业务。

韩国健康家庭振兴院作为中央家庭中心主要开展开发、推广家庭服务项目和工作手册，加强家庭服务专业人员和员工能力培训，家庭服务调查与研究，家庭服务运行机构现场检查和评估支持，运行家庭支援综合信息系统，相关机构网络建设及宣传工作。市、道家庭中心主要负责韩国健康家庭振兴院与市、郡、区家庭中心的联系，开发、推广适合各市、道特点的家庭支援项目，市、郡、区家庭中心事业支援与管理，实施市、郡、区家庭中心员工力量强化培训和咨询培训，市、道家庭相关信息及数据信息建设、普及。市、县、区家庭中心负责为地方区域内的家庭成员提供第一次家庭支援服务，以地方区域内单位实施健康家庭支援及多文化家庭支援业务，通过延长支援时间和扩大支援范围等提高家庭支援服务的可及性，针对多文化家庭、单亲家庭、祖孙家庭等提供针对性的家庭力量强化服务支援，通过与地方区域相关机构的联系，提供综合性家庭支援服务，提供适合地方社会的家庭个性化服务和信息。

全国家庭中心正在推进预防和解决家庭问题的家庭照护共享事业、生命周期家庭教育事业、家庭咨询事业、家庭亲和文化建设事业、信息提供和社区网络事业。不仅是普通家庭，还提供单亲家庭、祖孙家庭、多文化家庭、不良青少年家庭、军人家庭、收容者家庭、双职工家庭、离婚前后家庭等多种家庭支援的咨询、教育和文化项目相结合的针对性综合服务，通过儿童照护支援、共同育儿分享事业等开展照护支援事业、弱势家庭和危机家庭的弱势和危机家庭支援事业、未婚妈妈家庭支援事业，与其他部门和相关机构合作等多种事业。

韩国家庭中心不仅为需要保护的家庭服务，也为所有家庭成员提供服务，追求平等民主的家庭关系。家庭中心努力提供面向家庭的综合服务，针对家庭问题的预防、照护和增强家庭功能的全面服务，以及与相关机构建立紧密的网络，为健康家庭服务的专业化提供有效的服务。[①]

（3）韩国家庭中心支援对象及内容

1）家庭、父母教育及咨询等服务

根据地区条件、特点、需求提供教育、咨询、项目等，无论家庭类型如

① 韩国健康家庭振兴院. 家庭中心［EB/OL］.（2023－12－20）［2023－12－21］. https：//www.familynet.or.kr/web/lay1/S1T296C337/contents.do.

何，韩国家庭中心都会为所有家庭提供符合需求的服务，并根据家庭特点提供专门的项目。

① 父母角色支持。根据婴幼儿期、儿童青少年期、成年期子女的父母的生命周期和家庭特点，支援认识成为父母的意义、正确的父母角色等。

② 夫妻角色支持。根据夫妻的生命周期，支持两性平等的夫妻角色。

③ 离婚前、后家庭支援。为离婚申请家庭及离婚前、后家庭等提供咨询、教育、文化服务等。

④ 支援改善关系。支援提高夫妻和家庭成员之间的性别平等意识，以及为改善关系进行性别平等教育、人权感受教育等。

⑤ 家庭咨询。提供个人、小组咨询等，以解决生命周期中发生的家庭内各种矛盾。

⑥ 加强家庭能力。通过对单亲、祖孙家庭等的持续案例管理，为家庭功能恢复和能力增强提供服务。

⑦ 工作、家庭兼顾支援。开展职场困难及家庭生活信息等双职工、单亲家庭等工作、家庭兼顾的支援项目。

⑧ 家庭友好文化项目。运营家庭成员可以参加的各种项目，包括家庭夏令营、家庭庆典、家庭体验活动等。

2）多文化家庭支援

为了帮助多文化家庭在国内定居和自立，韩国家庭中心提供结婚移民定居各阶段的支援项目、性别平等和人权教育等基本项目，以及上门教育服务等个性化项目。

① 基本项目。通过家庭、性别平等、人权、社会团结、咨询等领域的教育，支持多文化家庭在国内定居。基本项目的适用对象为多文化家庭等，服务提供地点为家庭中心。

② 加强婚姻移民能力。支持多文化家庭的韩语沟通能力培养和社会生活适应。本项目的适用对象为结婚移民者，中途入境子女，提供服务的地点为家庭中心或地方政府委托的有关机构。

③ 上门教育服务。针对因地理条件等原因难以使用中心的多文化家庭，提供子女养育及子女生活支援、韩国语教育等针对性服务。上门教育服务的使用对象为多文化家庭子女3周岁至12周岁，根据使用家庭的收入水平可能产生部分费用。

④ 营造双语环境。父母指导、父母—子女互动项目等支持多种家庭语言应用程序。本项目的适用对象为有婴幼儿子女的多文化家庭，家庭中心提

供免费服务。

⑤ 支持儿童语言发展。针对语言发展迟缓的多文化家庭子女提供语言评估和 1∶1 语言促进教育。本项目的适用对象为 12 周岁以下多文化家庭子女，支援时间为一次 6 个月最多可延长 3 次（最多共 24 个月）。

⑥ 翻译服务。为韩语不熟练的结婚移民和外国人提供日常生活和公共领域所需的翻译服务（各中心 1～4 种语言）。翻译服务的使用对象为直接或间接支援多文化家庭及多文化家庭的个人或机构。

⑦ 案例管理。为解决多文化家庭复杂多样的问题，发掘对象，提供心理检查、法律咨询、危机家庭紧急支援、外部资源联系等综合服务。服务对象为韩国家庭中心的用户。①

（4）韩国家庭中心设置状况

2014 年度—2015 年度开始运行综合服务示范事业，在全国范围内设立了 23 所家庭中心，以后家庭中心数量逐年增加。下表是 2014 年开始至 2023 年家庭中心分布情况。

表 9－64　2014—2023 韩国家庭中心分布情况

区分	计	首尔	釜山	大邱	仁川	光州	大田	蔚山	世宗	京畿	江原	忠北	忠南	全北	全南	庆北	庆南	济州
14 年	9	1	1	1	—	—	—	—	—	1	—	—	1	—	1	1	1	—
15 年	22	3	3	3	1	1	1	—	—	2	1	1	2	—	1	2	1	—
16 年	78	7	3	5	7	4	2	1	1	6	5	2	7	3	9	9	7	—
17 年	101	10	3	6	7	4	2	3	1	14	9	4	8	3	10	9	8	—
18 年	152	23	6	8	7	4	2	5	1	22	18	6	8	6	16	11	11	—
19 年	183	25	7	8	8	5	2	5	1	24	18	7	12	11	21	15	14	—
20 年	196	25	8	8	8	5	2	5	1	24	18	9	13	13	21	18	18	—
21 年	203	25	8	8	8	5	2	5	1	26	18	10	13	13	21	20	18	2
22 年	207	26	8	8	8	5	2	5	1	26	18	10	13	13	21	21	19	2
23 年	211	26	10	8	9	5	2	5	1	26	18	11	13	13	22	21	19	2

韩国 2014 年度示范运营机构有 9 个所，即首尔冠岳、釜山沙上、大邱达城、光州南区、京畿光州、忠南牙山、全南光阳、庆北庆山、庆南河东家庭中心。2015 年度示范运营机构增加到 22 个所，即首尔冠岳、永登浦、瑞草，釜山沙上、东莱、莲堤，大邱达城、南区、寿城区，仁川桂阳，光州南

① 韩国女性家庭部 . 家庭中心运营［EB/OL］.（2023－11－09）［2023－11－20］. https：//www. mogef. go. kr/sp/fam/sp_fam_f003. do。

区，大田西区，京畿光州、骊州，江原三陟，忠北堤川，忠南牙山、台安，全南光阳，庆北庆山、金泉，庆南河东家庭中心。

2. 健康家庭支援中心

（1）健康家庭支援中心设立目的

健康家庭支援中心依据《健康家庭基本法》设立，目的是建立以需求者为中心的服务传达体系，提供针对当地居民特点的个性化家庭支援服务，为增进家庭稳定性和家庭关系做出贡献。

（2）健康家庭支援中心分布情况

韩国 2005 年 1 月 1 日正式施行《健康家庭基本法》，同年健康家庭支援中心项目正式实施，新设和扩大市郡区健康家庭支援中心 15 个所，2013 年在全国设立的健康家庭支援中心增加到 151 个所，2016 年开始施行健康家庭支援中心及多文化家庭支援中心综合服务。2023 年韩国设立的健康家庭支援中心为 13 个所，家庭中心达到 211 个所。下表是各年度健康家庭支援中心分布情况（包括家庭中心）。

表 9－65　各年度健康家庭支援中心（包括家庭中心）现状

单位：个所

	区分	2004 年	2005 年	2006 年	2007 年	2008 年	2009 年	2010 年	2011 年	2012 年	2013 年
	合计	3	15	47	65	81	97	136	138	148	151
地方中心	合计	3	15	47	65	81	97	136	138	148	151
	国库支援	3	6	17	33	37	54	98	100	110	111
	全额地方财政		9	30	32	44	43	38	38	38	40

（3）韩国健康家庭支援中心职责

韩国在中央、市、道、市、郡、区设立健康家庭支援中心，上一级健康家庭支援中心接受上一级的指导及评价。韩国健康家庭振兴院是中央健康家庭支援中心，接受女性家庭部的委托履行以下职责：开发和推广家庭支援计划，实施主要家庭政策相关试点项目，施行职员专业技能和能力提高培训，支持市、道、市、郡、区健康家庭支援中心的项目和评估工作，管理、运行综合信息系统，相关机构网络建设及宣传工作。市、道健康家庭支援中心是在市、道行政区划设立的健康家庭支援中心，接受市、道地方政府的委托，主要履行下列职责：韩国健康家庭振兴院与市、郡、区健康家庭支援中心的联系，开发、推广适合各市、道特点的家庭支援项目，市、郡、区健康家庭支援中心事业支援及管理，市、郡、区健康家庭支援中心职员能力强化培训，市、道家庭相关信息及数据库建设、推广。市、郡、区健康家庭支援中心是韩国在市郡区行政区划设立的健康家庭支援中心，接受市、郡、区地方政府的委托，主要履行的职责如下：为地方社会家庭成员提供第一次家庭支援服务，以地方社会为单位进行家庭生活教育、咨询、文化、照护事业，通过与地方社会有关机构的联系提供综合性家庭支援服务，为地方社会家庭成员提供家庭生活相关信息，执行市、道健康家庭支援中心开发的特性化事业。

3. 多文化家庭支援中心

多文化家庭支援中心是根据《多文化家庭支援法》第十二条第 1 款、第 2 款设立、运行的市、郡、区单位中心。

（1）多文化家庭支援中心设立目的

多文化家庭支援中心为支援多文化家庭的稳定定居和家庭生活，提供家庭及子女教育、咨询、翻译及信息提供、力量强化支援等综合服务，帮助多文化家庭早日适应韩国社会，谋求社会、经济上的自立支援。多文化家庭支援中心有地方政府直接运行中心和委托中心两种类型，地方政府直接运行中心是地方政府依据《多文化家庭支援法》第十二条第 1 款直接运行的中心，委托中心是国家或地方政府依据《多文化家庭支援法》第十二条第 2 款设立中心，委托专门机构（法人、团体等）运行的形态。

（2）多文化家庭支援中心分布情况

截止到 2023 年韩国全国共有多文化家庭支援中心 229 所，在全国 17 个市、道均有分布，下表是韩国多文化家庭支援中心的分布情况。

表 9－66　韩国多文化家庭支援中心分布情况　　单位：个所

类型		计	首尔	釜山	大邱	仁川	光州	大田	蔚山	世宗	京畿	江原	忠北	忠南	全北	全南	庆北	庆南	济州
		229	25	14	8	10	5	5	5	1	31	18	12	15	14	22	23	19	2
多文化家庭支援中心	A	9	—	—	—	1	—	—	—	—	5	—	—	—	2	1	—	—	—
	B	11	—	4	—	—	—	3	—	—	—	—	—	1	—	—	3	—	—
家庭中心、健康家庭、多文化家庭支援中心	A	31	11	1	—	2	—	—	—	—	7	—	1	—	2	1	1	1	1
	B	75	13	1	4	5	4	1	1	1	18	6	2	4	—	4	4	6	1
	C	4	1	—	—	—	—	—	—	—	—	—	—	—	—	3	—	—	—
	D	38	—	6	3	1	1	1	1	—	1	2	1	5	2	4	6	4	—
	E	60	—	2	—	—	—	3	—	—	—	10	7	4	6	13	8	4	—
郁陵郡型		1	—	—	—	—	—	—	—	—	—	—	—	—	—	—	1	—	—

（3）多文化家庭支援中心开展项目

多文化家庭支援中心推进的项目主要分为家庭领域、性别平等领域、社会综合领域、咨询领域四大领域。家庭领域项目以多文化家庭为对象，通过家人之间的沟通增进家庭成员之间的爱与信任，增进对父母角色的正确理解，激活家庭内部双重语言的使用，进而增进家庭成员之间的沟通及培养多文化认同感。性别平等领域项目以多文化家庭为对象，提高夫妻之间的性别平等认识，提高家庭成员之间的性别平等认识，增进家庭成员之间的理解和信任等。社会综合领域项目以多文化家庭为对象，培养社会成员的权利、义务和责任的知识和素养，以实现社会团结。咨询领域项目以多文化家庭为对象，通过改善多文化家庭夫妻、父母、子女关系及家庭矛盾等相关咨询，缓解多文化家庭内部压力，增进家庭健康。通过咨询预防家庭解体，通过消除矛盾强调家庭成员之间的理解，并进行案例推理。

（4）健康家庭教师

根据健康家庭基本法第三十五条第2.3款，健康家庭师是具有相关领域知识和经验的专家，负责执行《健康家庭基本法》规定的健康家庭事业。健康家政师资格授予在大学或同等以上学校完成社会福利学、家政学、女性学等相关课程并毕业的人。

依据健康家庭基本法施行令第四条健康家庭师的职务，韩国健康家庭师在全国市、道及市、郡、区家庭中心中负责下列业务：

1）预防、咨询和改善家庭问题；

2）制定维持健康家庭的计划；

3）开展实现健康家庭的教育，包括家庭民主、两性平等的家庭关系教育；

4）家庭生活文化运动的开展；

5）提供家庭相关的信息和资料；

6）访问家庭并了解情况；

7）与儿童保护专门机构等社区资源建立联系；

8）女性家庭部长官规定的其他关于健康家庭事业的活动。

表 9-67　健康家庭教师必修科目

区分	科目
核心课程（5）	健康家庭论、（健康）家庭（族）政策论、家庭咨询（及治疗）、家庭（族）生活教育、家庭福利论、家庭与性别、家庭（族）与文化、健康家庭现场实习、女性与（现代）社会、非营利机构运营管理中的 5 门以上课程

区分		科目
相关课程	基础理论（4）	家庭学，家庭关系（学），家庭法，儿童学，保育学，儿童（青少年）福利论，老年学，老人福利论，人类发展，人类行为和社会环境，家庭（情）管理，家庭经济，家务劳动论，女性管理论，居住学，生命周期营养学，女性福利（论），女性主义理论，精神健康（精神卫生社会福利）论，残疾人福利论，家庭生活福利论，咨询理论，志愿服务论、性和爱，法女性学、女性和文化、工作和家族（庭），社会福利（概）论中4个科目以上
	咨询教育等实践（3）	生活设计咨询、儿童咨询、营养咨询与教育、消费者咨询、居住咨询、父母教育、夫妻教育、消费者教育、家庭生活与信息、家庭财务管理、住宅管理、医学生活管理、社区营养学、项目开发与评价、社会福利实践技术论、社区恢复论、研究（调查）方法论、夫妻咨询、集体咨询、家庭（族）与地方社会、女性与教育、女性与领导力、女性主义咨询、社会福利实践论、危机管理理论中3个科目以上

4. 女性人力开发中心

韩国女性人力开发中心接受女性家庭部的委托作为儿童照护服务提供机构开展儿童照护服务提供工作。韩国女性人力开发中心成立目的是让女性发挥能力和个性，成为自主生活的主体，通过团结和合作实现共同成长。全国53个妇女人力资源发展中心分别为职业重点妇女，即在现有劳动市场中属于死角地带的全职主妇、中高龄层女性、女性家长、次上位阶层女性等在内的普通成年女性首次走出家庭的栅栏，探索经济活动的可能性，在接受基础性职业训练后，走向深入的专门职业训练发挥中间桥梁的作用，是韩国唯一的女性就业支援专门机构。职业经历中断的女性，很难找到需要高知识的一般劳动部下属的专门职业培训机构，因此很难直接进入劳动市场，所以考虑到中间需要接受基础职业课程。另外，根据女性不是只把自己当成职业培训对象的特性，同时考虑该女性的家人和受抚养子女的情况和特性，支持技术教育和定制型的就业。

（1）女性人力开发中心的职责

1）女性职业能力开发及工作能力提高。女性人力开发中心实施的主要项目是女性职业能力培训。针对在一般劳动力市场中处于弱势的妇女，为妇女开办了适合的领域发展和教育方案，发挥着帮助妇女在经济上建立自立基础的作用。女性人力开发中心同时推进适合女性人力资源需求的培训课程。

女性人力开发中心开展的职业培训种类有雇佣劳动部支援—明日学习卡制作（失业者、在职者）、国民就业支援制度、地区定制型岗位创造支援事业，女性家庭部支援—新工作中心事业中经历中断女性特别事业，其他—其他团体对接事业、财团公募事业等，地方政府支援—各中心所在的地方政府支援事业（例如，首尔市定制型事业等），收费（一般）课程—为学费本人负担的地区居民的职业训练教育。

2）职业咨询和就业介绍。女性人力开发中心提供的职业咨询和就业介绍是基于妇女在劳动力市场的歧视性地位的特殊工作。妇女就业机会的有限状况或歧视性待遇，以及妇女在提供劳动力时面临的家务、劳动、育儿和技能的缺乏，都要求必须给女性提供与男性有差别的就业服务。妇女的职业咨询和就业介绍工作需要相当的专业技能。目前，韩国全国女性人力开发中心拥有促进就业专业人员，致力于妇女的职业咨询及就业介绍等。

3）就业支援事业。主要推进劳动部—国民就业支援事业，女性家庭部—新工作中心事业中的寻找就业支援事业，集体咨询和求职者发掘和介绍事业等。

4）就业创业支援事业。提供有关职业世界、雇佣市场的信息等，实施新职业培训课程说明会和创业咨询等多种就业创业支援事业，激发女性的就业意志。

5）社会文化教育。女性人力开发中心不仅实施职业教育，还同时实施社会文化教育。社会教育是为增进女性文化及女性福利相关事业的一环而实施的事业，分为语言教育及为兼顾家庭和职场生活的教育、生育、育儿、子女教育、疾病预防等教养讲座和为支援文化生活的趣味教育和娱乐活动等。

6）福利事业。女性人力开发中心为了让女性人力开发中心的主要顾客——主妇使用者在没有育儿负担的情况下，拥有培训机会，在大部分中心运营了儿童游乐室。此外，还在为员工和学员开设的餐厅、休息室和图书室里运营，并设有职业咨询和烦恼咨询的咨询室。

7）其他项目。女性人力开发中心积极开展地方公益项目，包含反映各个地方和中心特色的各种项目，不仅女性人力开发中心的学员，还可以和当地居民一起分享。

（2）女性人力开发中心配置条件

韩国女性人力开发中心应配备开展工作的适当规模的职员，每个中心平均职员数为15～25名，中心配置馆长、职业培训负责人、就业设计师、职业咨询师、社会教育负责人、会计、保育教师等专业人员。根据韩国《两性平等法施行令》，女性人力开发中心要具备一定的场所条件，最低面积为825m²，一般规模为 825～1 650m²。中心应设有教室、实习室（烹饪室、计算机室及各种实习室）、讲堂、咨询室、游戏室、餐厅、图书馆等。

5. 妇女福利中心

妇女福利中心为女性能力开发和自我实现提供多种职业技术教育及社会文化教育，提高女性生活质量和增进福祉。妇女福利中心的主要业务包括面向社会广泛参与的职业技术培训，专业证书备考项目，就业和创业储备项目，促进自我实现和教养的社会文化教育，通过兴趣爱好、传统文化和开办语言项目支持妇女的社会文化生活。

6. 女性团体协会

韩国女性团体协会成立于 1959 年 12 月 16 日。自 1959 年金活兰博士创立以来，为提高韩国所有女性的地位和维护她们的权益而竭尽全力的组织，目前有 54 个会员团体，17 个市、道女性团体协会，500 万会员组成，是韩国代表性的女性团体。

韩国女性团体协会是韩国最早成立的妇女团体协议体，在过去的 60 多年里，为提高女权和加强妇女力量而努力，致力于提高妇女地位、利用妇女人才、提高女权和提高妇女教育的重要性。至今为止领导着处理整个社会中各种妇女问题的妇女运动。为此，出版了韩国妇女团体协议会 60 年史，回顾过去 60 年具有意义的妇女运动的历史，并提出面向今后 60 年的妇女运动的理想方向和展望。

（1）韩国女性团体协会的主要活动

1）全国妇女大会。从 1962 年第一届全国妇女大会开始，大会一直在每年 10 月底举行。全国各地的会员和妇女团体聚集在一起，加强团结，通过决议，发表对政府的建议，寻求解决当前妇女问题的方法，并努力推动妇女政策和制度的建立。

2）设立妇女会馆和活动中心。对需要持续解决的妇女问题敦促制定方案，通过第一个全国妇女大会决议，敦促设立妇女中心和家庭法院，通过政府建议，设立了韩国第一个妇女会馆（改称女性会馆）和家庭法院。

3）其他重要活动。设立女性问题专门机构和呼吁建立法律制度的活动，从 1969 年开始，建议韩国政府"设立女性政策国家专门机构"和设立女性政策开发和研究的"女性研究中心"，最终韩国 1983 年成立"韩国女性开发院"，1998 年成立"女性特别委员会"，2001 年成立了女性部。

推动韩国社会实现两性平等，构建法律制度基础设施。在韩国女性团体协会等各方力量的努力下，韩国1973年施行《母婴保健法》，1995年施行《妇女发展基本法》，1987年施行《男女雇佣平等法》，2018年施行《防止妇女暴力基本法》等。

（2）韩国女性团体协会创始团体

与大韩女学士协会、大韩YWCA联合会、妇女问题研究会、汉阳妇女俱乐部、妇女保护事业全国联合会、大韩母亲会、大韩妇女会、学生问题咨询所一起，作为纯粹的民间团体发起了韩国女性团体协会。[①]

7. 地方自立中心协会

韩国地方自立中心协会以自律与劳动、分享与合作、沟通与团结的理念和精神为基础，旨在促进地区自治中心的均衡发展，支援低收入居民自救自立，为建立以人的价值为优先的生产性和创意性社会做出贡献。

（1）韩国地方自立中心协会核心价值

1）自主与劳动。自立事业是居民自己设计自己的生活并行动的，追求自主的生活，并以自主性和责任性为基础，实现健康劳动。

2）分享与合作。自救事业是以分享和合作的价值来分享工作和生活，实现合作，进而实现社会分享和合作的相生共同体。

3）沟通与团结

自立工作是一种沟通和团结的价值，是指居民、工作者、机构、组织和组织一起工作，衔接地方社会，大家一起生活的共同体。

（2）韩国自立中心协会的组织结构

韩国自立中心协会在全国拥有16个分部，共250个自立中心。下表是韩国自立中心协会分布情况。

表9-68　韩国自立中心协会分布情况

分部名称	地方自立中心数量
江原支部	18
京畿支部	33
庆南支部	20
庆北支部	20
光州支部	9
大邱支部	9
大田支部	5

---

① 韩国女性团体协会. 韩国女性团体协会介绍 [EB/OL]. (2023-12-01) [2023-12-12]. http：//www. kncw. or. kr/16.

分部名称	地方自立中心数量
釜山支部	18
首尔支部	30
蔚山支部	5
仁川支部	11
全南支部	23
全北支部	17
济州支部	4
忠南世宗支部	16
忠北支部	12
合计：250	

三、韩国儿童照护员教育机构

市、道知事指定具有职业教育能力和经验的公共机构或非营利法人团体、具备教育运营所需设施的机构为韩国儿童照护员教育机构，同等条件下，可以优先指定女性新工作中心、可以实施雇佣劳动部职业能力开发训练的设施或机构、保育教师培养等相关教育机构为韩国儿童照护员教育机构。为提高儿童照护员接受教育的可及性，各市、街道应努力指定多个教育机构。

（一）教育机构指定标准

各市、街道应设立标准公开选拔儿童照护员教育机构，选拔标准适用女性家庭部制定的儿童照护员教育机构指定标准。下表为 2023 年度女性家庭部儿童照护员教育机构指定标准。

表 9－69　2023 年儿童照护员教育机构指定标准

标准年度	区分	详细区分	标准内容
2023	设施标准	基本设施	1. 教室（1）具备运营儿童照护员教育课程（理论、技能等）所需的空间；（2）具备视听教育所需的器材；（3）具备或能够使用技能教育所需的器材
2023	设施标准	基本设施	2. 办公室（1）具备管理儿童照护员教育课程及学生咨询所需的空间；（2）具备通信设备、器材等业务所需的设备和设施。
2023	设施标准	基本设施	3. 其他设施（1）具备采光、通风、照明、冷暖设施等卫生保健方面的学习环境；（2）具备与设施规模相适应的卫生间和供水设施；（3）根据《消防设施设置维护及安全管理法》的规定，配备灭火器具，设置紧急出口。

续表

标准年度	区分	详细区分	标准内容
2023	资格标准	专职教授或外聘教授	1. 高等教育法第十四条第 2 款及第十七条规定的教师或兼职教师（包括名誉教授、时间讲师等），在同法第二条规定的大学里教授保育、社会福利、儿童福利及幼儿教育科目的人
2023	资格标准	专职教授或外聘教授	2. 根据《中小学教育法》第二十一条，持有教师资格证的人，取得资格后从事相关业务 2 年以上的人
2023	资格标准	专职教授或外聘教授	3. 作为医疗法第二条规定的医疗人员，取得资格后从事相关业务 2 年以上的人
2023	资格标准	专职教授或外聘教授	4. 保育教育设施（儿童之家、幼儿园等）园长或保育教师取得幼儿园教师资格证后，作为教师从事该领域工作 2 年以上的人
2023	资格标准	专职教授或外聘教授	5. 在服务机构工作 2 年以上的人
2023	资格标准	专职教授或外聘教授	6. 其他女性家庭部长官认定适合儿童照护员教育的人

儿童照护员教育机构指定标准包含设施标准和资格标准两大领域。在设施标准方面，儿童照护员教育机构要具备教室、办公室、其他设施等场所及设备条件，并且各空间要满足一定的要求。在资格标准方面，儿童照护员教育机构应配备一定数量的专职教授或外聘教授，专职教授或外聘教授要满足下列条件之一：

第一，高等教育法第十四条第 2 款及第十七条规定的教师或兼职教师（包括名誉教授、时间讲师等），在同法第二条规定的大学里教授保育、社会福利、儿童福利及幼儿教育科目的人

第二，根据《中小学教育法》第二十一条，持有教师资格证的人，取得资格后从事相关业务 2 年以上的人

第三，作为医疗法第二条规定的医疗人员，取得资格后从事相关业务 2 年以上的人

第四，保育教育设施（儿童之家、幼儿园等）园长或保育教师取得幼儿园教师资格证后，作为教师从事该领域工作 2 年以上的人

第五，在儿童照护服务机构工作 2 年以上的人

第六，其他女性家庭部长官认定适合儿童照护员教育的人

韩国各市、街道根据女性家庭部儿童照护员教育机构指定标准制定详细的教育机构遴选标准，公开遴选教育机构，下表是教育机构遴选的具体领域、要素、项目、评价指标及分布分值。

表 9 - 70 指定教育机构遴选标准及分值（事例）

领域	要素	项目	评价指标
1. 基本环境 （35 分）	1 - 1. 物理环境 （15 分）	1 - 1 - 1. 教学设施及其他设施环境	1）教室使用情况（确保教室的面积和学生数量合理）
			2）设立教研室和职工办公室
		1 - 1 - 2. 设施设备安全管理	1）设施、设备安全管理情况
		1 - 1 - 3. 易于获取信息	1）在线访问的便利性和可用性
	1 - 2. 人员环境 （20 分）	1 - 2 - 1. 师资队伍的稳定性	1）确保教师人才库稳定
			2）专任教学情况
		1 - 2 - 2. 教授的专业性	1）专任教授的专业性
			2）外来教授的专业性
			3）专业领域课程任课教授的专业性
2. 教育运行 （30 分）	2 - 1. 课程运行 （10 分）	2 - 1 - 1. 编班的适当性	1）每班培训人员计划
		2 - 1 - 2. 确保实习机构	1）确保实习机构稳定
	2 - 2. 课堂管理 （5 分）	2 - 2 - 1. 课堂运作及管理的适当性	1）课程出勤和培训完成管理计划的适当性
		2 - 2 - 2. 培训完成管理的适当性	1）教育评估和管理计划的适当性
	2 - 3. 教学与实践评价（10 分）	2 - 3 - 1. 进行自我满意度调查并制定回流努力计划	1）机构自身学员满意度调查及回流努力计划
			2）实习教学满意度调查及回流努力计划
	2 - 4. 培训支持 （5 分）	2 - 4 - 1. 教育支持努力	1）制定学习者建议事项及困难支持方案
3. 教育课程 （20 分）	3 - 1. 教学质量 （20 分）	3 - 1 - 1. 课程的适用性	1）学习目标的适当性
			2）培训内容的适当性
			3）是否反映当年课程指南
4. 机构运行 （15 分）	4 - 1. 财政 （5 分）	4 - 1 - 1. 财政透明度	1）教育预算书及预算执行计划的适当性
	4 - 2. 教学运行 （5 分）	4 - 2 - 1. 学社操作规程及隐私措施	1）校舍管理的适当性
			2）制定个人信息保护措施计划
	4 - 3. 机构运营管理（5 分）	4 - 3 - 1. 机构运行的系统性	1）机构主要决策的机构运营（委员会等）
		4 - 3 - 2. 运营组织的适当性	1）确保教育工作的分工体系和行政人员的稳定
			2）建立程序体系以确保评估资料的准确性

儿童照护员教育机构指定标准包括基本环境 35 分、教育运行 30 分、教育课程 20 分、机构运行 15 分四大领域，其中基本环境分值为 35 分，占比最高，其次为教育运行为 30 分，教育课程 20 分，机构运行为 15 分。基本环境领域包含物理环境 15 分和人员环境 20 分两个要素，物理环境主要考核教学设施及其他设施的环境、设施设备安全管理、信息获取难易度等项目。人员环境主要考核师资队伍的稳定性及教授的专业性两个项目。教育运行主要包含课程运行 10 分、课堂管理 5 分、教学与实践评价 10 分及培训支持 5 分四个要素。课程运行主要考核编班的适当性、实习机构的确定两个项目，课堂管理主要考核课堂运行及管理的适当性、培训完成管理的适当性两个项目。教育课程领域主要考核教学质量，机构运行领域包括财政 5 分、教学运行 5 分、机构运行管理 5 分三个要素。对财政透明度、校舍运行规程及隐私措施、机构运行的系统性、运营组织的适当性等项目进行考核评估。

（二）儿童照护员教育机构

截至 2023 年 9 月 30 日，韩国儿童照护员教育机构全国共有 55 所，[①] 韩国儿童照护员教育机构除女性家庭部政策传达体系的家庭中心、健康家庭支援中心外，女性人力开发中心、妇女新工作中心、大学平生教育院、保育教师教育院等机构也承担儿童照护员教育工作。

表 9–71　韩国儿童照护员培养教育机构现状（2022）　单位：所

全部	家庭中心	平生教育院	女性人力开发中心	YMCA/YWCA	其他
54	9	8	25	4	8

2022 年韩国儿童照护员培养机构中女性人力开发中心数量最多，达 25 所，女性人力开发中心不仅承担儿童照护服务提供机构的工作，也接受委托承担儿童照护员教育工作，由于在前面儿童照护提供机构中详细探讨过女性人力开发中心，因此在本节中省略，下面主要对妇女新工作中心、大学平生教育院进行探讨。

1. 妇女新工作中心

妇女新工作中心主要负责职业咨询、招聘/求职管理、职业教育、实习、就业创业支援、就业后的后期管理、职业中断预防等支援工作。

---

① 韩国女性家庭部. 韩国儿童照护员培养教育机构现状［EB/OL］.（2023–09–30）［2023–12–20］., https：//www. data. go. kr/data/15063165/fileData. do.

（1）妇女新工作中心运营现状

截至 2022 年 8 月，韩国全国共 159 家妇女新工作中心，下表是韩国全国妇女新工作中心的分布情况。

表 9－72　韩国妇女新工作中心全国 17 市道分布情况（2022 年 8 月基准）

单位：所

首尔	釜山	大邱	仁川	光州	大田	蔚山	世宗	京畿	江原
26	11	5	9	5	3	4	1	29	10
忠北	忠南	全北	全南	庆北	庆南	济州	合计		
6	11	9	9	9	9	3	159		

2022 年 8 月韩国全国 17 市道共有妇女新工作中心 159 所，其中京畿道有 29 所，位列韩国全国第一、首尔特别市有 26 所。

（2）妇女新工作中心工作内容

韩国妇女新工作中心以职业中断女性及求职女性等为对象，提供职业咨询、招聘/求职管理、职业教育、实习、就业创业支援、就业后的后期管理、职业中断预防等综合支援。

1）职业教育培训。开展培训以加强工作能力和增强就业能力。

2）职业咨询。通过职业发展咨询和集体咨询激发就业信心。

3）就业创业对接。提供实习支援、就业介绍服务、对接创业相关机构。

4）就业后的后期管理。维持就业计划，协助建立适合妇女工作的企业环境。

5）预防经历中断。协助维持妇女就业，协助改善职场文化，建立职业中介合作网，改善认知项目。

2. 平生教育院

平生教育院主要履行下列职责：通过在知识基础上提高社会能力，主动应对未来变化的时代。在瞬息万变的科学文明和知识信息化时代，通过终身学习提高个人生活质量和增强学习能力。促进机构及地方社会与居民之间的友好对接，通过制定和运营地区要求的项目，为地方社会发展作出贡献 2023 年光州大学附设平生教育院被光州广域市遴选为儿童照护员培养培训机构，在光州广域市区域内开展儿童照护员培养教育工作。[①]

---

① 光州大学平生教育院．2023 年光州广域市儿童照护员培养教育实施指南［EB/OL］．（2023－03－29）［2023－04－05］．https：//lifelong.gwangju.ac.kr/bbs/？b_id = notice&type = view&site = basic&mn = 5&bs_idx = 324.

表9－73　韩国光州大学附设平生教育院儿童照护员培养课程（第一天）

时间		详细课程体系（讲师姓名）				
		4月3日（星期一）	4月4日（星期二）	4月5日（星期三）	4月6日（星期四）	4月7日（星期五）
第一节课	9：00~9：50	儿童照护支持项目了解（吴恩荣）	儿童观察和与父母面谈方法（许琦）	婴儿游戏指导理论及实际（田英淑）	幼儿期不适应行为的理解与指导的实际（崔雅拉）	婴儿的身体护理及婴儿按摩（李宝拉）
第二节课	10：00~10：50	儿童照护的职业道德与角色及素质（金善美）				
第三节课	11：00~11：50				有关幼儿照护的个案及讨论（李小英）	
第四节课	12：00~12：50					午餐
第五节课	13：00~13：50	午餐	午餐	午餐	午餐	婴儿的喂养和断奶（李宝拉）
第六节课	14：00~14：50	婴儿期发展的理解（金秀香）	建立与婴儿的依恋关系（崔雅拉）	儿童的安全管理与急救（刘宣怡）	改善对残疾儿童的了解和认识（金秀香）	
第七节课	15：00~15：50				性认知教育1（金秀香）	婴儿期基本生活习惯指导（姜孝实）
第八节课	16：00~16：50	儿童照护服务用户家庭的理解（朴泰顺）	幼儿期发展的理解和关系形成（金浩贤）		帮助幼儿发展社会性的互动	
第九节课	17：00~17：50					

表9－74　韩国光州大学附设平生教育院儿童照护员培养课程（第二天）

时间		详细课程体系（讲师姓名）				
		4月10日（星期一）	4月11日（星期二）	4月12日（星期三）	4月13日（星期四）	4月14日（星期五）
第一节课	9：00~9：50	儿童健康管理（吴贤珠）	儿童权利的理解（李东健）	预防虐待儿童教育（2）：预防虐待儿童的照护方法（金惠恩）	幼儿游戏指导理论及实际（赵世镇）	性认知教育2（金秀香）
第二节课	10：00~10：50			预防虐待儿童教育（3）：儿童虐待举报及应对方法（金惠恩）		学龄儿童照护相关案例及讨论（金秀彬）
第三节课	11：00~11：50		预防虐待儿童教育（1）：通过判例理解虐待儿童（李东健）	儿童权利保护及虐待儿童相关案例及讨论（金惠恩）		
第四节课	12：00~12：50	午餐				午餐

时间		详细课程体系（讲师姓名）				
		4月10日 （星期一）	4月11日 （星期二）	4月12日 （星期三）	4月13日 （星期四）	4月14日 （星期五）
第五节课	13：00～ 13：50	儿童安全、健康管理案例讨论（吴贤珠）	午餐	午餐	午餐	学龄期游戏及媒体指导（金英任）
第六节课	14：00～ 14：50		帮助语言发展的互动（成正民）	学龄期发展理解和关系形成（金浩贤）	了解和指导学龄期不适应行为（金正洙）	
第七节课	15：00～ 15：50	学龄期儿童指导的智能设备使用方法（林京心）				
第八节课	16：00～ 16：50	学龄期同龄关系及兄弟姐妹关系（林京心）	婴儿照护相关案例及讨论（成正民）	幼儿基本生活习惯指导的实际（宋允娜）		实习介绍（吴恩英）
第九节课	17：00～ 17：50					

光州大学平生教育院发布的课程包括儿童理解、儿童安全管理、建立与婴儿的依恋关系等，尤其儿童照护员与婴儿之间形成良好互动，建立稳定的依恋关系对于提高照护服务质量至关重要。儿童照护员与婴儿之间的互动是指在照护过程中儿童照护员对婴儿的整体态度和行为在内的儿童照护员和婴儿之间的沟通。维果茨基认为认知在社会文化背景下，儿童的知识、想法、态度等认知技能大部分在与教师、父母、同龄人、成人等的社会互动中发展。婴儿是不成熟的存在，与周围环境持续互动、学习和发展，在婴儿时期经常接触的父母、保育教师等养育者的互动对婴儿的发展至关重要。[①] 通过专业课程培养教育，提高儿童照护员的专业知识和能力，有助于提高儿童照护员的照护服务质量。

光州大学附设平生教育院同时也开展光州广域市儿童照护员在职培训工作，2023年儿童照护员在职培训开展了8批次。[②]

---

① 郑素妍. 学前儿童儿童照护员照护服务质量相关因素 [D]. 首尔：庆熙大学，2020：1.

② 光州大学平生教育院. 2023年光州广域市儿童照护员培训教育实施指南 [EB/OL]. (2023－06－30) [2023－07－18]. https：//lifelong. gwangju. ac. kr/bbs/? b_id = notice&type = view&site = basic&mn = 5&bs_idx = 342.

表 9－75　韩国光州大学附设平生教育院儿童照护员培训课程

时间		详细课程体系（讲师姓名）	
		第一天（星期四）	第二天（星期五）
第一节课	09：00～09：50	了解儿童照护支援项目及制度（包括使用儿童照护员 APP 的培训）（1 小时）（金秀香）	幼儿期基本生活支援（金秀香、朴志尧）
第二节课	10：00～10：50	幼儿期游戏的特点（崔雅拉、赵世珍）	
第三节课	11：00～11：50		婴儿期身体发育支持（陈梓摄、田英淑）
第四节课	12：00～12：50	职业道德与服务意识教育（1 小时）（田进明）	
第五节课	13：00～13：50	午餐	
第六节课	14：00～14：50	儿童人权和预防虐待儿童教育*（1 小时）	了解残疾儿童照护（1 小时）
第七节课	15：00～15：50	预防性骚扰教育**（1 小时）（金秀香）	儿童安全管理培训（1 小时）（陈才摄）
第八节课	16：00～16：50	学龄期心理理解及问题行为的理解（金正秀）	幼儿期游戏互动与支持（宋允娜、金永任）
第九节课	17：00～17：50		

光州大学附设平生教育院为提高儿童照护员在职培训的可及性，2023 年度开展了 8 批次培训，儿童照护员在职培训采取线下面对面教学方式进行，培训时间为期两天，每天 8 小时，在职培训时间共 16 小时，招募人数为 30 人左右，16 课时中出席 15 课时以上才能完成结业，无其他考核要求。

第五节　韩国儿童照护员制度

韩国儿童照护支援事业施行儿童照护员资格制度，韩国儿童照护员保护儿童安全，并根据服务类型提供相应的儿童照护服务。

一、韩国儿童照护员数量

随着韩国儿童照护支援事业的开展及规模扩大，儿童照护员队伍也逐年增加，下表是 2012 年—2022 年儿童照护员数量增长情况。①

---

① 韩国女性家庭部. 儿童照护服务主要统计［EB/OL］.（2023－01－01）［2023－07－12］. https：//www. idolbom. go. kr.

表 9-76　儿童照护员现状（2012~2022）　　　单位：名

区分	2012	2013	2014	2015	2016	2017	2018	2019	2020	2021	2022
人员数量	11 589	16 393	17 208	17 553	19 377	20 878	23 675	24 677	24 469	25 917	26 675

2012 年韩国儿童照护员为 11 589 名，以后每年增加，只有 2020 年稍微减少，2022 年韩国全国儿童照护员数量达 26 675，比 2012 年增加了一倍多。

二、韩国儿童照护员培养培训

（一）韩国儿童照护员申请

韩国儿童照护员培养教育对象可以是韩国人，也可以在韩国合法居住的外国人。作为没有《儿童照护支援法》规定的缺格理由的人，希望从事儿童照护员活动的人可以申请儿童照护员支援。但是，如果属于缺格原因，不能进行儿童照护员活动。依据《儿童照护支援法》第六条，儿童照护员缺格原因如下：未成年人、被成年监护人、被限定监护人；精神疾病患者；吸毒、大麻或精神药品中毒者；被宣告破产后未复权的人；被判处监禁以上实刑并执行完毕（包括认为执行完毕的情况）或自免除执行之日起未满 3 年的人；被判处监禁以上刑罚缓期执行，正在缓期执行的人；违反《儿童福利法》第十七条的同一法第七十一条第 1 款罪；《性暴力犯罪处罚等相关特例法》第二条规定的性暴力犯罪或《儿童、青少年性保护相关法律》第二条第 2 项规定的以儿童、青少年为对象的性犯罪而被判处刑罚或适量监护，其刑罚或监护的全部或部分执行结束或缓期、免除执行之日起未满 10 年的人；根据《儿童福利法》第三条第 7 款第 2 项的规定，因虐待儿童相关犯罪被判处监禁以上实刑，从执行结束或免除执行之日起未满 20 年的人；根据《儿童福利法》第三条第 7 款第 2 项规定的虐待儿童相关犯罪，被判处监禁以上刑罚缓期执行，从确定缓期执行之日起未满 20 年的人；从《儿童福利法》第三条第 7 款第 2 项规定的虐待儿童相关犯罪被判处罚款之日起未满 10 年的人；根据第三十二条正在停止资格的人；根据第三十三条取消资格后未超过 2 年的人。

（二）韩国儿童照护员选拔

韩国儿童照护员选拔通过审查材料、人性、品性检查、面试审查程序进行。首先进行审查材料，根据儿童照护员申请者提交的文件，由服务提供机构进行审查。在服务提供机构选拔面试审查对象后，通过个别联系或网站公告进行通知。其次对申请者进行人性、品性检查对通过文件审查的人进行人性检查。第三、进行面试审查，儿童照护服务提供机构仅限于对申请者进行面试审查。在各评委评审分数总分平均 60 分以上的人员中，按照高分者的顺序最终选拔。即使面试分数平均在 60 分以上，如果人品和性格结果以注意观察、注意要求等级出现，也可以通过未选拔或深层面试等方式决定是否选拔。下表是韩国女性家庭部儿童照护员面试评价标准。①

表 9-77　女性家庭部儿童照护员面试评价标准项目（2021.8.17）

评估因素（分值）	内容	评级	分数
儿童人权等价值观（20 分）	·对儿童的人权是否有感受？	A	20
	—对儿童的认识、是否尊重儿童人格、对待儿童的态度、养育方式等	B	16
	·对虐待儿童是否有正确地理解？	C	12
	·明确理解管教和虐待行为的概念，是否区分是否属于虐待行为等	D	8
		E	4
关于儿童养育专业知识和经验（20 分）	·是否熟悉儿童养育的相关知识和技能？	A	20
	—婴幼儿养育注意事项、生活习惯指导要领等	B	16
	·是否有抚养儿童的经验？	C	12
	—子女养育经验，此外，以儿童为对象的照护活动经验等		
	·是否掌握了一定程度的照护情况应对方法？	D	8
	—应急情况、安全事故发生时，以及其他意想不到的情况等。	E	4
人品及性格（15 分）	·具备作为儿童照护员的人品吗？	A	15
	—对家庭是否有偏见、家庭保密、志愿活动经历等	B	12
	·具备适合作为儿童照护员的性格吗？	C	9
	—严守活动时间、责任心、友善行为、积极态度、作为公共服务提供者的自豪感等	D	6
		E	3
活动持续性；诚实（15 分）	·你有兴趣继续做儿童照护员吗？	A	15
	—是否可以在一定时间以上活动，是否可以定期活动等	B	12
	·如果要做儿童的保姆，是否有家人的支持或协助？	C	9
		D	6
	·作为儿童照护员，能诚实地进行活动吗？	E	3

---

① 韩国女性家庭部. 儿童照护员面试评价标准项目［EB/OL］.（2021-08-17）［2023-12-04］. https：//www. data. go. kr/data/15063166/fileData. do.

评估因素（分值）	内容	评级	分数
面试态度（15 分）	·整体态度良好吗？ —对待面试官的态度、面对面试的姿态等 ·你是否使用了适合作为儿童照护员活动的语言？ —是否使用俚语、训诫式用语、语气等	A	15
		B	12
		C	9
		D	6
		E	3
积极性（15 分）	·是否做好了作为职业人士参加儿童照护员活动的准备？ —是否忠实执行所属机关的服务及业务指示等 ·有照护需求时是否愿意积极活动？ —深夜、周末、节假日是否可以活动，在低收入家庭是否可以活动等	A	15
		B	12
		C	9
		D	6
		E	3
合计			100 分

服务提供机构通过管辖市、郡、区政府确认面试审查通过者的不合格事由和是否有犯罪经历。如果属于不合格理由，就不能被录用为儿童照护员。最后，确定并通报培养教育对象。服务提供机构确定并通报面试通过者中的培养教育对象。

（三）韩国儿童照护员培养及在职培训

1. 接受培养教育

面试审核通过者将根据服务提供机构的指导接受培训，培训课程由理论课程和现场实习组成，培训费由服务提供机构支付。儿童照护员培养教育标准课程为 120 小时，下表为 2024 年度韩国儿童照护员培养教育课程。

表 9－78　2024 年度韩国儿童照护员培养教育基本课程

领域	内容	课程	课时	理论	实际操作实习
Ⅰ．儿童照护服务概述	儿童照护服务内容	理解儿童照护服务	3	3	
		儿童照护服务的实际：儿童照护的一天	2	2	
		儿童照护家庭的特点	3	3	
	儿童照护员角色	照护儿童的职责	3	2	1
		照护儿童的职业道德	2	1	1
		小计	13	11	2

续表

领域	内容	课程	课时	理论	实际操作实习
II. 儿童发展的理解与照护	婴儿照护	婴儿发展的理解	3	3	
		婴儿身体照护1：营养	3		3
		婴儿身体照护二：睡眠、排便、清洁	3		3
		婴儿情绪照护	3	1	2
		婴儿游戏支援	3	1	2
		婴儿特点与行为支持	3	1	2
		婴儿照护的实际	3	1	2
	幼儿照护	幼儿发展的理解与照护的实际	3	3	
		幼儿身体照护和生活支持	3		3
		幼儿游戏支援	3	1	2
		幼儿特点与行为支持	3		3
	学龄期儿童照护	学龄期儿童发展的理解与照护实际	3	2	1
		学龄期儿童生活援助1：身体照护	2		2
		学龄期儿童生活支持2：生活时间管理	2		2
		学龄期儿童的特点与行为支持	3	1	2
	与家庭的沟通	与抚养人沟通	2	1	1
		多种类型家庭理解与沟通	2	1	1
	小计		47	16	31
III. 儿童健康的理解与照护	安全管理和照护	理解安全的儿童照护	2		2
		家庭安全照护	3		3
		室外安全照护	3		3
		紧急情况和灾难反应	2		2
		急救的理解与实际	3		3
	健康管理和照护	儿童的身体特点与照护	3	2	1
		传染病防控与管理	2	1	1
		重大疾病预防与管理	3	2	1
	残疾的理解和照护	改善残疾理解和残疾认识	2	1	1
		婴儿发育迟缓理解与照护	3		3
		幼儿发育迟缓理解与照护	3	2	1
	儿童权利和照护	儿童权利的理解和照护	2	1	1
		虐待儿童的发现和举报	3		3
		预防虐待儿童实务	3		3
		成人认知感受理解与实践	3	2	1
	小计		40	13	27

续表

领域	内容	课程	课时	理论	实际操作实习
IV. 实习	培训前	现场实习介绍	2		2
	现场实践	家庭保育设施或儿童照护家庭	16		16
	事后辅导	儿童照护实习后期咨询	2		2
	小计		20		20
全部			120	40	80

2024 年度韩国儿童照护员培养教育基本课程共 120 课时，其中理论 40 课时，实际操作实习课时 80 课时。儿童照护员培养教育基本课程包含儿童照护服务概述、儿童发展的理解与照护、儿童健康的理解与照护、实习四大领域。其中对儿童各年龄阶段的发展特点的理解是非常重要的部分，旨在培养儿童照护员对儿童的共情能力，共情能力是指保育人员为理解和表达儿童的感受、情感、想法等拥有的想象、共情关注等的能力，[①] 为儿童提供照护服务的儿童照护员的共情能力的高低决定着照护服务质量的高低。

韩国儿童照护员每年需接受在职培训，在职培训基本课程为 8 课时，包括 6 次共同培训和任选一次选修培训，共同课程是必修课程，所有儿童照护员必须完成，选修课程可以根据地方特点弹性运行，但各地要尽量多样化运行。下表是 2024 年度儿童照护员在职培训基本课程。

表 9 - 79　2024 年度韩国儿童照护员在职培训基本课程

课程体系		培训内容	课时
基本课程	共同	儿童人权和预防虐待儿童教育*	1
		儿童的安全管理教育	1
		预防性骚扰培训**	1
		了解儿童照顾支援项目及制度（包含儿童照护员 APP 应用培训）	1
		职业道德与服务意识教育	1
		残疾儿童照顾的理解	1
	共同培训小计		6

① 李恩美. 关于教师的共情能力对与婴幼儿互动影响的研究——游戏教学效能感和教学创意的媒介效应 [D]. 首尔：崇实大学，2023：14.

续表

课程体系		培训内容	课时
选修（任选一个）		婴幼儿期心理理解及问题行为的理解	2
		婴幼儿父母咨询	2
		学龄期心理理解及问题行为的理解	2
		学龄期父母咨询	2
		儿童照护员缺员预防	2
选择培训小计			2
基本课程小计			8

备注：*包括与《儿童福利法》第二十六条预防和举报虐待儿童义务有关的教育内容。
**依据关于支持男女就业平等和工作家庭兼顾的法律（第十三条）。

韩国儿童照护员在职培训共 8 课时，其中必修课程为 6 课时，分别是儿童人权和预防虐待儿童教育、儿童的安全管理教育、预防性骚扰培训、了解儿童照护志愿项目及制度、职业道德与服务意识教育各 1 课时，选修课程则在婴幼儿期心理理解及问题行为的理解、婴幼儿父母咨询、学龄期心理理解及问题行为的理解、学龄期父母咨询、儿童照护员缺员预防 6 个课程中任选一个科目完成。

韩国儿童照护员还需参加特色课程，特色课程为 8 课时，在婴儿期发育与游戏支持Ⅰ、Ⅱ，幼儿期发育与游戏支持Ⅰ、Ⅱ，学龄期发育与游戏支持Ⅰ、Ⅱ六个模块中任选一个模块完成，部分教育内容可根据地方特点弹性操作。

表 9-80 2024 年韩国儿童照护员在职培训特色课程

课程体系		培训内容	课时
1	婴儿期发育及游戏支持Ⅰ	婴儿期基本生活支持	2
		婴儿期身体发育支持	2
		婴儿期游戏的特性	2
		婴儿期游戏互动与支持	2
	小计		8
2	婴儿期发育及游戏支持Ⅱ	婴儿期认知/语言发展支持	2
		婴儿期社会/情绪发展支持	2
		婴儿期各年龄组游戏的实际	4
	小计		8

课程体系		培训内容	课时
3	婴儿期发展及游戏支持 I	幼儿期基本生活支持	2
		婴儿期身体发育支持	2
		幼儿期游戏的特点	2
		幼儿期游戏互动与支持	2
	小计		8
4	婴儿期发展及游戏支持 II	婴儿期认知/语言发展支持	2
		婴儿期社会/情绪发展支持	2
		幼儿期各年龄组游戏的实际	4
	小计		8
5	学龄期发育及游戏支持 I	学龄期基本生活支持	2
		学龄期身体发育支持	2
		学龄期游戏的理解	2
		健康和安全指导	2
	小计		8
6	学龄期发育及游戏支持 II	学龄期认知/语言发展支持	2
		学龄期社会/情绪发展支持	2
		生活指导	2
		学校生活的理解	2
	小计		8
特色课程小计			8

儿童照护员在完成培养教育课程后，需要进行现场实习，只有完成 2 ~ 20 小时的现场实习，才能获得作为儿童照护员活动的资格。

三、韩国儿童照护员活动及职责

现场实习结束后签订工作合同书，就可以作为儿童照护员进行照护活动。根据《劳动基准法》，与相关服务提供机构签订规定劳动条件的合同。儿童照护员完成培训后，如果在签订劳动合同之日起 6 个月内至少履行 120 小时的义务活动，将返还 15 万韩元的培训费。如果未完成义务活动时间，则不退还培训费。儿童照护员为服务提供机构接收、对接和通知的用户提供儿童照护服务。儿童照护员原则上每天 8 小时内，每周 40 小时内保持衔接，为用户家庭提供儿童照护服务。

韩国儿童照护员履行儿童安全保护和照护、健康管理和采取应急措施、预防与虐待儿童报告、性犯罪报告及其他职责。

（一）开展儿童安全保护和照护工作

儿童照护员在提供婴儿全日制服务时，开展喂奶、奶瓶消毒、换尿布、洗澡等与婴儿照护相关的所有活动，健康、营养、卫生、教育等。在提供小时制基本型服务时，在父母到家之前，进行临时保育、游戏活动、准备饭菜及零食、准备保育设施、学校、学院相关物品等，以 36 个月以下的婴儿为对象提供小时制照护时，可同时进行婴儿全日制业务。小时制综合型服务需要同时承担与儿童有关的家务。在提供疾病感染儿童支援服务时，提供疾病儿童的医院陪同及居家照护，照护疾病感染儿童的儿童照护员当天不得在其他家庭进行照护活动。提供机构衔接服务时，在机构内设置的保育设施辅助照护儿童。

（二）儿童的健康管理及应急措施等安全照护

尊重被照护儿童监护人的育儿方针，饮食和零食由父母烹调或提供指定的食物；要求用户在儿童无法接近的安全场所放置应急药品等；因疾病事故或灾害等发生紧急情况时，应立即转送急救医疗机构，与父母联系并报告服务提供机构；发现食物中毒和疑似传染病症状时，立即联系家长，到医院就诊等诊疗措施，并报告服务提供机构；并把相关服务机构向市、县、区及所辖保健所报告。

（三）履行预防和举报虐待儿童义务

依据《儿童福利法》第三条第 7 款，虐待儿童是指成人（包括监护人）对儿童实施身体、精神、性暴力或虐待行为，可能损害儿童的健康或福利，或阻碍儿童的正常发展，以及儿童的监护人遗弃或纵容儿童。依据关于处罚虐待儿童犯罪等的特例法第二条第 4 款，虐待儿童犯罪是指将虐待儿童中的"监护人"虐待儿童规定为虐待儿童犯罪。依据《儿童福利法》第三条第 3 款，监护人是指亲权人、监护人、保护、抚养、教育儿童或者有此义务的人，或者因工作、雇佣等关系实际上保护、监督儿童的人，儿童照护员是可以被举报为虐待儿童对象的"监护人"，也是虐待儿童犯罪举报义务人。

儿童照护员有虐待儿童犯罪举报义务，儿童照护员作为虐待儿童犯罪举报义务人，在履行职务时，得知虐待儿童犯罪的情况或疑似时，应立即向儿童保护专门机构或侦查机构举报。【关于处罚虐待儿童犯罪等特例法第十条】，不履行申报义务的，处以一千万韩元以下的罚款【该法第 63 条】。举报人的身份受保护，不得违反其意愿暴露身份。

（四）性犯罪等举报义务

儿童照护员知道所照护的人是性暴力犯罪的受害者时，依据防止性暴力及保护受害者等的法律第九条，应立即向调查机构举报。儿童照护员在得知发生针对儿童的性犯罪时，依据关于儿童青少年性保护的法律第三十四条，应立即向侦查机构举报。不申报或虚假申报的，处以 300 万韩元以下的罚款。

（五）其他

在服务对象或附近家庭中发现处于生计困难等危机状况的家庭时，可向邑面洞或市郡区申报，以获得紧急支援等福利服务

四、韩国儿童照护员报酬

儿童照护员的待遇问题与照护服务质量水平紧密相关。儿童照护员在提供儿童照护服务时需要满足父母的各种需求，为儿童提供定制型的照护服务，在辛苦工作的同时，需要提高社会对儿童照护员的认识和待遇报酬。韩国政府 2019 年为提高儿童照护员待遇，开始发放加班津贴和节假日津贴，儿童照护员待遇报酬的提高有助于提高他们的工作满意度与自我效能感，而工作满意度与自我效能感的提高是提高儿童照护服务质量的关键因素。[①] 韩国根据物价上涨等因素，每年对儿童照护员的照护津贴基本时薪进行调整，并发放加班津贴及节假日奖金。

（一）基本时薪

2024 年度韩国儿童照护员照护津贴基本时薪为 10 110 韩元，周末、夜间、休息日、加班、带薪年休假时按照法定工资支付。除基本时薪外，按儿童照护服务种类及儿童数量支付，即在基本时薪的基础上加以下金额支付：

小时制服务综合型：3 480 韩元（基本时薪 13 590 韩元）

疾病感染儿童支援服务：3 040 韩元（基本时薪 13 150 韩元）

机构联系服务：7 580 韩元（基本时薪 17 690 韩元）

追加儿童：（2 名）5 055 韩元，（3 名）10 110 韩元

（二）节日奖金发放标准

韩国为改善儿童照护员待遇，每年发放 20 万韩元基本奖金，分两次发放，每次 10 万韩元。韩国儿童照护员报酬每年根据物价指数等因素进行调整。

---

① 权瑞贤. 儿童照护支援事业从业者的自我效能感和社会支持对职业满足的影响 [D]. 公州：公州大学，2023：2.

五、韩国儿童照护员资格停止、取消

（一）停止衔接服务

儿童照护服务提供机构可能会出于以下原因，出于保护儿童和安全的需要，对儿童照护员采取临时措施，停止其与儿童照护服务的对接：第一，后续需要决定是否停止活动、停止资格、取消资格、处罚等；第二，如因儿童保护和安全需要时；第三，因涉嫌虐待、施暴、致伤、遗弃儿童而被举报的，直到调查机构的调查、法院的判决等专门机构的判断确定为止。

（二）停止活动

如果以下原因适用，服务提供机构可以召开协调委员会，以确定儿童照护员活动的最长停止时间为 6 个月：

1. 对法律未规定的儿童的不当行为需要制裁（如果怀疑是虐待儿童）；

2. 儿童照护员违反职务及服务使用合同上的遵守事项；

3. 儿童照护员对利用家庭的不正当要求或多次利用家庭重复相同的信访（各 3 次以上）；

4. 亲属（3 代以内）对接或要求加薪，征集不正当供求时；

5. 未经监护人同意，将照护的儿童转移到其他儿童照护场所的情况；

6. 此外，就业规则规定的事由。

停止活动的人将被排除在儿童照护员培训教育对象之外，如果因活动停止而希望恢复对接，则必须在与服务提供机构负责人面谈后，将当年未完成的培训时间完成，才能恢复服务衔接。

（三）停止资格

《儿童照护支援法》第三十二条规定如果儿童照护员符合下列任一规定，市、道知事或市、郡、区厅长可以在 3 年内停止儿童照护员资格。但是，如果属于第 1 款，则必须停止资格。如果儿童照护员的行为与以下每个项目中的一个或多个行为相对应：

1. 对儿童的身体施暴或伤害的行为

2. 侮辱或威胁儿童的行为

3. 遗弃儿童或忽视包括衣食住行在内的基本保护的行为

4. 在儿童住处进行盗窃等非法行为

5. 在儿童照护服务提供场所使用《青少年保护法》第二条第 4 款规定的青少年有害药物的行为

6. 儿童照护员在工作中因故意或重大过失给儿童或监护人造成身体或

财产损失的

7. 未连续接受第十条规定的在职培训 3 次以上的；

8. 以营利为目的，向监护人介绍、引诱或助长不必要的服务；

（四）取消资格

《儿童照护支援法》等三十三条规定如果儿童照护员符合下列任一条件，市、道知事或市、郡、区厅长必须取消儿童照护员资格：

1. 以虚假或其他不正当的方式获得资格

2. 儿童照护员在工作中因故意或重大过失给儿童或监护人造成身体或财产损失，被判处监禁以上刑罚的；

3. 因实施《儿童福利法》第十七条的禁止行为，受到同样法律第 71 条第 1 款的处罚的；

4. 根据《儿童福利法》第三条第 7 号之 2，因虐待儿童相关犯罪受到处罚的；

5. 根据《儿童福利法》第三条第 7 款第 2 项规定的虐待儿童相关犯罪，确定了根据《虐待儿童犯罪处罚等特例法》第三十六条第 1 款规定的保护处分的；

6. 受到第三十二条规定的 3 次以上资格停止处分的；

7. 在第 32 条规定的资格停止处分期限结束后 3 年内进行了相当于资格停止处分的行为；

8. 根据第 32 条，在资格停止处分期间作为儿童照护员活动的情况

9. 第六条适用于第 1 款至第 6 号之间的任何一个。

10. 在儿童照护员活动中，如果发生《儿童照护支援法》第六条规定的不合格事由，市、道知事或市、郡、区厅长必须取消该儿童照护员的资格。

第十章　韩国儿童照护公共服务体系启示

第一节　制定完善的儿童照护公共服务法律政策体系

韩国建立了完整的0—12岁儿童照护服务法律体系，包括0—6岁儿童保育的《婴幼儿保育法》《婴幼儿保育法施行令》《婴幼儿保育法施行规则》，3—6岁儿童学前教育的《幼儿教育法》《幼儿教育法施行令》《幼儿教育法施行规则》，0—12岁儿童的儿童照护员照护服务的《儿童照护支援法》《儿童照护支援法施行令》《儿童照护支援法施行规则》，6—12岁儿童小学阶段课后服务常春学校的法律依据是教育部公告（2022—33号）《小学、中学教育课程总论》、韩国各市、道教育厅制定的《关于常春学校支援的条例》及地方政府制定的《关于小学生课后照护支援的条例》，常春学校是尹锡悦政府的"强化国家教育责任，缩小教育差距"施政课题，目的是通过小学全日制学校，让每个学生都能参加课后服务。为系统、稳定地推进常春学校的运行，韩国正在推进《常春学校支援特别法》（暂定）的制定。完善的法律体系为儿童照护服务提供了制度保障、财政保障、师资人才保障等，韩国已经形成了完善的0—12岁儿童照护公共服务体系。

我国0—3岁托育服务目前尚无全国立法，部分地方政府制定了地方性法规。上海市制定了《上海市学前教育与托育服务条例》，已于2023年1月1日施行，对学前教育与托育服务进行了合并立法，具体对学前教育与托育服务的范围、规划与建设、设立与管理、保育与教育、从业人员、家庭科学育儿指导、支持与保障、监督管理、法律责任等事项进行了明确规定，为保障上海市适龄儿童接受学前教育与托育服务的权利，规范学前教育与托育服务实施，促进学前教育事业与托育服务健康发展奠定了法律基础。

武汉市制定的《武汉市托育服务促进条例（草案)》，已进入立法程序，是全国首个以地方立法形式规范3岁以下婴幼儿托育服务工作的创举。近年来，武汉市坚持发展普惠优先的多元供给托育体系，针对法规制度体系尚不健全等问题，为促进托育服务事业健康、可持续发展，武汉市 2023 年将《武汉市托育服务促进条例》列为立法项目，通过制定地方性法规来规范托育服务行为。武汉用法规保障婴幼儿托育服务的普惠性与可及性，可为全国性立法提供实践经验。①

《武汉市托育服务促进条例（草案）》（征求意见稿）共八章五十四条，对武汉市托育的规划与建设、普惠托育服务体系建设、托育机构的登记与备案、托育机构设置、托育机构的安全管理、法律责任等相关事项进行了规定。武汉市托育服务坚持政策引导、普惠优先，安全健康、科学规范，属地管理、分类指导的原则，调动社会力量的积极性，推进多元化托育服务健康发展。市、区人民政府领导本辖区的托育服务工作，建立托育服务统筹协调机制，将托育服务所需经费列入同级财政预算，将托育服务工作纳入政府绩效考核。卫生健康部门牵头托育服务工作，教育部门负责托育服务人才培养等，推进托幼一体化，鼓励幼儿园在条件允许的范围内招收 2—3 岁幼儿。公安部门、民政部门、财政部门等其他政府部门在各自的职责范围内分工合作，共同促进托育服务的健康发展。

关于托育服务的规划与建设，《武汉市托育服务促进条例（草案）》（征求意见稿）提出市、区人民政府将托育服务纳入本级国民经济和社会发展规划，合理布局。市、区人民政府保障托育用地需求，新建住宅小区要建设符合人口规模的托育服务设施，老城区和已建成居住区通过新建、改扩建等方式逐步建设。支持社会力量发展托育服务，举办托育服务机构增加托育服务供给。

《武汉市托育服务促进条例（草案）》（征求意见稿）提出要完善土地、住房、财政、金融、人才等支持政策发展普惠托育服务体系，建设公办托育服务机构，乡镇（街道）建立至少 1 所普惠托育服务机构，政府建立普惠托育机构建设补贴、运营补贴等制度，提供多样化普惠托育服务。对托幼一体化的幼儿园，给予幼儿园运行补助政策。此外，采取普惠托育入托价格进行限价、托育机构享受税收优惠、金融机构提供低息贷款、保育员纳入政府补贴培训范围等措施促进普惠托育服务的发展。武汉市通过地方立法为托育服务的健康发展奠定了制度保障，为其他地方乃至全国托育立法提供了参考。

托育服务立法制度框架是一种能够支持和规范托育服务运行的法律法规体系，是托育服务发展的黄金保障。我国在托育服务立法方面还存在诸多制

---

① 高萌. 全国率先，武汉拟立法规范托育服务行为 [EB/OL]. (2023－11－4) [2024－3－5]. https：//www. wuhan. gov. cn/sy/whyw/202311/t20231104_2294539. shtml.

约因素，例如政府各部门责任分散、运作协调不强，托育师资培养体系、职业标准缺失，托育服务中国家利益主体和社会利益主体的财政分配不均等。实现0—3岁托育服务立法，制定完善的托育服务法律体系是促进托育服务健康发展的重要保障，但张力（2021）认为我国在3岁以下婴幼儿照护服务立法上存在的现实问题包括法律体系缺失导致法律依据不明、属性含糊导致权责划分不清、对象多样导致立法统合困难、许可难设导致监管模式摇摆等让我国短时间内在婴幼儿照护服务领域立法困难。[①]

由于上述制约因素及现实问题，相对于3—6岁儿童学前教育进入立法程序而言，我国3岁以下婴幼儿托育服务立法还有较长的路要走。张力等（2024）提出作为权宜之计3岁以下婴幼儿托育服务在地方立法中经常被纳入学前教育制度，该立法技术在特定时代背景下是必然且合理的，具有一定的进步性，但依然存在覆盖范围有限、过度学习风险、保障水平较低等不足。[②] 对于我国3岁以上婴幼儿托育服务立法，无论是与学前教育合并立法，还是分别立法，都应该对托育服务的管理主体、托育服务的公共服务属性等问题进行明确界定，以建立明确的管理体系，切实保障3岁以下婴幼儿获得托育服务权利，推动托育服务的法治化进程。

我国制定完善的0—3岁婴幼儿照护服务法律体系不是一蹴而就的事，首先应该对0—3岁婴幼儿托育服务的概念属性进行厘清，明确0—3岁婴幼儿托育服务的照护＋教育的双重性质，0—3岁是儿童全生命周期的起始阶段，建立0—3岁婴幼儿照护服务公共体系是保障每个儿童获得公平、优质的保育及教育的基础。其次，鼓励、支持政府部门与地方政府对托育服务、托幼一体化进行部门或地方立法，目前上海市已经对学前教育与托育服务进行了合并立法，并已于2023年1月1日起开始施行。武汉市对托育服务制定了法律草案，现已进入立法程序。地方政府或国务院政府部门立法是托育服务法律体系的重要尝试，为以后推进全国立法提供有益的经验。再次，对0—3岁托育服务立法涉及的托育服务人才培养培训、财政保障机制、管理体系等要素进行规范。政府进行统筹规划建立托育人才培养体系，建立托育从业人员国家资格制度，贯通托育服务人才队伍的职前职后培养培训体系，提高托育服务人员的素质，建立托育服务质量保障制度。我国要建立托育服

---

① 张力. 婴幼儿照护服务立法：目标定位、问题与路径 [J]. 求索，2021 (4): 145.

② 张力，夏心盈，张力，夏心盈. 权宜之计抑或权利扩张：学前教育立法中的托育服务 [J]. 杭州师范大学学报（社会科学版），2024，46 (1): 95.

务财政保障机制，加大对托育服务的财政投入，强化托育服务的国家责任。对托育服务的多方管理主体进行整理划分，确立教育部门主管的管理体系。最后，分阶段逐步实现0—3岁婴幼儿托育服务立法。综合考虑国家战略需求、社会经济发展水平、婴幼儿及家庭需求，分阶段对托育服务进行立法，逐渐扩大托育服务对象及时间等，逐渐建立覆盖广泛的托育服务法律体系。

关于6—12岁儿童小学阶段课后服务，韩国把课后服务定位为儿童福利，在立法之前，为了获得法律依据及保障，2022年12月对韩国教育部公告《小学、初中教育课程总论》（2022—33号）进行了修正。根据课程总论修正，以学生自愿参与为原则，学校和市、道教育厅可以根据学生和家长的需求，运营、支持课后活动或假期活动；为学校根据学生和家长的要求在课后或假期举办活动提供行政和财政支持。韩国鼓励支持市、道教育厅制定《关于常春学校支援的条例》或地方政府修正《关于小学生课后照护支援的条例》，为各地课后服务的开展提供法律依据。韩国计划通过挖掘及推广示范教育厅课后服务的成功模式，在社会上广泛形成课后服务的社会共识，推进全国《常春学校支援特别法》（暂定）的立法。

2024年3月止，韩国已有京畿道、仁川市、首尔市瑞草区等33个市、道、市、郡、区制定、修正了小学课后活动事业支援条例，京畿道于2023年5月17日制定了《京畿道课后活动事业支援条例》（京畿道条例第7659号，2023年5月17日制定，2023年5月17日施行），对支援实施计划的制定及实施、支援项目、支援标准、事态调查、改善课后活动工作人员的待遇、费用补助、补助金监管等事项进行了明确规定。

根据《京畿道课后活动事业支援条例》，课后活动事业是指学校等为当天完成规定课程的儿童等提供的教育、保护等服务支援事业，京畿道课后活动事业施行京畿道知事负责制，道知事应制定课后活动事业政策，并制定推进事业所需的配套行政、财政支援方案。道知事制定课后活动年度实施计划时应包含下列事项：

第一，关于课后活动项目的基础构建及振兴事项

第二，关于对课后活动项目的财政支援事项

第三，关于课后活动项目运营设施及指导的事项

第四，为支援课后活动事业，与相关机构、团体等的合作方案

第五，关于改善课后活动从业人员的待遇和提高其地位的事项

第六，关于支援项目的事项

第七，道知事认为有必要的其他事项

地方政府负责制定课后活动支援年度计划，年度计划应该对课后活动项目的基础构建、财政支援、项目运营、与社会机构团体的合作、课后活动从业人员待遇、支援项目等内容进行规定，具体支援的项目包括地方儿童中心举办的课后活动、保育设施运营的课后活动项目、居民自治中心举办的课后活动、其他社会福利设施运营的课后活动、课后活动项目的宣传及振兴支援项目、对课后活动人员的待遇改善工作等。根据《京畿道地方补助金管理条例》对课后活动项目运营机构进行支援，设立了对违反补助金使用规定的违法行为追回补助金等监管措施。韩国课后服务的目的是提高儿童的社会保护和教育质量，促进监护人的社会经济活动和社会福利。韩国地方立法为本地区课后服务的开展在管理体制、财政支援、从业人员、社会合作、支援监管等方面做出了细化规定，促进了课后服务的健康、有序开展。

2017 年 2 月 24 日，为解决孩子放学时间与家长下班时间不衔接的问题，教育部办公厅印发了《关于做好中小学生课后服务工作的指导意见》，提出开展中小学课后服务是增强教育服务能力，提高人民群众幸福感、安全感、获得感的重要举措。我国的课后服务属于托管服务的一种，由政府经费补贴、学校酌情收费、教师获得适当劳酬，具有准公共产品属性。2023 年 12 月教育部办公厅等四部门又联合印发了《关于进一步规范义务教育课后服务有关工作的通知》，强化学校教育的主阵地作用，提出课后服务要遵循学生自愿原则、严禁增加学生课业负担、严禁乱收费、严禁不符合条件的机构和人员进校提供课后服务等规定，进一步规范了义务教育课后服务工作，切实提高课后服务水平和质量。

我国课后服务具有看管功能、教育功能和社会功能，带有公共服务的价值属性，这种价值属性要求在课后服务体系中，政府必须发挥主导性作用，学校必须充分发挥主阵地作用，课后服务是我国教育体系的重要组成部分。① 我国的课后服务政策展现了从管控到引导的转型，从行政职能、实施对象、服务内容、经费保障、人员队伍等要素进行了规定，但课后服务也存在诸如法律制度不完善、地区发展不平衡等问题，尤其于洋（2023）提出我国社会组织参与课后服务治理尚处于探索阶段，治理体系不完善、权责不明晰等问题依然存在。②

---

① 杨红. 课后服务的功能与价值——基于美国课后服务的观察 [J]. 教育研究，2022，43 (11)：77.

② 于洋. 美国课后服务的运行机制、行动逻辑及启示 [J]. 湖北大学学报（哲学社会科学版），2023，50（3）：159.

课后服务是国家教育基本事业，也是社会福利事业，杨文登等（2023）提出课后服务的公益性包括普遍可获得性、普遍可负担性与普遍高质效性三个方面。① 课后服务关乎国家责任与儿童的权利，为扩大课后服务的供给、降低课后服务的价格、提高课后服务的质量，我国应进一步建立完善6—12岁儿童小学阶段课后服务法律体系，对课后服务目的、属性、管理主体、师资队伍、财政保障等进行明确。尤其在课后服务师资队伍方面，目前学校教师依然是课后服务的主体，尤其2021年中共中央办公厅、国务院办公厅印发了《关于进一步减轻义务教育阶段学生作业负担和校外培训负担的意见》，提出要保障课后服务质量，给学生减负、提高课后服务质量的方面，给教师提出了更高要求，孙波等（2023）认为承担课后服务工作延长了教师工作时间，增加了工作量；课后服务工作挤占教师正常教研的时间与精力，引发教学质量担忧；课后服务也打乱了教师的生活节奏，降低其生活质量。② 课后服务给教师增负的同时，另外也导致课后服务功能单一，不利于提供多样化的课后服务，祁占勇等（2023）认为应该从供给侧提供高质量且多样化的课后服务，对不同水平、不同需求的学生进行差异化课后服务，使学生在取得普遍发展基础上谋求个性化发展，兼顾学生特长、兴趣、发展潜能，③ 促进学生的个性化发展。我国应发挥多种社会主体及人员的作用，积极利用校外资源，形成学校主导多元主体参与的供给机制，建立学校教师为主、校外人员为辅的课后服务人员队伍，制定课后服务人员的认知与理解能力、实施能力及评估能力④标准，并通过法律制度进行制度化，切实提高教育服务水平。

第二节　增加儿童照护公共服务体系财政支持

韩国基本建立了中央和地方政府负担的0—12岁各年龄段儿童照护公共服务体系。韩国0—6岁儿童的托育和3—6岁儿童学前教育延时服务根据相关法律均由国家和地方政府负担。根据《婴幼儿保育法》，韩国国家和地方

---

① 杨文登，谈心．论课后服务的公益性 [J]．湖南师范大学教育科学学报，2023，22（5）：56．

② 孙波，杨清溪．义务教育学校教师大量承担课后服务工作的隐忧及其应对 [J]．中国人民大学教育学刊：2024（1）：1-12．

③ 祁占勇，方洁．利益相关者视域下"双减"政策执行的多重困境及其纾解策略 [J]．华南师范大学学报（社会科学版），2023（6）：67．

④ 周展锋，彭虹斌．美国课后服务工作人员能力标准研究 [J]．外国教育研究，2023，50（12）：74．

政府对 0—6 岁婴幼儿实行免费保育，免费保育所需费用，根据总统令规定，由国家和地方政府负担或补助。对于不使用儿童之家托育机构的，给予津贴补助。根据《幼儿教育法》，韩国对小学入学前三年的幼儿教育实行免费，免费的内容及范围由总统令规定，实施免费幼儿教育的费用由国家和地方政府负担，原则上应向幼儿的监护人提供支援。教育部长官通过中央幼儿教育委员会的审议，确定标准幼儿教育费，国家和地方政府负担的费用以标准幼儿教育费为标准，由教育部长官在预算范围内与有关行政机关的长官协商后发布公告。国家和地方政府根据总统令的规定，补助私立幼儿园的设立及幼儿园教师的劳务费等运营所需经费的全部或部分。《幼儿教育法》还规定了对课后服务运营等的支援，国家及地方政府对运营课后服务或超过总统令规定的授课天数的幼儿园，可根据总统令规定补助运营所需经费。

根据《小学、初中教育课程总论》和教育部公告，韩国常春学校向 6—12 岁儿童提供小学阶段课后服务，由教育部负责，主要面向双职工家庭儿童，支援内容包括课后服务、零食等部分支援。韩国 2023 年制定《常春学校促进方案》，进一步扩大对常春学校的财政支持。

2023 年—2026 年共投入专项拨款 3402 亿韩元，地方经费 4.2 万亿韩元，按照年度分列的支援规模来看，2023 年为 9 018 亿韩元，2024 年增加至 10 285 亿韩元，2025 年进一步增加到 11 736 亿韩元，计划 2025 年常春学校推广到全国。下表是韩国 2023 年—2026 年常春学校年度财政预算估算情况。①

表 10 - 1　常春学校年度财政预算估算（2023—2026）单位：亿元

推进内容	2022（当前）	2023	2024	2025	2026	财政来源
1. 提供未来型定制课后计划	1 484	1 616	2 014	2 524	2 947	
①支持课后学校工作	845	820	1 140	1 575	2 108	普通拨款
	（小学、初中、高中全称）	小 12.4 万班×91 万元	小 12.4 万班×100 万元	小 12.4 万班×110 万元	12.4 万班×1.7 万元	
②支持自由听课权	639	739	789	830	839	普通拨款
	（小学、初中、高中、全体）	21.3 万人×35 万元	21.3 万人×37.5 万元	21.3 万人×40 万元	21.3 万人×40 万元	

---

① 韩国教育部.2023 年常春学校促进方案［EB/OL］.（2024 - 02 - 14）［2024 - 2 - 21］. https：//www.moe.go.kr/boardCnts/viewRenew.do？boardID = 72782&lev = 0&statusYN = W&s = moe&m = 0319&opType = N&boardSeq = 97975.

续表

推进内容	2022（当前）	2023	2024	2025	2026	财政来源
③集中支援小学1年级教育照护	—	(60)	(120)	(300)	(600)	'22～'25特别拨款 26～普通交付金
		支持试点教育局	支持试点教育局	支持试点教育局		
④计划扩大支援		57	85	119		特别拨款
		335百万韩元左右×17教育部门	500万百万韩元左右×17教育部门	700万百万韩元左右×17教育部门	—	
2. 照护类型多样化和服务拓展	6 129	6 661	7 161	7 502	8 432	
①运营费	2 299	2 640	2 981	3 322	4 252	普通拨款
	14 970室×1 536百万	15 120室×1 746百万	15 270室×1 952百万	15 420室×2 154百万	15 570室×2 730百万	
②设施费	367	324	324	324	324	普通拨款
	（国库+地方费）	21.6百万元×150间房	21.6百万元×150间房	21.6百万元×150间房	21.6百万元×150间房	
③劳务费	3 438	3 597	3 756	3 756	3 756	工作人员费用总额
	12187人×2821万元	12287人×2927万元	12387人×3032万元	12387人×3032万元	12387人×3032万元	
④支持据点型照护模式	25	100	100	100	100	特别拨款，25～普通拨款
	1个×25亿	5个×20亿	5个×20亿	5个×20亿	5个×20亿	
3. 构建小学常春办学机制	—	141	270	390	75	
①中心建设费、运营费	—	36	60	75	75	专项拨款，26～普通+特教
	—	特教36亿	特教60亿	特教75亿	特教10亿	
②劳务费（地方公务员）		105	210	315		工作人员费用总额
4. 示范教育厅支援*	—	600	840	1 320	—	特别拨款
总计	7 613	9 018	10 285	11 736	11 454	

　　韩国持续扩大对常春学校的财政预算，计划2025年常春学校推广到全国，常春学校财政预算主要支援提供未来型、定制型课后计划、照护类型多样化和服务拓展、构建小学常春学校办学机制等三大领域。财政来源主要是

普通拨款，也有一定规模的特别拨款。为系统、稳定地推进常春学校，韩国推进制定《常春学校支援特别法》（暂定），为常春学校的财政支援等提供了制度保障。

韩国女性家庭部对0—12岁儿童推出儿童照护支援事业，以填补机构照护的空白及死角地带，主要对象为双职工家庭及弱势群体儿童，为有需求的儿童与家庭提供儿童照护员上门照护服务，为规范儿童照护支援事业，制定了《儿童照护支援法》《儿童照护支援法施行令》《儿童照护支援法施行规则》系列法律，由中央财政70%和地方财政30%共同负担，政府最高对家庭支援90%。

我国对0—12岁儿童各年龄段的照护服务定位不同，所实行的财政支持政策也不同。0—3岁托育服务国家主要发挥引导作用，3—6岁学前教育阶段课后延时服务主要由幼儿园承担，6—12岁小学阶段课后服务主要发挥学校主阵地作用，因此本部分主要探讨0—3岁儿童托育服务。我国对0—3岁婴幼儿托育服务定位是基本公共服务，国家主要发展普惠托育服务体系。2019年5月9日国务院办公厅印发《关于促进3岁以下婴幼儿照护服务发展的指导意见》，提出基本原则是家庭为主、托育补充，政策引导，普惠优先，属地管理，分类指导。发展婴幼儿照护服务的重点是为家庭提供科学养育指导，对弱势群体家庭或婴幼儿提供必要的服务；将婴幼儿照护服务纳入经济社会发展规划，充分调动社会力量积极性，大力推动婴幼儿照护服务发展，优先支持普惠性婴幼儿照护服务机构；地方政府从实际出发，综合考虑经济社会发展水平、群众需求等因素，开展婴幼儿照护服务。根据2021年7月20日中共中央、国务院印发的《关于优化生育政策促进人口长期均衡发展的决定》，提出发展普惠托育服务体系，大力发展多种形式的普惠服务。中央预算内投资发挥引导和撬动作用，推动建设一批方便可及、价格可承受、高质量的托育服务机构。我国0—3岁托育服务国家主要发挥引导作用，地方政府综合考虑地方条件，推动普惠托育服务发展。

我国各地方政府结合各地经济社会发展水平、儿童及家庭实际需求等因素，采取普惠托育服务机构补助等措施推动普惠托育服务工作。北京市2023年25日至2025年12月底，开展普惠托育服务试点工作，普惠试点机构园所经认定后，将比照北京市现行普惠幼儿园补助政策享受生均定额补助和租金补助。根据北京市卫健委、财政局等四部门联合印发的《关于开展普惠托育服务试点工作的通知》，对各类托育服务机构的价格进行了限定，公办托育服务实行政府指导价，公办幼儿园托班、公办托育机构收费标准由各区统筹确定，生均收费标准不高于本区上一年度家庭月均可支配收入的20%。其他普惠托育服务实行市场调节价。北京市对普惠托育服试点机构给予普惠幼儿园同等生均定额补助和租金补助。[①]

深圳市对符合条件的普惠托育机构发放一次性建设（改造）补助和运营补助。深圳市卫生健康委员会和财政局2024年2月24日联合印发了《深圳市普惠托育机构补助暂行办法》，规定对符合条件的普惠托育服务机构发放一次性建设（改造）补助和运营补助，一次性建设（改造）补助一级、二级、三级机构每托位分别补助10 000元、8 000元、6 000元；

对利用非财政性经费运营的托育机构，按照提供的普惠托育服务数量申请运营补助，提供全日托的一级、二级、三级机构乳儿班每人每月分别补助1 000元、800元、600元等。深圳市通过向普惠托育机构发放补助，降低托育服务成本，同时也有利于扩大普惠托育服务供给，提高托育服务质量。

上海市2023年印发了《关于进一步促进本市托育服务发展的指导意见》，提出建立以家庭照护为基础，以幼儿园托班、各类社会主体举办的托育机构、社区托育"宝宝屋"、家庭科学育儿指导站为主要载体，到"十四五"期末，每千人拥有3岁以下婴幼儿托位数不低于4.5个，托幼一体化幼儿园占比85%，社区托育"宝宝屋"街镇覆盖率达到85%，中心城区达到100%。上海通过增加各种形式的托育机构来增加普惠托育服务供给，其中幼儿园接收托班，享受和幼儿园同等生均补助等条件，促进了2—3岁幼儿照护服务的公共化。各地开展的普惠托育服务行动一定程度上促进了我国托育服务的健康发展，降低了区域内婴幼儿养育教育成本，增加了托育服务供给，但我国东中西部地区发展不平衡、城乡发展不平衡，0—3岁是儿童生命全周期的起始阶段，地区发展不平衡将进一步加剧儿童发展的差距。

马春华（2023）认为对于我国0—2岁儿童，照护的主要责任被归于家庭和父母，国家不直接参与服务供给，而是通过资金投入引导托育行业和市场，提供普惠托育服务，形成公办民营、民办公助等公私合作为主的公共化程度相对较弱的模式。[②]我国应充分认识到儿童照护服务的重要性，强化国家对儿童照护的责任，加大对托育服务的财政投入，提高托育服务的公共化。

国际上儿童照护服务支援方式主要有津贴、服务和票券三种。何文炯等

---

① 牛伟坤. 北京启动普惠托育服务试点［EB/OL］.（2023 - 10 - 25）［2023 - 12 - 25］. https：//www. gov. cn/lianbo/difang/202310/content_6911567. htm.

② 马春华. 中国儿童托幼服务公共化：整体框架和地方实践［J］. 妇女研究论丛，2023（4）：38.

（2024）提出我国应建立发放托育服务票券的托育服务补助制度，通过建立适合于全国和各地的估算模型，基于对未来 0—2 岁婴幼儿人口的预测和适度补助标准，估算了 2024—2035 年托育服务补助制度的财政资金规模发现，相对于占据 GDP 的比例等，我国可以承受补助制度的财务成本。① 我国应充分认识到 0—3 岁婴幼儿托育服务的公共属性，强化国家的责任，加大对 0—3 岁婴幼儿照护服务的财政投入，切实保障 0—3 岁婴幼儿的平等发展权利。补齐 0—3 岁婴幼儿托育公共服务短板，对于我国建立国家负责的 0—12 岁儿童照护公共服务体系至关重要。

第三节　加强儿童照护公共服务人才队伍建设

韩国 0—12 岁儿童照护公共服务体系包括 0—6 岁儿童之家保育服务、3—6 岁儿童幼儿园课后服务、6—12 岁儿童小学课后服务、0—12 岁儿童照护员服务等各年龄段照护服务。韩国通过法律制度规定了韩国各阶段的照护服务人才队伍的资格、职责、待遇等事项，《婴幼儿保育法》规定 0—6 岁儿童之家从业人员主要是儿童之家园长和儿童之家保育教师，《幼儿教育法》规定 3—6 岁儿童幼儿园的课后服务主要由幼儿园教员等承担，幼儿园教员分园长、园监、首席教师、教师等类型，6—12 岁儿童小学课后服务人员比较多元化，韩国为了不增加学校教师的负担，《常春学校促进方案》提出主要开发利用学校教师外的教育公务员、外聘讲师等人力资源。《儿童照护支援法》规定 0—12 岁儿童照护通过专门儿童照护员提供照护服务。

韩国婴幼儿保育法律制度对保育从业人员的资格及退出机制做出了明确规定，一定程度上保障了托育服务师资队伍素质。我国 0—3 岁儿童托育服务人才不仅数量上存在严重缺口，而且质量上专业性也有待加强。吴瑞君（2023）认为我国托育服务人才存在高质量托育人才供给不足、高能级人才平台较少、高成长人才机制尚未建立、高品质人才环境亟待优化等诸多问题，② 我国应提高托育服务行业准入门槛，加强托育服务人员培养培训，培养高素质人才队伍。

第一，加强托育服务专业学科建设。我国应充分看到托育的科学性，提

---

① 何文炯，张雪. 托育服务补助制度：理论逻辑与可行性分析 [J]. 北京行政学院学报，2024 (1)：84.

② 吴瑞君. 高质量普惠托育面临的难点与挑战 [J]. 人民论坛，2023 (15)：34.

高托育服务人才培养的层次，鼓励高校根据地方需求，开设本硕层次托育服务相关专业，制定明确的人才培养目标，加强托育服务学科建设，培养高素质、高质量、高层次的托育服务专业人才。杨兴国等（2023）面对托育人才极度匮乏的局面，提出将育婴师职业资格证书认证要求与应用型学前教育专业学历教育整合，开展基于育婴师—学历证双证融通的人才培养模式改革。[①] 推动托育服务专业学科制发展，加强学科建设，是促进托育服务健康、高质量发展的关键，对推动托幼一体化也具有重要的推动作用。

第二，制定托育服务人员国家职业资格制度。我国应提高托育服务从业人员准入门槛，实行托育服务国家职业资格制度，从知识、能力、素质方面构建托育服务人员职业素养指标体系，切实培养托育服务人员"照护培育者、指导协调者、专业发展者"[②] 的三重角色。在国家职业资格制度中，应充分发挥高校等科研机构的教育功能，切实培养符合社会需求的托育服务人才队伍。

第三，建设校企合作人才培养培训合作机制。托育服务是实践性非常强的应用型专业，托育服务人才培养培训应该加强高校与专业机构之间的合作，高校开设相关专业课程，为学生提供系统的理论知识和实践机会，而专业机构则为学生提供实习实训的机会，高校应该建立和托育机构之间的合作机制，共同培养托育服务人才。

第四，提高托育服务从业人员待遇。托育服务从业人员工资福利待遇低、人员流动性大，也是托育服务人才匮乏的重要因素。我国应加大对托育服务的支持力度，把托育服务与学前教育放在儿童全生命周期的同等地位规划发展，林艳琴等（2023）提出托育教师待遇保障应向幼儿园教师看齐，纳入教育法律体系规制和保护的范畴。[③] 国家应举办公办托育机构，强化国家的责任，切实提高托育服务人才的待遇与社会地位。

第五，创设托育服务综合信息平台。我国托育服务人才地区发展不平衡、城乡发展不平衡，为实现地区、城乡托育服务人才供给的平衡发展，我国应充分发挥数字化技术的力量，在全国及各省市建立托育服务综合信息平台，通过网络课程、学习共同体等形式促进托育服务人才线上、线下交流及

---

① 杨兴国，李丹 . 基于"双证融通"应用型学前教育人才培养路径探析——以育婴师—学历证融通为例 ［J］. 教育理论与实践，2023，43（9）：22.

② 秦旭芳，朱琳 . 我国托育师资职业素养评价指标构建及保障 ［J］. 现代教育管理，2023（3）：68.

③ 林艳琴，林禛雨 . 我国婴幼儿托育服务制度中的国家责任 ［J］. 福建论坛（人文社会科学版），2023（1）：200.

学习，促进托育服务人才队伍建设。

韩国幼儿园普遍开展课后服务，2022 年全国有 99.8% 的幼儿园开设课后服务，89.1% 的儿童参与课后服务，全国 8 个市、道运行课后服务最早保障时间，釜山、大田、蔚山、庆北、济州 5 地最早结束时间为 18：00，大邱、仁川、光州 3 地最早结束时间为 19：00，而首尔课后服务要保障提供到 20：00。幼儿园课后服务主要以游戏为中心，2022 年韩国为 16 个市、道的 600 所园提供课后游戏休息场所支援。为提高课后服务质量，加强课后服务师资力量，韩国在《第 3 次（2023—2027）幼儿教育发展基本计划》中提出加强教师未来教育能力、扩大多种支援及实行资格制度、增进教师权益、改善私立幼儿园教师待遇等四大措施。

第一，加强教师未来教育能力。增强国公立、私立等全体幼儿教师的未来教育能力，尤其在当今数字化时代，加强教师的数字安全与数字基础教育运营能力。建立教育现场咨询支持体系，并强化教师学习共同体，建立由优秀在职教师、教育专业人士、学术界专家等组成的市、道专家库，为教师提供针对性咨询。为消除教师之间、教育机构之间、地区之间的教育差异，韩国建立加强教师间合作学习文化的学习共同体，各市、道教育厅为学习共同体配置顾问，提供学习支援。第二、扩大多种支援及实行资格制度。韩国为增强幼儿园教师的能力提供更多支持，通过辅导、社团、咨询等形式促进教师职务研修类型多样化，使教师能够方便参与各种线上、线下培训。第三、增进教师权益。推进建立教师权利保护和权益增进支持体系，为缓解教师的压力，韩国扩大心理健康咨询支援，2024 年开发运行加强教师情绪能力的计划。第四、改善私立幼儿园教师待遇。扩大私立幼儿园教师待遇改善费是韩国现政府的施政课题，为鼓励占全体教师的 60% 的私立幼儿园教师的士气及提高幼儿教育质量及课后服务质量，韩国持续推进阶段性提高改善费，改善工资体系。为逐步缓解公、私立教师之间的工资差距，对私立幼儿园教师进行基本工资补助并发放津贴。实行阶段性提高长期工龄津贴，2022 年长期工龄津贴为 3 万韩元，2023 年提高到 4 万韩元，计划 2027 年提高至 8 万韩元。同时，建立教师薪酬水平监测体系，持续检查教职员薪资、津贴支付标准是否已经纳入幼儿园规章制度中。

韩国通过常春学校为 6—12 岁儿童提供小学阶段课后服务，常春学校利用学校内外的各种教育资源，为有需求的小学生提供正规课程前后的优质教育、照护综合服务。韩国课后服务原来主要由学校与教师负责，但存在教师负担过重、学校与地方社会之间合作不足等问题，韩国为降低学校与教师负担、强化地方照护为中心的中央与地方之间的合作，构建常春学校运营体系专门运行课后服务。为构建常春学校课后服务运行体系，《常春学校促进方案》提出了建立减轻学校工作的专门运行机制、加强地方社会联系合作、通过试运营推广课后服务成功模式等三大措施。

第一，建立减轻学校工作的课后服务专门运行机制。将现有的课后学校支援中心（中央为 KEDI，各市、道共 165 个支援中心）改造为常春学校支援中心，加强对常春学校的支援功能。韩国各市、道支援中心主要加强对学校的业务支援、地方资源联系以及课后服务质量管理，中央支援中心（KE-DI）主要为常春学校政策提供支援，例如政策研究、实况分析及成果管理、课后教师能力强化、远程内容开发等。韩国常春学校支援中心运行专责型、资助型、人员配置型等多种支援模式，专责型是常春学校支援中心专门负责学校常春学校工作的类型，资助型是由支援中心资助学校的常春学校部门工作的类型，人员配置型是学校配备常春学校专职人员的类型。韩国各市、道支援中心增加专门人力根据地方条件按照顺序配置到各个学校，2023 年利用专门人力共 800 余名，2024 年与市、道教育厅协商将继续扩大规模。

第二，加强地方社会联系合作。根据各地条件，由教育厅和地方政府合作运营课后支援中心。建立教育厅—地方政府间共同事业费制度，鼓励各地制定条例等法律依据。增加对农村等地区的支持，与地方政府合作，应对不同地区的超额需求，在推进学校设施的综合利用的同时扩充课后服务综合空间。促进教育部牵头雇佣劳动部、保健福利部等相关部门之间的合作机制，通过定期召开会议，共享推进情况等。

第三，通过示范运营推广成功模式。2023 年韩国运行 4 个示范教育厅，在大约 400 所小学进行试运营，以示范教育厅为中心，集中支援专职人力及财政（包括 2023 年市、道教育厅地方公务员 120 名），2023 年韩国增加特殊教育支援 600 亿韩元左右，2024 年运行 7—8 个示范教育厅，计划 2025 年扩大至全国，通过运营常春学校示范教育厅，挖掘符合地方条件的优秀模式，分阶段在全国推广。韩国常春学校的运营模式包括城市型、农渔村型、据点型、地方社会联系型等。在城市型模式中，主要扩大小学低年级定制型课后服务，以应对低年级学生的照护需求，高年级学生则提供考虑连续性的阶段型、水平型课程。农渔村型模式主要面向全体学生运行模块式项目、空隙照护、放学校车支援等。据点型（大城市、人口密集地区等）主要在校内外可用空间内建立据点型照护中心，支持附近学校的课后服务。地方社会联系型在全国通用，主要是与地方社会加强联系，以应对不同的课后服务。

韩国首尔道峰型常春学校是道峰区政府直接运营学校的艺体能中心的非教学课后学校，直接运行 16 所小学的课后服务，利用租赁 3 所小学的学校空间，为有需求的学生提供照护服务。道峰常春学校的人员主要负责道峰区课后活动运营中心的中心主任 1 名、主管 1 名、顾问 6 名，小学课后支援中心有聘任制公务员 2 名，合同制人员 9 名，其中 1 名全日制，8 名半日制。

韩国计划从 2025 年，教师不再承担课后服务工作，学校及教师的常春学校工作负担将得到缓解。韩国建立常春学校专门运行体系，在各市、道教育厅设立常春学校支援中心，负责支援及管理各学校常春支援室支援、人力、预算、学校内外项目开发及普及、宣传及信访处理等工作。2024 年在各学校设立常春学校支援室，2025 年在所有小学设立常春学校运行专门组织—常春支援室，并安排专门行政人员，包括公务员、公务职、短期合同制人员等。在各学校设立的常春支援室的室长原则上应该是专职公务员，常春学校支援室室长主要负责管理常春学校支援室业务、管理和应对常春学校相关信访、调整常春学校相关业务、支援和管理常春学校学生等。

表 10－2 韩国常春学校人力及职责

人员	区分	职责
常春支援室室长	公务员	常春支援室工作
常春学校实务人员	公务员、公务人员、短期合同工、退休教师等	行政事务
常春学校专员	公务职员	课后服务
常春项目讲师	外聘教师或校内教师	课后服务

2024 年韩国新设的常春学校实务人员根据各市、道教育厅的不同条件，以公务员、公务职员、短期合同工、退休教师等方式进行招聘和分配，以 1 所小学配置 1 名以上为原则。实务职员主要负责常春学校行政及会计工作、学校内课后服务、常春教室相关行政工作中不属于常春专员负责的业务、常春学校推进带来的新业务、常春学校学生及家长需求调查与选聘讲师、制定常春学校运营计划及审议、常春学校信访管理及应对、常春学校安全管理及评价等工作。韩国在常春学校设立常春专员，专门负责常春教室中的照护工作。常春学校的常春项目讲师是课后服务教师，2024 年韩国为小学一年级学生提供定制型课后服务，根据各学校的条件，也可由本校教师自愿参与，按规定支付课后服务费。韩国从 2024 年第一学期开始在常春学校工作中减轻教师工作负担，2024 年第二学期由常春学校实务职员专门负责常春学校

运行行政业务，2025 年最终完成由常春学校支援室为基础的常春学校专门运营机制。[①]

与幼儿园课后服务主要由幼儿园教师提供不同，韩国小学课后服务主要由校外人员提供。韩国为减轻学校及教师的负担，提高校内教育质量与课后服务质量，主要通过构建常春学校独立运行体系，充分利用校内外设施、资源等，为有需求的小学生提供课后服务。韩国常春学校为我国开展课后服务提供了借鉴，虽然我国国情不同，不能简单复制韩国模式，但我国课后服务主要依靠校内教师，增加了教师负担，也有可能影响正常教学质量及课后服务质量，我国应采取措施保障课后服务师资队伍，一方面不增加学校及教师负担，保障正常上课质量，另一方面提高课后服务质量。魏红梅等（2024）认为课后服务公共利益的核心目标是促进学生全面发展，课后服务应主动回应学生多样化成长的需求，树立培养学生德智体美劳全面发展的理念，追求学生身心健康和能力的全面发展，充分尊重学生的个体需求和能动性。[②] 我国应加强课后服务师资队伍建设，为学生提供高质量的课后服务。

韩国为弥补托育机构、教育机构等照护的死角地带，面向 0—12 岁儿童推出了儿童照护员上门提供照护服务的儿童照护支援事业，制定了《儿童照护支援法》《儿童照护支援法施行令》《儿童照护支援法施行规则》等系列法律，为确保儿童照护人员队伍，韩国通过女性家庭部公告制定了《儿童照护员培养及培训教育课程》，韩国儿童照护员培养教育共 120 课时，包括儿童照护服务概要 13 课时、儿童发展的理解和照护 47 课时、儿童健康的理解和照护 40 课时、实习 20 课时。儿童照护员每年需参加在职培训，培训包括基本课程 8 课时、特色课程 8 课时。儿童照护员资格制度的实行为韩国儿童照护支援事业提供了充足、高质的人力保障。我国目前儿童照护领域有育婴师、保育师等职业资格制度，我国应整合现有的照护资格制度，建立全国统一的职业资格制度，完善培养培训课程体系，洪秀敏等提出还应建立托育人才资格审查制度与人才退出机制。[③]

我国 0—12 岁儿童各年龄段照护服务人才队伍建设既有共性，也有各年

① 韩国教育部. 2024 年度常春学校运行指南 [EB/OL]. (2024 - 02 - 28) [2024 - 03 - 10]. https://www.moe.go.kr/boardCnts/viewRenew.do? boardID = 72782&lev = 0&statusYN = W&s = moe&m = 0319&opType = N&boardSeq = 98218.

② 魏红梅，杨雪姣，李芹. "双减" 背景下课后服务协同治理的现实困境与纾解策略 [J]. 教育理论与实践，2024，44（7）：22.

③ 洪秀敏，赵思健. 新形势下高质量普惠托育服务体系的建设路径——基于韩国经验的本土思考 [J]. 学前教育研究，2022，（12）：9.

龄段照护人才队伍的个性。0—6 岁托幼一体化是国际国内大趋势，我国应把托育服务与学前教育放在同等地位规划发展，整合培养 0—6 岁保育、教育复合型人才；6—12 岁小学阶段课后服务师资队伍建设要充分发挥教育专家、志愿者、各专业技术人才作用，建立课后服务专职及兼职人才库，提高课后服务人员供给。儿童照护人才队伍建设是 0—12 岁儿童照护服务质量的决定因素，我国应加强人才队伍建设，切实提高儿童照护服务质量，促进儿童的全面发展

第四节　推进托幼一体化建设

幼保统合是指让幼儿教育和保育施行一元化体制。根据韩国目前的幼儿教育法和婴幼儿保育法，为解决 0—6 岁幼儿教育和保育的二元化问题，将幼儿园和儿童之家的财政统一、法律依据统一、管理部门和行政体系统一、教师资格和培养课程统一、设施标准统一等幼儿教育和保育的统一，幼保统合意味着全局性的整合。① 推进幼保统合在保教机构设施利用、保教质量管理、家长便利等方面具有优势。从机构设施方面看，如果将幼儿园和儿童之家合并，可以有效地提供教育和保育服务。通过共享设施、教师、教育资源等降低成本，为更多儿童提供服务，统一的系统可以提供一致的教育和保育品质。在遵守共同教育方向和标准的同时，为儿童提供更好的教育体验。此外，将幼儿园和儿童之家合并后，家长可以在一个场所管理儿童的教育和保育，这使得家长的日程安排更有效率，满足帮助家长管理儿童的需要。在婴幼儿发展方面，幼保综合系统可以制定和提供支持儿童学习和社会发展的方案，这将帮助儿童实现他们的教育目标和发展他们的社会技能。幼儿园和儿童之家的教师可以互相合作，并在教育及保育方面提高专业水平，这使得教师能够提供更好的教学经验，并帮助满足儿童的教育需求。②

虽然婴幼儿时期确实存在差异，但从发展的连续性来看，韩国政府希望将 0—6 岁放在一体化的保教统合系统里。如果从婴幼儿横向的连续性和纵向的连续性的角度来看，幼保统合让所有婴幼儿从一开始就被赋予保护的不受歧视的权利，即平等权和受教育权（学习权），这也是韩国政府一直致力

---

① 黄允京. 幼儿园教师和儿童之家教师对幼保统合的认识比较 [D]. 首尔：总神大学，2015：21.

② 韩国育儿政策研究所. 第 1 次 KICCE 幼儿教育、保育统合特别论坛资料集 [R/OL]. (2022 - 12 - 21) [2023 - 12 - 14]. https：//www. riss. kr/search/detail/DetailView. do？ p_mat_type = 6b4a196 b69d9bee2&control_no = 4154fd87d14ba6ea&keyword = 第一次%20KICCEy 幼儿教育.

推进幼保统合的方向。①

幼保统合是尹锡悦政府的核心施政课题，韩国为消除儿童之家和幼儿园之间的差距，实现从出生起的国家承担责任的教育、照护目标，成立了婴幼儿教育、保育统合促进委员会，努力推进幼保统合（托幼一体化），为此2023年推进统一管理体系的法律修正，计划2025年起保育教育的主管机关统一为教育部和各市道教育厅。韩国幼保统合的主要内容是建立以婴幼儿为中心的高质量保教体系，推进保育教育统合，整合以教育为中心的管理体系，从生命之初就奠定国家责任教育的基础。韩国的幼保统合分为两个阶段，第一阶段为推进运行教育厅主管体制，减轻家长负担，缩小儿童之家与幼儿园之间的差距。第二阶段为在教育部一元化管理体系下全面统合到一个新机构中，实现由幼保统合和常春学校组成的0—12岁国家责任教育照护体系。

韩国幼保统合涉及管理体系一体化、法律保障一体化、财政保障一体化、设施建设一体化、课程体系一体化与师资队伍一体化六大领域。

一、管理体系一体化

韩国儿童之家和幼儿园分属于不同的管理部门，实行二元制的管理体系，儿童之家的主管部门为保健福利部，幼儿园的主管部门为教育部。韩国为推进幼保统合，首先对二元管理体制进行改革，目前韩国国会全体会议已经通过了组织机构修正方案，计划把保健福利部的业务移交给教育部门，施行教育部门一元化管理体系。在泛政府层面的支持下，以教育部门为中心，一贯性地推进综合政策，实现高质量的国家责任教育。

我国的0—3岁婴幼儿托育由卫健委主管，3—6岁儿童的学前教育由教育部门主管，二元化的管理体系导致托育与学前教育发展差异，0—3岁托育与3—6岁学前教育割裂。目前国际上托幼一体化是整体趋势，把0—6岁保育与教育看成一个持续发展的整体，国际上发达国家普遍由教育部门主管0—6岁保育与教育工作。上海市率先对托育服务与学前教育进行了立法，制定了《上海市学前教育与托育服务条例》，2023年1月1日起正式施行。

《上海市学前教育与托育服务条例》规定市教育部门主管本市行政区域内的学前教育与托育服务工作，牵头推进学前教育与托育公共服务体系建

---

① 金承业. 对利用大数据进行幼保统合的各政府时期社会认识分析 [D]. 釜山：东义大学，2024：9.

设，制定发展规划和相关标准、规范，负责监督管理和指导服务工作。区教育部门具体负责本行政区域内学前教育与托育服务的监督管理和指导服务工作。卫生健康部门负责对幼儿园、托育机构和社区托育点的卫生保健、疾病预防控制等工作进行业务指导和日常监管，制定相关标准、规范，依法开展传染病防治、饮用水卫生等监督检查。上海市规定教育部门主管学前教育与托育服务工作，有利于统筹管理托育与学前教育。我国应建立教育部门主管的0—6岁保育与教育一元化管理体系，为真正施行托幼一体化奠定基础。

二、法律保障一体化

韩国对0—6岁儿童的保育施行《婴幼儿保育法》《婴幼儿保育施行令》《婴幼儿保育施行规则》系列法律体系，对3—6岁儿童的教育施行《幼儿教育法》《幼儿教育施行令》《幼儿教育施行规则》系列法律体系。《婴幼儿保育法》规定婴幼儿是指6岁以下的学前儿童，保育是指健康、安全地保护、养育婴幼儿，提供符合婴幼儿发展特点的教育的儿童之家及家庭养育支援相关的社会福利服务，儿童之家是指受监护人委托保育婴幼儿的机构。《婴幼儿保育法》对韩国婴幼儿保育的理念、责任、保育机构儿童之家的设置、保育教职工、儿童之家的运行、婴幼儿健康营养与安全、保育费用、指导和监督等事项进行了规定。韩国《幼儿教育法》则根据《教育基本法》第九条对幼儿阶段的教育进行了规定，依据《幼儿教育法》，幼儿是指3岁至6岁小学学前的儿童，幼儿园是指为幼儿的教育而依照本法设立、运营的学校。《幼儿教育法》对幼儿教育发展基本计划、幼儿园的设立、教职工、幼儿教育费用等事项进行了规定。根据上述法律，韩国婴幼儿保育是对0—6岁学前儿童提供的社会福利服务，而幼儿教育是对3—6岁学前儿童提供的教育服务，两者的主管部门分别为保健福利部与教育部，承担的机构也不同，0—6岁保育机构为儿童之家，3—6岁幼儿教育承担机构为幼儿园，另外教职工及费用也不同。

韩国为推进幼保统合，2023年12月26日已对《婴幼儿保育法》《婴幼儿保育施行令》《婴幼儿保育施行规则》系列法律进行了有关主管部门的部分修正。

第六条保育政策委员会规定，为审议有关保育的各种政策、事业、保育指导及儿童之家评价事项等，在教育部设立中央保育政策委员会，在特别市、广域市、特别自治市、道、特别自治道及市、郡、区设立地方保育政策委员会。但地方保育政策委员会有其他适合承担其职能的委员会，且该委员会委员符合规定的资格时，可根据市、道或市、郡、区的条例规定，由该委员会代替地方保育政策委员会的职能。

第七条育儿综合支援中心规定，为向婴幼儿提供第二十六条之2规定的小时制保育服务或手机、提供及咨询保育相关信息，教育部长官应设立中央育儿综合支援中心，特别市长、广域市长、特别自治市长、道知事、特别自治道知事及市长、郡守、区厅长应设立、运行地方育儿综合支援中心。此时，如果认为有必要，可以单独设置和运行婴儿、残疾儿童保育等相关育儿综合支援中心。

第4款规定教育部长官为有效执行业务，将总统令规定的公共机关或民间机关、团体等指定为第1款规定的中央育儿综合支援中心。

第八条韩国保育振兴院的设立及运营第5项规定根据本法受教育部长官委托的业务，第6项规定教育部长官认为其他与保育政策相关的必要业务，第5款规定教育部长官可以在预算范围内支援振兴院运行所需的经费。

第九条保育实态调查第1款教育部长官为本法的适当施行，应每3年进行一次保育实态调查，并公布其结果。第2款教育部长官为调查第1款规定的保育现状，可要求儿童之家设置、运营者和相关机关、法人、团体的负责人提供所需资料或陈述意见，此时，若无正当理由，被要求者应当予以协助。第3款规定第1款规定的保育实态调查的方法、内容及结果公布等所需事项，由教育部令规定。

……

如上，韩国的《婴幼儿保育法》《婴幼儿保育施行令》《婴幼儿保育施行规则》婴幼儿保育系列法律已经进行了修正，婴幼儿保育主管部门由原来的保健福利部门全部修改为教育部门，完成了幼保统合的法律体系修正。

我国0—3岁托育阶段尚无立法。我国3—6岁儿童学前教育2020年教育部公布了《中华人民共和国学前教育法草案（征求意见稿）》，2023年6月2日，十四届全国人大常委会第五次会议对《中华人民共和国学前教育法（草案）》进行了审议。《中华人民共和国学前教育法（草案）》对学前教育的规划与举办、保育与教育、教职员、投入与保障、管理与监督、法律责任等事项进行了明确规定。严仲连等（2024）提出学前教育立法立足于中国学前教育的现实需求、尊重中国学前教育发展的经验与过往、尊重立法的法律技术要求，是实践逻辑、历史逻辑和法理逻辑三者的辩证统一，学前教育立法是学前教育发展过程中的里程碑事件，将推动中国的学前教育科学、持续、有效地发展。①

为推进托幼一体化，我国应将 0—3 岁托育纳入立法范畴，实现托幼法律保障一体化，但把托育纳入学前教育立法，有诸多制约因素，马雷军（2023）提出托育、学前教育涉及教育部门、卫生健康部门等多部门，利益取向具有多元性的特点；学前教育经费资源有限，假如将 0—3 岁托育纳入学前教育立法，对政府财政经费供给具有难度；目前 3 岁以下婴幼儿入托率还不高，是否将托育纳入学前教育立法还有一定的超前性；我国对 0—3 岁婴幼儿的保教认知还不高，普遍认为托育服务的重点为照护。②

托幼一体化是当年国际学前教育的大趋势，OECD 国家也强调幼儿教育与保育不可分割，用正式术语"Early Childhood and Care（ECEC）"称呼幼儿教育与保育，寻求幼儿教育与保育的合作与整合，为婴幼儿提供优质服务，不能把保育单纯理解为教育的辅助手段，没有保育，教育就不可能真正完成。③ 教育与保育密不可分，不是二元化的概念，为了婴幼儿的全面发展和成长，必须把教育和保育看成一个整体，以整合的观点去重新认识婴幼儿教育与保育。把 0—3 岁婴幼儿纳入学前教育立法有利于推动托育一体化，我国应顺应国家、社会与儿童、家庭需求，推进 0—6 岁儿童的托幼一体化立法，切实促进儿童身心的全面发展。

上海积极推动托育一体化，率先将托育服务与学前教育整合立法，迈出了托幼服务法律保障一体化的第一步。《上海市学前教育与托育服务条例》于 2023 年 1 月 1 日正式施行，规定上海实行学前教育与托育服务一体规划、一体实施、一体保障。各级人民政府应当将学前教育与托育服务纳入本级国民经济和社会发展规划，并将相关重点工作纳入为民办实事项目予以推进。市人民政府统筹规划和协调推进全市学前教育与托育服务发展。区人民政府应当履行推进学前教育与托育服务发展的主体责任，合理配置本行政区域内学前教育与托育服务资源，促进学前教育与托育服务协调发展。建立综合协调机制，统筹协调解决学前教育与托育服务发展中的重大问题。上海市通过制定《上海市学前教育与托育服务条例》为托幼一体化提供了法律制度保障。

---

① 严仲连，赵琳. 论学前教育立法的三重逻辑［J］. 东北师大学报（哲学社会科学版），2024（2）：95.
② 马雷军.《学前教育法》调整范围论要［J］. 陕西师范大学学报（哲学社会科学版），2023，52（1）：108 - 109.
③ 姜惠珍. 儿童之家及幼儿园教师对幼保统合和幼儿教育公共教育化的认识比较［D］. 大田：忠南大学，2023：14.

三、财政保障一体化

韩国0—6岁婴幼儿儿童之家保育和3—6岁幼儿园幼儿教育的财政支持不同。《婴幼儿保育法》第六章费用第三十四条无偿保育规定，国家和地方政府对婴幼儿实行无偿保育，其内容及范围由总统令规定。《幼儿教育法》第四章费用第24条免费教育规定小学入学前三年的幼儿教育实行免费，其内容及范围由总统令规定。实施免费幼儿教育的费用由国家和地方政府负担，原则上应向幼儿的监护人提供支援。虽然韩国的《婴幼儿保育法》和《幼儿教育法》都规定了保育与教育施行免费政策，但实际上，儿童在儿童之家和幼儿园感受到的教育及照护条件不同。

幼儿园儿童以2022年4月为基准，全国平均幼儿学费标准外家长需额外负担13.5万韩元，而据2021年韩国保育现状调查，儿童之家额外无需负担保育费。除保教费用外，儿童餐费支援也不同，幼儿园施行免费供餐，2022年餐费支援标准为2 800韩元—3 435韩元，而儿童之家餐费为每餐支援2500韩元，政府对儿童之家和幼儿园餐费支援金额不同，导致儿童在两个机构内感受到的供餐服务也不同。因此韩国幼保统合推进财政保障一体化，将统一对儿童之家与幼儿园的财政支援标准，扩大教育费、保育费支援，消除儿童教育及保育的差距。

我国托育机构与幼儿园的财政保障不同。《"十四五"公共服务规划》提出扩大普惠性非基本公共服务供给，托育服务是非基本公共服务的重点领域，政府主要发挥引导作用，鼓励支持社会力量加强托育领域普惠性规范性服务供给，向人民群众提供价格可负担、质量有保障的普惠性非基本公共服务。着力构建多元化、多样化、覆盖城乡的婴幼儿照护服务体系，积极引导社会力量举办托育服务机构。托育服务作为非基本公共服务，政府主要发挥引导作用，鼓励支持社会力量提供托育服务。

《中华人民共和国学前教育法（草案）》第七章投入与保障规定，学前教育实行政府投入为主、家庭合理负担，其他多渠道筹措经费的机制。幼儿园经费由举办者依法筹措，确保稳定的经费来源。各级人民政府应逐步提高学前教育财政投入和支持水平，保证学前教育经费在同级教育财政经费中占合理比例。学前教育财政补助经费按照事权划分的原则列入各级预算。地方各级人民政府以提供普惠性学前教育服务为衡量标准，统筹制定财政补助和收费政策，合理确定分担比例。省、自治区、直辖市人民政府制定并落实公办幼儿园生均财政拨款标准或者生均公用经费标准，以及普惠性民办幼儿园生均财政补助标准。地方各级人民政府应当通过财政补助、政府购买服务、减免租金、派驻公办教师、培训教师、教研指导等多种方式，支持普惠性民办幼儿园发展。国家鼓励企事业单位等其他多种主体和个人向学前教育捐赠。

我国把托育服务定位为非基本公共服务，政府主要发挥引导作用，鼓励社会力量参与，"十四五"时期的目标是提供广泛性、普惠性托育公共服务。而学前教育实行政府投入为主、家庭合理负担，其他多渠道筹措经费的机制。学前教育财政补助经费列入各级人民政府预算，并对普惠性民办幼儿园进行补助。为促进托幼一体化，应该把托育和学前教育纳入政府财政预算，加大对托育服务的投入，实现托育与学前教育的统一财政保障。周亮(认为托幼一体化的托育部分应享受原幼儿园同等生均补贴政策，保证幼儿园办托的资金来源，提高幼儿园办托的积极性。[1] 国家对托育和学前教育实行统一财政投入是实现托幼一体化的基础保障，我国应提高对托育的投入，统筹托育与学前教育，建立一体化的财政保障机制。

四、设施建设一体化

韩国《婴幼儿保育法》规定儿童之家对0—6岁儿童进行保育，儿童之家共分国公立儿童之家、社会福利法人儿童之家、法人团体等儿童之家、职场儿童之家、家庭儿童之家、合作儿童之家、民间儿童之家7种。国公立儿童之家是国家或地方政府设立运营的儿童之家，社会福利法人儿童之家是依照《社会福利事业法》的社会福利法人设立运行的儿童之家，法人团体等儿童之家是由社会福利法人以外的非营利法人或团体等设立运行的、由总统令规定的儿童之家，职场儿童之家是用人单位为劳动者设立运行的儿童之家，家庭儿童之家是个人在家庭或与其相当的地方设立运行的儿童之家，合作儿童之家是监护人或监护人与保育教职员工组成组合设立运行的儿童之家，民间儿童之家是除以上类型的其他儿童之家。《婴幼儿保育法》对7种类型的儿童之家设立运行进行了详细规定。

韩国《幼儿教育法》规定幼儿园依照本法设立运行，为幼儿提供教育服务。本法第二章幼儿园的设立第七条幼儿园的划分规定幼儿园分国立幼儿园、公立幼儿园、私立幼儿园三种，国立幼儿园是指国家设立、经营的幼儿

---

① 周亮. 我国0~3岁婴幼儿普惠性托育服务的结构性矛盾与政策建议——基于湖南省的统计数据与调查分析 [J]. 学前教育研究，2023（12）：57.

园，公立幼儿园是指地方政府设立运行的幼儿园，私立幼儿园是指法人或者私人企业设立、运营的幼儿园，《幼儿教育法》对幼儿园的设立、运行等进行了明确规定。

如上，韩国儿童之家和幼儿园的设立根据不同，对设立标准、设施标准等的规定不同，因此导致了韩国儿童之家和幼儿园的二元制体系，韩国幼保统合要促进设施建设的一体化，即实现儿童之家与幼儿园场所、设施等标准的统一，并提高与婴幼儿的教育、照护环境直接相关的设施设立安全标准，制定标准化的共同标准，保障婴幼儿无论在哪个机构，都能享受到同等品质、相同标准的保教设施。

我国托育机构与幼儿园的设置要求与场地设施不同。根据《托育机构设置标准（试行)》第二章设置要求，托育机构设置应当综合考虑城乡区域发展特点，科学规划、合理布局；新建居住区应当规划建设一定数量的托育机构，老城区和已建成居住区应当完善托育机构；城镇托育机构要考虑流动人口和随迁婴幼儿的照护服务需求；农村社区综合服务设施建设时，要统筹考虑托育机构建设；支持用人单位为员工举办托育机构；鼓励公办民营、民办公助等多种形式，完善托育机构等。第三章场地设施规定，托育机构应当有自有场地或租赁期不少于 3 年的场地；托育机构的场地应选择自然条件良好、交通便利、符合卫生和环保要求的建设用地；托育机构建筑应当符合国家标准、行业标准；托育机构的房屋装修、设施设备、装饰材料等，应当符合国家安全质量标准和环保标准；托育机构应当配备符合婴幼儿月龄特点的用具、图书和游戏材料等；托育易购应当有室外活动场地，也可以利用附近的公共场地和设施；托育机构应当设置符合标准要求的安全防护设施设备。

《中华人民共和国学前教育法（草案)》第三章幼儿园的规划与举办对办园体制、规划布局、配套建设、设置条件等事项进行了规定。政府及其有关部门应当举办公办幼儿园，发展普惠性民办幼儿园，建立普惠性幼儿园体系，提供普惠性学前教育服务；县级以上地方人民政府应当根据人口变化和城镇化发展趋势，合理规划布局，举办幼儿园；加快构建农村学前教育公共服务体系，鼓励支持企业事业单位、社会团体等举办幼儿园，为社会提供普惠性学前教育服务。设立幼儿园应该具备组织机构和章程、符合标准的师资人员、符合规定的选址要求、符合标准的场所设施、必备的办学资金和稳定的经费来源等条件。

我国的托育机构与幼儿园有很多不同，首先，规范政策法规不同。托育机构的规划设置由卫生健康委印发的《托育机构设置标准（试行)》规定，而幼儿园由《中华人民共和国学前教育法（草案）》规定。其次，托育机构与幼儿园的性质不同，我国的托育机构是对 0—3 岁婴幼儿提供保育服务，而幼儿园是对 3—6 岁幼儿提供学前教育服务。第三、主管部门不同。托育机构的主管部门为卫生健康委，而幼儿园的主管部门为教育部门。第四、财政保障不同。托育机构一般由社会力量举办，而公办幼儿园由政府举办，纳入财政保障范畴。但托育机构和幼儿园也有很多相同之处，规划布局要综合考虑国家、社会经济发展特点及人民需求，对场所、设施都有安全、健康的要求。

我国要促进托幼一体化，应该实现托育机构与幼儿园设施建设的一体化，在园舍建设、游乐设施、图书资料、教具玩具等方面统一规划、建设、配置，为托幼一体化创造物理场所及硬件设施设备条件。目前我国 0—3 岁托育机构还存在较大缺口，而随着低出生率现象出现，幼儿园面临过剩情况，灵活利用已有幼儿园资源，向 0—3 岁婴幼儿拓展延伸托育服务，是我国托幼一体化的重要方向。海颖等提出若能保障现有幼儿园正常运行，2024年起全国学前教育校舍均足以供给所有托育需求并有较大盈余，同时城市、县镇与乡村的幼儿园校舍空闲规模均将于 2025 年超过托育校舍需求量，我国学前教育校舍资源具有较大的托幼一体化供给潜力。[①] 唐一鹏也提出应充分挖掘现有学位潜力，一方面改建扩容现有公办园，鼓励公办园开设托大班（2 岁）。另一方面，引导民办园有序转化为托育机构。[②] 在当前托育机构短缺、幼儿园过剩的形势下，我国应把托育机构与幼儿园为整体重新进行资源配置，自 2025 年起通过现有幼儿园校舍改扩建能够完全满足托育机构需求。

五、课程体系一体化

韩国儿童之家对 0—3 岁儿童施行标准保育课程，韩国保健福利部 2020年修正了第 3 次儿童之家标准保育课程，第 4 次儿童之家标准保育课程于 2020 年 9 月 1 日起施行。儿童之家标准保育课程是为 0—5 岁儿童制定的国家标准的保育课程，由 0—1 岁保育课程、2 岁保育课程、3—5 岁保育课程（nuri 课程）构成。儿童之家标准保育课程的原则包含同时追求国家层面的共同性和地方、机构及个人层面的多样性，追求婴幼儿的全面发展和幸福，

---

① 海颖，高金岭. 低生育率下我国学前教育托幼一体化供给潜力预测——基于 2023—2035 年人口趋势的研究 [J]. 教育与经济，2023，39（3）：92.

② 唐一鹏. 普及普惠背景下面向 2035 的幼儿园 0—6 岁托育和学前教育服务一体化研究 [J]. 教育经济评论，2023，8（1）：54.

追求婴幼儿为中心和游戏为中心，追求婴幼儿的自律性和创意性发挥，追求婴幼儿、教师、园长、父母及地方社会的共同协作。

韩国儿童之家标准保育课程的目的是让婴幼儿通过游戏实现身心健康和均衡发展，奠定正直人性和民主市民的基础。标准保育课程根据年龄发展特点制定了0—2岁保育课程和3—5岁保育课程目标。0—2岁保育课程的目标是认识自身的重要性，在健康安全的环境中快乐生活；想独立完成自己的事；带有好奇心进行探索，并且培养想象力；在日常生活中关注美好，培养感性；尊重人与自然，注重人与自然沟通。3—5岁保育课程目标是认识到自身的重要性，培养健康安全的生活习惯；培养独立自主解决自己事情的基础能力；带有好奇心和探索欲，培养想象力和创造力；在日常生活中感受美好，培养文化感受力；培养尊重、理解人与自然，并且与之对话的态度。

第4次儿童之家标准保育课程制定适用0—5岁的所有婴幼儿，0—1岁保育课程和2岁保育课程以基本生活、身体运动、语言沟通、社会关系、艺术经验、自然探索六大领域为中心构成，3—5岁Nuri课程以身体运动、健康、语言沟通、社会关系、艺术体验、自然探索五大领域为中心制定，以0—5岁婴幼儿应该经历的内容构成，并且考虑与小学教育课程的衔接。①

韩国幼儿园教育课程于1969年首次制定并公布为国家水平教育课程，之后经过多次修正最终成为2007修正幼儿园教育课程，儿童之家标准保育课程也于2007年首次公告并施行，此后儿童之家施行儿童之家标准保育课程，幼儿园施行幼儿园教育课程，开始双轨制教育课程的运行，韩国为统一幼儿园和儿童之家教育课程，加强国家对幼儿教育、保育的责任，2011年5月颁布了统一的幼儿教育和保育内容的一元化共同课程。此后，将儿童之家和幼儿园幼儿的学费和保育费支援扩大到所有阶层。教育部和保健福利部于2011年9月将3—5岁Nuri课程制定为共同课程，从2012年3月开始在所有的儿童之家、幼儿园开始统一施行。2019年教育部公布了"2019修正Nuri课程"，2019修正Nuri课程是适用于儿童之家和幼儿园的3—5岁幼儿的共同教育课程，从2020年3月开始实施。

2019修正Nuri课程是国家规定的教育课程，作为国家水平教育课程，追求以幼儿为中心、游戏为中心的教育课程，儿童之家和幼儿园可以以国家提出的共同性为基础，实践以幼儿、游戏为中心的多种教育课程，同时强调

---

① 第4次儿童之家标准保育课程内容参考保健福利部制定的第4次儿童之家标准保育课程。

尊重教师的自主性和多样性。2019 修正 Nuri 课程的原则包括追求国家级的通用性和地方、机构、个人的多样性；追求幼儿全人发展和幸福；追求以幼儿为中心和以游戏为中心；追求幼儿的自主性和创意性；追求幼儿、教师、园长、家长及地方社会共同合作。[①] 韩国儿童之家和幼儿园的 3—5 岁幼儿的教育课程统一为 Nuri 课程，实现了课程体系的一元化。韩国为正式施行幼保统合，将加强标准保育课程（0—2 岁）、nuri 课程（3—5 岁）和小学低年级之间的衔接，并以此为方向推进教育课程修正研究。

我国 0—6 岁儿童的保教由不同机构根据不同的标准实行。对 0—3 岁婴幼儿保育，《托育机构管理规范（试行）》第四章保育管理规定，托育机构应当科学合理安排婴幼儿的生活，做好日常生活、游戏活动等服务；托育机构应当顺应喂养、科学喂养，保证婴幼儿膳食平衡；托育机构应当保证婴幼儿每日不少于 2 小时的户外活动；托育机构应当以游戏为主要活动形式，促进婴幼儿的身体发育、语言认知、情感与社会性等的全面发展；游戏活动应当重视婴幼儿的情感变化，注重与婴幼儿的互动；托育机构应当提供适宜刺激，丰富婴幼儿的直接经验，发挥婴幼儿的自主性，保护婴幼儿的好奇心。我国 0—3 岁儿童保育，要符合年龄发展特点，充分尊重婴幼儿，以游戏为中心，促进婴幼儿的身体、心理发展。

对于 3—6 岁学前儿童保育，依据《中华人民共和国学前教育法（草案)》第四章保育与教育，幼儿园应当坚持保育与教育相结合的原则，面向全体儿童，尊重个体差异，注重习惯养成，以游戏为基本活动，创设良好的生活和活动环境，使学前儿童获得有益于身心发展的经验。幼儿园应当按照国家有关规定，根据学前儿童年龄特点和身心发展规律，根据幼儿园教育指导纲要和学前儿童学习与发展指南，科学实施保育与教育活动。幼儿园应当以儿童的生活为基础，最大限度地支持和满足儿童通过亲近自然、实际操作、亲身体验等方式获取经验的需要，促进儿童在健康、语言、社会、科学、艺术各方面协调发展。幼儿园保教应该注重幼儿园与家长协调合作，形成家园共育。幼儿园与小学应当互相衔接配合，共同帮助儿童做好幼儿园与小学的过渡。

《幼儿园教育指导纲要（试行)》提出幼儿园教育是基础教育的重要组成部分，是我国学校教育和终身教育的奠基阶段，幼儿园应与家庭、社区合作，与小学衔接，为幼儿提供健康、丰富的生活和活动环境，尊重幼儿的人

---

① Nuri 课程相关内容参考韩国教育部与保健福利部共同制定的 2019 修正 Nuri 课程解读。

格和权利，尊重幼儿身心发展的规律和学习特点，以游戏为基本活动，保教并重，关注个体差异，促进每个幼儿个性发展。幼儿园的教育是全面的、启蒙性的，可以相对划分为健康、语言、社会、科学、艺术等五个领域，各领域的内容相互渗透，从不同的角度促进幼儿情感、态度、能力、知识、技能等方面的发展。

我国《3—6岁儿童学习与发展指南》从健康、语言、社会、科学、艺术等五个领域描述幼儿的学习与发展，按照3—4岁、4—5岁、5—6岁三个年龄段提出了各年龄段的发展目标，提出应该关注幼儿学习与发展的整体性、尊重幼儿发展的个体差异、理解幼儿的学习方式和特点、重视幼儿的学习习惯培养，帮助幼儿园教师和家长了解3—6岁幼儿学习与发展的基本规律和特点，全面提高科学保教水平。

我国托育机构服务对象为0—3岁婴幼儿，幼儿园为3—6幼儿，托育机构与幼儿园分别对不同年龄段的婴幼儿根据不同的保教课程内容提供保教。为促进我国托幼一体化，应该改变目前托育机构与幼儿园二元化的保教课程体系，制定0—6岁统一保育与教育课程。刘国艳等（2022）提出幼儿园向下延伸开办托班是最好的托幼一体化形式，在0—3岁与3—6岁的儿童发展具有连续性，应该把托育与学前教育视为一个整体，加以一体化的思考与规划，托幼一体化体系将学前教育由3—6岁向0—3岁拓展延伸，形成有机联系、相互关联的两个阶段，促进儿童的整体发展。[①] 0—3岁保育与3—6岁教育都认为应该坚持保育与教育相结合，以婴幼儿为中心、以游戏为中心，尊重婴幼儿发展特点，实现婴幼儿的全面发展，我国应统一制定0—6岁保育与教育课程，实现课程体系一体化。

六、师资队伍一体化

韩国儿童之家的保育教师与幼儿园的教师由不同法律规定，两者在教师资格、培养培训等方面存在差异。《婴幼儿保育法》第三章保育教职员工第十七条保育教职员的安排规定儿童之家应当配置保育教职员，儿童之家设置辅助教师等，以减轻保育教师的工作负担。第二十一条儿童之家园长或保育教师的资格规定儿童之家园长应为具有总统令规定资格的人，并获得教育部长官鉴定授予的资格证的人。保育教师必须是符合下列内容之一的人，并获

---

① 刘国艳，詹雯琪，马思思，范雨婷. 儿童早期教育"托幼一体化"的国际向度及本土镜鉴 [J]. 学前教育研究，2022（4）：24.

得教育部长官鉴定颁发的资格证书。第一、在《高等教育法》第二条规定的学校学习教育部令规定的保育相关课程和学分，取得专业学士学位以上者。第二、被认定为与《高等教育法》第二条规定的学校毕业的人具有相同水平以上学历的人，学习教育部令规定的保育相关课程和学分，取得专业学士学位以上的人。第三、高中或同等水平以上的学校毕业者，在市、道知事指定的教育培训机构中完成规定教育课程的人。

《婴幼儿保育法》第二十三条还对儿童之家园长和保育教师的在职培训教育进行了规定，教育部长要实施旨在提高儿童之家园长素质的在职培训教育，在职培训以集合教育为原则。在职培训内容应包含预防性暴力和虐待儿童、预防和防止失踪拐卖、传染病及药物的滥用预防等保健卫生管理、火灾安全、交通安全、儿童之家园长的人性培养等。关于保育教师的在职培训，第二十三条之2规定教育部长应为提高保育教师的素质而实施在职培训，在职培训应以集合教育为原则。在职培训内容与儿童之家园长的培训内容相同。

幼儿园教师由《幼儿教育法》系列法律规定，《幼儿教育法》第三章教职工第二十条教职员的区分规定，幼儿园可以设置园长、园监、首席教师及教师作为教师，但总统令规定的一定规模以下的幼儿园可以不设置园监。第二十二条教师的资格规定，园长及园监必须是符合附表1规定的资格标准的人，并根据总统令规定获得教育部长官鉴定办法的资格证书的人。教师分为正教师（1级、2级）和准教师，符合附表2规定的资格标准的人，根据总统令的规定，必须是获得教育部长官鉴定和授予资格证书的人。

表 10-3　保育教师资格标准

等级	资格标准
保育教师1级	(1) 获得保育教师二级资格后，作为有3年以上保育工作经验的人，接受过保健福利部长官规定的晋升教育的人 (2) 获得保育教师二级资格后，在保育相关研究生院获得硕士学位以上，有1年以上保育工作经验的人，接受过保健福利部长官规定的晋升教育的人
保育教师2级	(1) 在专科大学或上述水平以上学校完成保健福利部规定的保育相关课程和学分并毕业的人 (2) 获得保育教师三级资格后，作为有2年以上保育工作经验的人，接受过保健福利部长官规定的晋升教育的人
保育教师3级	高中或以上学历的人，在保健福利部规定的教育培训机构完成规定的教育课程的人。

表 10 - 4　幼儿教师资格标准（第二十二条第 2 款有关）

等级资格	资格标准
正教师（1 级）	1. 拥有幼儿园正教师（2 级）资格证，有 3 年以上教育经验，接受指定的再教育者 2. 拥有幼儿园正教师（2 级）资格证，在教育研究生院或教育部指定的研究生院教育专业攻读幼儿园教育课程并获得硕士学位，有 1 年以上教育经验者
正教师（2 级）	1. 在大学设置的幼儿教育专业毕业者 2. 大学（包括与专科大学及同等以上的学校，根据《终身教育法》第三十一条第 4 款规定的专科大学学历认定终身教育机构）毕业生，在校期间取得规定的保育和教职学分者 3. 在教育研究生院或教育部指定的研究生院教育专业攻读幼儿园教育课程并获得硕士学位者 4. 拥有幼儿园教师资格证者，有 2 年以上教育经验，并接受指定的再教育者
准教师	在幼儿园准教师资格考试中合格的人

如上，儿童之家保育教师与幼儿园教师相比，入门门槛较低，获得高中或以上学历的人，在保健福利部规定的教育培训机构完成规定的教育课程者就可以成为保育教师 3 级，而幼儿园正教师 2 级则是在大学设置的幼儿教育专业毕业者。另外幼儿园教师与儿童之家保育教师拥有不同的升职要求，保育教师和幼儿园教师的这种资格差异导致的质量管理问题，演变成儿童之家和幼儿园教育的质量差异问题。下表是韩国儿童之家和幼儿园二元化现状。[①]

表 10 - 5　韩国儿童之家和幼儿园二元化现状

区分	儿童之家	幼儿园
法律依据及性质	婴幼儿保育法/社会福利设施	幼儿教育法/教育设施
主管部门	保健福利部/地方政府	教育部/市、道教育厅
使用对象	0—6 岁	3—6 岁
运行时间	12 小时，7：30—19：30 + 时间延长	3—5 小时，上午/4—5 小时 + 课后服务
教师资格、培养	保育教师 123 级，高中毕业以上，学分制	幼儿园教师 12 级及准教师，专科毕业以上，学科制
报酬（月）	国公立保育教职员薪酬制，私立自行决定	国有公立幼儿园薪酬制，私立自行决定

————————————

① 宋致淑. 从历史角度看幼保统合的动向和课题 [D]. 首尔：东国大学，2020：120.

区分	儿童之家	幼儿园
待遇改善费外政府补贴	班主任 445 千韩元（3—6 岁），365 千韩元（0—3 岁），非班主任无补贴	班主任：55 万韩元 非班主任：46 万韩元
设施标准	1 层，游乐场人均 3.5m²	1.2 层，游乐场 160m²（40 名以下）
保育、教育费	广域市长决定（费用上限制）	园长自行决定
保育、教育内容	共同 nuri 课程（3—6 岁），标准保育课程（0—3 岁）	
政府管理规定	实行价格限制 可以自由入园 设施标准不严格 允许部分负债	无价格限制 不可以自由入园 设施标准严格 不允许负债

儿童之家保育教师与幼儿园教师的待遇也不同，国公立儿童之家保育教师施行国公立保育教职员薪酬制，幼儿园教师施行国公立幼儿园薪酬制，私立儿童之家和幼儿园的教师待遇则由各保教机构自行决定。同时保育教师与幼儿园教师的待遇改善费不同。韩国政府为了统一幼儿园和托儿所的教师培养体系，通过深化课程、学分银行制、教育研究生院等机构来培养幼儿教师，以提高教育和照护质量为方向，共同思考教师资格，制定培养改善方案，并提高教师工作条件，改善教师待遇，消除保育教师与幼儿园教师的差距。

我国托育机构教师与幼儿园教师在资格条件、工资待遇、培养培训等方面不同。首先在任职资格方面，《中华人民共和国学前教育法（草案）》第五章对教师和其他工作人员的权责、资质、工资福利等事项进行了规定。幼儿园教师享有法律规定的权利，履行法律规定的义务。国家实行幼儿园教师资格制度，幼儿园教师应当取得幼儿园教师资格，幼儿园教师职务分为初级、中级、副高级和正高级职务。国家实行幼儿园园长任职资格制度，幼儿园园长应当具有幼儿园教师资格、大学专科以上学历、五年以上幼儿园教师或者幼儿园管理工作经历，并经省级教育行政部门组织的园长岗位培训取得合格证书。《托育机构设置标准（试行）》第四章对人员规模进行了规定，托育机构应当根据场地条件，合理确定收托婴幼儿规模，并配置相应的工作人员。托育机构负责人负责全面工作，应当具有大专以上学历、有从事儿童保育教育、卫生健康等相关管理工作 3 年以上的经历，且经托育机构负责人岗位培训合格。保育人员主要负责婴幼儿日常生活照料，安排游戏活动，促进婴幼儿身心健康，养成良好行为习惯。保育人员应当具有婴幼儿照护经验或相关专业背景，受过婴幼儿保育相关培训和心理健康知识培训。保健人员应当经过妇幼保健机构组织的卫生保健专业知识培训合格。《托育机构管理规范（试行）》第七章人员管理对托育机构工作人员进行了规定，托育机构工作人员应当具有安全民事行为能力和良好的职业道德，热爱婴幼儿，身心健康，无虐待儿童记录，无犯罪记录，并符合国家和地方相关规定要求的资格条件。幼儿园教师施行幼儿园教师资格制度，对学历、任职资格条件有严格要求，而托育机构保育人员对学历、任职资格等要求比较宽松。

在师资培养培训方面，首先，关于学前教育教师培养，根据《中华人民共和国学前教育法（草案）》第五十一条师资培养，省、自治区、直辖市人民政府应当根据普及学前教育的需要，制定学前教育师资培养规划，支持高等学校设立学前教育专业，提高培养层次，扩大培养规模。各级人民政府制定公费师范生培养计划，应当专项安排学前教育专业培养计划，并根据需要调整。国务院教育行政部门应当制定高等学校学前教育专业设置标准、质量保证标准和课程教学标准体系，组织实施学前教育专业质量认证，建立培养质量保障机制。其次，关于学前教育师资在职培训，根据第五十二条在职培训，县级以上人民政府教育行政部门应当制订幼儿园园长和教师的培训规划，建立培训支持服务体系，开展多种形式的专业培训。县级以上人民政府卫生健康部门应当会同有关部门制订并实施保育员和卫生保健人员的培训规划。其次，关于托育机构保育人员培训，根据《托育机构管理规范（试行）》第七章人员管理，托育机构应当建立工作人员岗前培训和定期培训制度，通过集中培训、在线学习等方式，不断提高工作人员的专业能力、职业道德和心理健康水平。托育机构应当加强工作人员法治教育，增强法治意识，对保育人员虐童等行为实行零容忍。学前教育师资培养培训通过立法的形式，由国家各级政府制定计划、专业设置标准、质量保证标准和课程教学标准体系，建立培养质量保障机制，并建立培训支持服务体系，提高学前教育师资水平。而保育人员对岗前培训和定期培训做出了规定，通过线上、线下多种形式的培训，不断提高保育人员的专业能力、职业水平。

在师资待遇福利方面，对于幼儿园教师，《中华人民共和国学前教育法（草案）》第四十八条工资福利规定幼儿园及其举办者应当按照国家相关规定保障教师和其他工作人员的工资福利、社会保险保障，改善工作和生活条件。县级以上地方人民政府应当将公办幼儿园教师工资纳入财政保障范畴。民办幼儿园应当参照当地公办幼儿园同类教师工资收入水平合理确定教师薪酬标准，依法保障教师工资待遇，依法缴纳社会保险。幼儿园教师在职称评定、岗位聘任（用）等方面享有与中小学教师同等的待遇。幼儿园教师可以按规定享受艰苦边远地区津贴、乡镇工作补贴等津贴、补贴。承担特殊教育任务的幼儿园教师按规定享受特殊教育津贴。对于托育机构保育人员，根据《托育机构管理规范（试行）》第三十六条，托育机构应当依法与工作人员签订劳动合同，保障工作人员的合法权益。公办幼儿园教师的工资福利待遇纳入政府财政保障范畴，由各级人民政府财政负担，而保育人员则无相关财政保障机制。

为促进我国托幼一体化，师资队伍的一体化是非常重要的部分，师资质量是实施托幼一体化教育的关键。我国应在教师资格资质、培养培训、工资福利待遇方面建立一体化机制，实现师资融通，提高保教人员的素质。首先，在教师资格资质方面，各级政府人事部门联合教育部门疏通托幼一体师资融通渠道，建立师资融通机制迅速提高0—3岁托育保育人员的素质施行托幼师资融通、优势互补。① 其次，在教师培养培训方面，赵红霞（2012）提出应整合托幼师资职前培养体系，建立一套具有核心技能、知识体系的托幼师资培养标准，提高托幼教育的整体质量。② 针对托幼师资培训，刘国艳等（2022）提出严格限制托育从业人员职业准入门槛，统合0—6岁学前教育师资培育体系，学前教育本科生提升要对标国际一流水平，制定贯通0—3岁与3—6岁教育的专业培养方案，培养高质量的保教人才队伍。③ 为制订统一的保教人员培训，教育部门、卫生保健部门等分工合作，分类制定保教人员培训机制，在0—3岁托育和3—6岁学前教育共同领域制定共同培训，在不同领域制订分类培训制度，提高保教人员的素质与能力。最后，在教师福利待遇方面，应建立统一的薪酬待遇制度，确保保教人员的权益。

第五节　健全生命全周期儿童照护公共服务体系

韩国儿童照护支援事业是在政府层面上代替就业父母支援他们子女的养育及相关活动的服务事业，以12岁以下就业父母的子女等为对象，由儿童

---

① 汪黎明，陆建国．郊区"托幼一体化"教育的实践与认识［J］．上海教育科研，2003（7）：45．

② 赵红霞．整合视域中一体化教育师资现状研究［J］．中国成人教育，2012（22）：102．

③ 刘国艳，詹雯琪，马思思，范雨婷．儿童早期教育"托幼一体化"的国际向度及本土镜鉴［J］．学前教育研究，2022（4）：24．

照护员亲自到照护场所提供照护活动的方式进行，通过提供家庭内照护服务，满足父母子女养育需求，减少就业父母的养育负担，灵活应对希望个别养育的需求。儿童照护支援事业可以防止父母职业出现中断，尤其可以防止女性因生育、养育出现职业中断，促进中年女性的就业，并通过强化弱势阶层的育儿能力，提高家庭成员的生活质量。

韩国自 2007 年开始实施儿童照护支援事业及残疾儿童家庭儿童养育支援事业，此后逐年完善支援服务类型、扩大支援范围及支援对象，2024 年儿童照护支援事业进一步提高了政府补贴比例，对 家庭收入为中等收入 150% 以下家庭的 0—5 岁学前儿童和中等收入 120% 以下家庭的 6—12 岁学龄期儿童的补贴比例分别提高了 5 个百分点，即由 2023 年的 15% 政府补贴比例提高到 20%，对 24 岁以下的青少年父母抚养 1 岁以下儿童时，政府补贴比例达 90%，对 2 个子女以上的多子女家庭增加了本人负担金额的 10% 补贴，进一步减轻了中低收入家庭、青少年父母家庭、多子女家庭的养育负担。

韩国儿童照护服务根据使用区分，分为时间制服务、婴幼儿全日制服务、机构衔接服务、疾病感染儿童支援服务四种类型。时间制服务的服务对象为 3 个月以上至 12 岁以下的儿童，由儿童照护员到服务对象家庭，提供 1 : 1 安全照护儿童的服务。时间制服务在任何时间内都可以申请，根据家庭需要的时间进行申请。时间制服务根据服务内容的不同，分为时间制基本型服务和时间制综合型服务，基本型服务只提供儿童照护服务，例如临时保教活动、游戏活动等，综合型服务在基本型服务的基础上增加儿童有关的家务服务。婴幼儿全日制服务是儿童照护员在婴儿家中或监护人指定的场所为 3 个月以上 36 个月以下的婴幼儿，1 : 1 提供婴幼儿食品、奶瓶消毒、换尿布、洗澡等婴幼儿健康、营养、卫生、教育领域的综合照护服务。机构衔接服务是指利用社会福利设施、学校、幼儿园、保育设施，对 0 到 12 岁儿童提供照护辅助服务的儿童照护员派遣服务。疾病感染儿童照护服务是为利用保育或教育设施的儿童因感染传染病等疾病不可避免地需要居家照护时提供的服务，儿童照护员提供 1 : 1 安全照护儿童的服务，儿童照护员每天将照护对象儿童的疾病相关特殊事项传达给用户家庭。儿童照护支援事业服务类型涵盖 0—12 岁儿童的各种照护服务需求，为家长工作家庭兼顾提供保障。

2024 年韩国继续推进、完善儿童照护支援事业。为家长方便快捷地使用可以信任的"儿童照护服务"，政府将利用人工智能系统构建"儿童照护综合支持平台"。为提高照护人员的专业性，将引入照护人员国家资格制度，同时推进为应对紧急差旅等照护需求而推出短时和紧急照护服务。

女性家庭部表示，韩国政府有关部门联合讨论了"儿童照护服务升级方案"。儿童照护服务升级方案是为了履行包含在尹锡悦政府施政课题中的"营造安全、高质量的养育环境"，重点推进课题包括儿童照护服务传达体系高效化，提高照护人员的专业性，儿童照护服务多样化和收费合理化。①

第一、儿童照护服务传达体系高效化。为提供迅速的儿童照护服务，女性家庭部将扩大服务提供机构等公共传达体系。为此，目前各市、郡、区只指定1个公共服务提供机构，未来将考虑地域特点，允许指定多个公共服务提供机构。中央支援中心通过业务指南开发和推广、评价、服务运营方式咨询等提高照护服务的质量，而广域支援中心则通过提供供需协调、劳务管理等业务支援，减轻公共服务提供机构的业务负担。为了提高用户的便利性，还构建并运营了"统一支持平台"，应用人工智能系统，缩短从申请到衔接的时间，缓解供需不匹配的问题。推进儿童照护平台之间的互联互通，实现政府提供的照护服务一站式检索、申请。为提高民间照护服务的质量，将推进引入民间提供机构登记制。制定民间提供机构的设施、人力、服务等的登记标准，并推进法律修改，引进注册制。除了向已注册的私营提供机构提供咨询外，还将考虑向其提供各种政策支援方案。

第二、提高儿童照护人员的专业性。改革公共儿童照护人员培养培训体系，推进公共、民间照护人员综合教育课程开发。2023年开发以职务分析（NCS，国家职务能力标准）为基础，强化技能的"公共民间照护人员综合教育课程"。为了从2024年开始引进国家资格制度，2023年积极推进《儿童照护支援法》的修改。扩大可以作为儿童照护员活动的类似资格人员的范围，示范运营类似资格、有经验者为对象的教育课程。从2024年开始，将公共照护人力培养教育体系改编为利用国民明日学习卡的"先教育、后聘用"方式。另外，民间育儿保姆也包括在培养教育课程中。在确认养成教育进修及犯罪经历、健康等不合格事由后发放资格证书的同时，还运营专门负责管理在职培训的资格制度机构。为了扩充优秀照护人力，还努力改善待遇和工作条件。为扩充优秀的儿童照护员和鼓励其长期活动，将探讨支付适当的照护津贴等，不断改善儿童照护员的待遇。还计划通过已注册的儿童照护服务民间提供机构，向提供照护服务的育儿保姆提供政府指南政策等。

---

① 韩国女性家庭部. 儿童照护服务更快更便利——构建"综合支援平台"［EB/OL］.（2023 - 02 - 16）［2024 - 01 - 17］. https：//www. korea. kr/news/policyNewsView. do？newsId = 148911782.

第三、儿童照护服务多样化使用费用合理化。韩国政府开发儿童用户家庭量身定制的服务，应对儿童照护的各种需求。为了缓解因突然加班、出差等产生的养育负担，为了正式引进迅速衔接照护服务的紧急照护服务和可以利用入离园等 2 小时以内服务的短时间照护服务，并于 2023 年下半年已经进行试运营。为了在需求集中的上下班高峰期也能顺利提供儿童照护服务，将着手改善制度。女性家庭部为了减轻用户的养育费用负担，计划扩大政府支援。扩大儿童照护服务的政府资助家庭、时间范围，并考虑对单亲、祖孙家庭、残疾父母、低收入青少年父母等弱势群体和有小学生的家庭提供额外支援。为活用婴幼儿全日制，研究将支援给抚养 0—1 岁子女的父母工资与婴幼儿全日制服务挂钩的方案，并制定减轻养育负担的方案。

韩国儿童照护支援事业是机构照护服务的补充，通过儿童照护员提供 1：1 上门照护服务，致力于为 0—12 岁儿童家庭提供可信赖、可委托、广泛快速方便的儿童照护服务，持续扩大儿童照护服务支援对象及时间，缩小各种收入家庭的养育差距，消除机构照护服务的死角地带，切实提高家庭成员的生活质量。

0—12 岁是孩子成长的起始阶段也是重要阶段，是儿童全生命周期中格外需要照护的阶段，我国在完善机构照护服务体系外，还应建设儿童照护机构服务以外的补充服务体系，以应对机构照护服务体系不能完全覆盖的部分，为儿童家庭提供全面、无死角的儿童照护服务。

| 参考文献 |

[1] 房以斯. 2019修订Nuri课程艺术经验领域中幼儿教师对音乐活动的认识及运营情况研究——从2025年保留综合实施的角度看 [D]. 全州: 又石大学, 2023: 8.

[2] 甘超, 朱小泉, 李瑛. 幼儿园延时服务的现实困境及实施路径——基于对巢湖市10所幼儿园的调查 [J]. 教育观察, 2022, 11 (24): 1-3.

[3] 高佳温. 教师和家长对幼儿教育和保育机构整合 (保留整合) 政策的认识研究 [D]. 首尔: 中央大学, 2019: 18-19.

[4] 高萌. 全国率先, 武汉拟立法规范托育服务行为 [EB/OL]. (2023-11-4) [2024-3-5]. https: //www. wuhan. gov. cn/sy/whyw/202311/t20231104_2294539. shtml.

[5] 光州大学平生教育院. 2023年光州广域市儿童照护员培训教育实施指南 [EB/OL]. (2023-06-30) [2023-07-18]. https: //lifelong. gwangju. ac. kr/bbs/? b_id = notice&type = view&site = basic&mn = 5&bs_idx = 342.

[6] 海颖, 高金岭. 低生育率下我国学前教育托幼一体化供给潜力预测——基于2023—2035年人口趋势的研究 [J]. 教育与经济, 2023, 39 (3): 92.

[7] 韩国女性家庭部. 2024年度儿童照护支援事业指南 [EB/OL]. (2023-12-20) [2023-12-29]. https: //www. mogef. go. kr/mp/pcd/mp_pcd_s001d. do? mid = plc503.

[8] 韩国女性家庭部. 儿童照护服务各类型使用者现状 [EB/OL]. (2023-12-01) [2023-12-30]. https: //idolbom. go. kr/front/board/notice.

[9] 韩松. 公立幼儿园教师课后课程运营经验 [D]. 公州: 公州大学, 2021: 21.

[10] 韩晓蓉. 龙马精神开启春季新学期! 上海220万名中小幼学生今天开学 [EB/OL]. (2024-02-19) [20240-02-23]. https: //www. thepaper. cn/newsDetail_forward_26388159.

[11] 韩在琴．婴幼儿保育政策网络的政策游戏结构和 "政策竞技场（policy arena）" 局面分析——通过对保留统合讨论的批判性考察，以适用 "DIAD 模式" 为中心 ［D］．首尔：檀国大学，2023：41．

[12] 何文炯，张雪．托育服务补助制度：理论逻辑与可行性分析 ［J］．北京行政学院学报，2024（1）：84．

[13] 洪秀敏，赵思婕．新形势下高质量普惠托育服务体系的建设路径——基于韩国经验的本土思考 ［J］．学前教育研究，2022（12）：9．

[14] 黄明顺．学生对小学照护教室运营的认识分析：以首尔地区为例 ［D］．首尔：韩国教员大学，2024：20．

[15] 黄允京．幼儿园教师和儿童之家教师对幼保统合的认识比较 ［D］．首尔：总神大学，2015：21．

[16] 姜爱珍．教师和家长对教育政策的问题认识、制约认识以及交流行为的比较和教育创新成功的政策 PR 提案 ［D］．首尔：西江大学，2024：7．

[17] 姜惠珍．儿童之家及幼儿园教师对幼保统合和幼儿教育公共教育化的认识比较 ［D］．大田：忠南大学，2023：14．

[18] 金承业．对利用大数据进行幼保统合的各政府时期社会认识分析 ［D］．釜山：东义大学，2024：10．

[19] 金恩京．从性别角度看保育政策话语：以对2004—2021年国会会议记录的分析为中心 ［D］．首尔：梨花女子大学，2021：30．

[20] 金福淑．保育政策变动影响因素分析相关研究—以政策拥护联合模型和多流模型的混合模型为中心 ［D］．大邱：庆云大学，2021：61．

[21] 金吉汉．保育教师职务制度与保育服务质量的关系：组织社会资本的媒介效应分析 ［D］．大邱：启明大学，2016：28．

[22] 金娜京．通过分析私立幼儿园课后特性化美术教育现状的启示研究 ［D］．首尔：淑明女子大学，2021：37．

[23] 金情恩．公众接受政策层面政策执行阶段的沟通意义研究—以孩子照护制和弹性工作制为中心 ［D］．首尔：西江大学，2020：5．

[24] 金善珠．关于小学照护政策的研究 ［D］．京畿：信韩大学，2024：13．

[25] 金顺贞．对幼儿园教育现场课程教师和放学后专职人员之间矛盾内容的分析：以放学后专职人员的认识为中心 ［D］．首尔：檀国大学，2022：16．

[26] 金莹，刘桂辉."双减"背景下中小学课后服务供给保障机制构建——公共产品理论的视角 [J]．成都师范学院学报，2023，39（5）：21-29．

[27] 金正淑．婴幼儿教师项目研究动向及相关因素效果分析 [D]．高阳：中部大学，2022：20．

[28] 李恩美．关于教师的共情能力对与婴幼儿互动影响的研究——游戏教学效能感和教学创意的媒介效应 [D]．首尔：崇实大学，2023：14．

[29] 李恒．全国共有托育服务机构约7.5万家，提供托位数约350万个 [EB/OL]．（2023-04-26）[2024-04-26]．https：//www.gov.cn/lianbo/2023-04/26/content_5753197.htm．

[30] 李京民．对延长保育支援制度的理解对福利认识和社会效果的影响 [D]．釜山：釜山大学，2021：17．

[31] 李瑟雅．关于公立幼儿园放学后课程专职教师放学后课程运营经验的研究 [D]．首尔：韩国教员大学，2019：20．

[32] 李善花．幼儿园教育课程教师和放学后课程教师之间教育课程联系的实施研究 [D]．首尔：韩国教员大学，2020：10．

[33] 李正元．儿童照护支援事业现状和实态调查推进战略 [J]．育儿政策论坛，2022，72：32．

[34] 李智贤．对延长班教师的工作和作用的质的研究—以与延长班教师的面谈为中心 [D]．首尔：首尔大学，2021：12-13．

[35] 林艳琴，林禛雨．我国婴幼儿托育服务制度中的国家责任 [J]．福建论坛（人文社会科学版），2023（1）：200．

[36] 刘国艳，詹雯琪，马思思，范雨婷．儿童早期教育"托幼一体化"的国际向度及本土镜鉴 [J]．学前教育研究，2022（4）：24．

[37] 刘中一．提高我国托育服务政策效力的几点思考 [J]．中共银川市委党校学报，2021（2）：72-78．

[38] 卢京淑．对现行国家保育政策下幼儿园园长运营经验的面谈研究 [D]．益山：圆光大学，2023：28-29．

[39] 马春华．中国儿童托幼服务公共化：整体框架和地方实践 [J]．妇女研究论丛，2023（4）：38．

[40] 马雷军．《学前教育法》调整范围论要 [J]．陕西师范大学学报（哲学社会科学版），2023，52（1）：108-109．

[41] 闵圭亮．婴幼儿保育支援政策的有效性分析 [D]．首尔：首尔大学，2020：94．

［42］南李海．通过照护哲学看韩国照护政策特性研究［D］．仁川：仁川大学，2020：84．

［43］南中乐．关于母亲养育负担类型和减轻养育负担的支援对策研究—以龙仁市为例［D］．首尔：庆熙大学，2019：13．

［44］牛伟坤．北京启动普惠托育服务试点［EB/OL］．（2023－10－25）［2023－12－25］．https：//www.gov.cn/lianbo/difang/202310/content_6911567.htm．

［45］祁占勇，方洁．利益相关者视域下"双减"政策执行的多重困境及其纾解策略［J］．华南师范大学学报（社会科学版），2023（6）：67．

［46］秦旭芳，宁洋洋．21世纪我国托育服务政策的能力限度与突破［J］．教育发展研究，2020，40（12）：46－48．

［47］秦旭芳，朱琳．我国托育师资职业素养评价指标构建及保障［J］．现代教育管理，2023（3）：68．

［48］权瑞贤．儿童照护支援事业从业者的自我效能感和社会支持对职业满足的影响［D］．公州：公州大学，2023：2．

［49］申容淑．保育教师的情绪调节能力、教师效能感对工作满意度影响的研究—组织投入的媒介效应验证［D］．高阳：中部大学，2023：103．

［50］宋美淑．延长保育制度认识对保育教师工作满意度和效能感的影响［D］．高阳：中部大学，2023：2．

［51］宋敏英．学龄期儿童游戏活动潜在档案类型分析［D］．首尔：世宗大学，2023：39．

［52］宋致淑．从历史角度看幼保统合的动向和课题［D］．首尔：东国大学，2020：120．

［53］孙波，杨清溪．义务教育学校教师大量承担课后服务工作的隐忧及其应对［J］．中国人民大学教育学刊：2024（1）：1－12．

［54］孙峰，党雯婷，高登晖．中国式托育政策范式演进、影响因素与现代化［J］．西安财经大学学报，2024，37（2）：89－90．

［55］唐一鹏．普及普惠背景下面向2035的幼儿园0—6岁托育和学前教育服务一体化研究［J］．教育经济评论，2023，8（1）：54．

［56］万安镇．幼儿托管现状［EB/OL］．（2023－12－25）［2023－12－30］．https：//www.luojiang.gov.cn/gk/xwzx/bmdt/1547389.htm．

［57］汪黎明，陆建国．郊区"托幼一体化"教育的实践与认识［J］．上海教育科研，2003（7）：45．

[58] 魏红梅，杨雪姣，李芹.“双减”背景下课后服务协同治理的现实困境与纾解策略 [J]. 教育理论与实践，2024，44（7）：22.

[59] 吴瑞君. 高质量普惠托育面临的难点与挑战 [J]. 人民论坛，2023（15）：34.

[60] 徐英美. 通过保育质量政策对幼儿园评价制度的认识及等级决定因素的研究 [D]. 首尔：高丽大学，2021：32.

[61] 宣敏静. 关于已婚就业女性生育二胎意愿的混合研究：以工作、家庭两立矛盾的调节效果为中心 [D]. 首尔：梨花女子大学，2019：16–17.

[62] 严仲连，赵琳. 论学前教育立法的三重逻辑 [J]. 东北师大学报（哲学社会科学版），2024（2）：95.

[63] 杨红. 课后服务的功能与价值——基于美国课后服务的观察 [J]. 教育研究，2022，43（11）：77.

[64] 杨文登，谈心. 论课后服务的公益性 [J]. 湖南师范大学教育科学学报，2023，22（5）：56.

[65] 杨兴国，李丹. 基于“双证融通”应用型学前教育人才培养路径探析——以育婴师—学历证融通为例 [J]. 教育理论与实践，2023，43（9）：22.

[66] 杨彦帆. 截至去年底，全国共有托育机构约 7.5 万家 [N]. 人民日报，2023–05–31.

[67] 尹玉芬. 小学照护服务的据点统合模式案例分析—以庆尚南道教育厅据点统合照护中心“常春”为中心 [D]. 首尔：韩国教员大学，2023：24.

[68] 尹元子. 保育教师的工作压力对离职意图的影响：以社会支持和职业认同的依次媒介效应为中心 [D]. 大邱：岭南大学，2024：30.

[69] 于洋. 美国课后服务的运行机制、行动逻辑及启示 [J]. 湖北大学学报（哲学社会科学版），2023，50（3）：159.

[70] 张力，夏心盈，张力，夏心盈. 权宜之计抑或权利扩张：学前教育立法中的托育服务 [J]. 杭州师范大学学报（社会科学版），2024，46（1）：95.

[71] 张力. 婴幼儿照护服务立法：目标定位、问题与路径 [J]. 求索，2021（4）：145.

[72] 张英勋. 幼儿教育公共性相关媒体报道大数据分析 [D]. 首尔：建国

大学，2020：7-8

[73] 赵红霞. 整合视域中一体化教育师资现状研究 [J]. 中国成人教育，2012（22）：102.

[74] 赵在贤. 保育教师工作压力对心理安宁感影响的研究——以教师效能感和自我弹性的调节效果为中心 [D]. 大田：大田大学，2023：10.

[75] 郑莉，朱欣. 全总和国家卫健委联合推动构建普惠托育服务体系 [N]. 工人日报，2022-07-21.

[76] 郑素妍. 学前儿童儿童照护员照护服务质量相关因素 [D]. 首尔：庆熙大学，2020：1.

[77] 周坤. 安徽托位总量超20万，托幼一体化达20% [EB/OL].（2023-06-02）[2023-06-05]. http：//ah. people. com. cn/n2/2023/0602/c227131-40442219. html.

[78] 周亮. 我国0~3岁婴幼儿普惠性托育服务的结构性矛盾与政策建议——基于湖南省的统计数据与调查分析 [J]. 学前教育研究，2023（12）：57.

[79] 周展锋，彭虹斌. 美国课后服务工作人员能力标准研究 [J]. 外国教育研究，2023，50（12）：74.